JN275507

統合失調症探究

EXPLORING SCHIZOPHRENIA
Subjectivities in the Structure

構造の中の主体性

TSUDA HITOSHI
津田　均　著

岩崎学術出版社

まえがき

本書は、統合失調症についての精神病理学論考を集めた論文集である。臨床経験の傍らに産み落とされたものと考えていただいてもよいし、私個人の思索と格闘の跡と受けとめていただいてもよい。

私が精神科医として臨床を始めた頃は、依然として精神病理学研究がこの分野で大きなウェイトを占めていた時代だった。私自身、精神病理学の臨床文化の中で実際の研修を積みながら、様々な著書にもあたって勉強を開始した。それからは、もちろん薬物療法などについての基礎知識を補充するように努めながらであるが、初めのスタンスを大きく変えることを要請してくるような外的、内的要因には出会わなかった。途中であるまとまった期間、生物学的研究が主流の環境で臨床に携わることになった。このことはもちろん新たで刺激的な勉強の機会となったが、そこでも別段、通常の臨床検討において、それまでの見方を変える必要も、それまでに用いたり培ってきたりした言葉を変更する必要も感じなかった。共通の治療目標を持ちすぐれたセンスを持つ同僚や患者自身からは、新たな発想を吸収したり、基本的な治療態度の重要性を学んだりすることが、日々続いた。臨床は思索を刺激し続けるので、頻繁にわれわれの学問サークルの中で唱えられていた「精神病理学の危機」なるものは、私個人としてはそれほど実感せずに過ごしてきた。

ところが最近になって学会、専門誌のレベルで全国的、国際的な状況を振り返ってみると、確かに、精神病理学が、片隅に追いやられるどころか、場合によってはその存在さえ認められていないのではないかという危惧を持ってもおかしくない状況にあることに気づかざるをえなくなった。このことは私自身の臨床実感からすると非常に奇妙なことであるし、また臨床家の集まる研究会では、依然として精神病理学の意義を感じている方に多く出会う。それでも、どうも時代は、なぜ精神病理学が必要なのかから説き起こさなければならない時代になっているらしい。そのために今回書きおろしたのが序章である。それに続く各章は、すべて専門雑誌、専門書が初出である。堅苦しい形式で読者を立ち止まらせてしまうことを危惧して、それぞれの章に軽い序文をつけることとした。

本書を世に問う機会を得たことは、非常に多くの方々のおかげである。精神病理学自体は主に個人で行うものであるけれども、何よりも自分の論考を鍛えてくれる場がなければ育ちようがない学問だからである。

まず、研修時代から十年以上お世話になってその後本院に吸収された東大分院神経科が私の方向性を決めている。直接薫陶を受けた諸先生方の代表として、安永浩先生、飯田眞先生、関根義夫先生をあげさせていただくが、その他にも実に多くの先生にお世話になっている。私の方向性を決めたとはいっても、分院が特定の理論や治療スタンスで統制されていたわけではない。むしろ、そのような統制を持たず、それらは自身で培っていかなければならないということこそが分院の文化だった。語り継がれる治療文化も、土着的、実践的なものだった。

精神病理学は必然的に哲学に踏み込む学問領域であるが、哲学そのものをその正面から学ぶことは、容易ではなく、よき師を欠いては不可能である。幸運なことに、われわれは上智大学の荻野弘之先生から長きにわたって哲学を学んでいる。ここに謝意を表したい。

次にあげなければならないのが、「精神病理学コロック」である。これはいくつかの大学とその周辺が共同して開催しているものであるが、その場で発表するには相当の準備、練り上げ、覚悟を要する。同時にそれは、私にとってラカンを日本にはじめて導入した世代の先生方の思考の深さに触れる機会でもあった。ここでもこの会の代表者の名前をあげることしかできないが、東大分院勢を含めて、松浪克文先生、内海健先生、花村誠一先生、加藤敏先生、小出浩之先生、鈴木國文先生、小川豊昭先生、新宮一成先生に感謝を申し上げたい。

私が東京から名古屋に移ることになる少し前から、思いがけず、きわめて高い水準の発表、議論を求められる場にもうひとつ参加する機会をいただいた。それが、木村敏先生を中心とする「臨床哲学シンポジウム」である。そこでは、木村先生自身の思索の広がりと様々な論考への読みの深さにじかに触れることができたのみならず、多くの哲学者の鍛錬された強靭な思考と相見えることができた。

なお、本書では、ときに短く、ときにかなり詳細に何人かの患者さんの経過に触れている。プライバシーにかかわる情報は変更してあるが、いずれにせよ、本書は何よりもこれらの方々に多くを負っている。

岩崎学術出版社の布施谷友美さんには、分厚い精神病理学の伝統の中から一石を投じたものと自負はしているが、現在の精神医学の主流にあるとは言いがたい論文集の出版を快く引き受けていただいたのみならず、励ましと丁寧な校正をいただいた。あらためてお礼を申し上げる。

最後になるが、本稿を脱稿する間際に安永浩先生が亡くなられ、恩師にこれをお見せする機会を永久に失ってしまった。先生のご冥福をお祈りする。

津田　均

目次

序章　主体性のパトスの精神病理学へ向けて

昨今の精神科臨床は多様な患者への外来治療の占める割合が多く、従来のように統合失調症の臨床が精神科臨床の中心の座を占めるとはとうに言えなくなってきているかもしれない。統合失調症の病像自体の軽症化も、歴戦、熟達の臨床家の多くが指摘する。しかし、現在でも、この病気を背負った人たちと地に足のついた関係を築き、病の進行を可能な限り食い止め、彼らの生活に安定した潤いがもたらされるようにつとめることが精神科医の仕事の中で大きな割合を占めていることは、変わらない。そしてそれは、依然として容易ならざる仕事である。

もっとも、今日、他疾患の治療に比べて統合失調症の臨床がむしろ比較的容易であるように見える瞬間があるかもしれない。手持ちの薬剤の種類が増えたということは大きい。さらに治療者側の精神面を振り返ってみてもよいだろう。たとえば、ある程度長い病史を経て落ち着きを得た患者と静かに言葉を交わすような場合を考えてみる。このようなとき、われわれの心の方が何ともいえない深い広がりを持った空間に触れたという思いに満たされることがある（このような感覚を根本的に欠く人があるとすれば、その人は統合失調症の臨床にあまり向いていないのかもしれない）。このような邂逅は、別に特別な労苦を払わずとも日常的にわれわれに訪れている。しかもわれわれは、このような瞬間に、他の疾患の治療では出会わない。

しかし、もしわれわれの中にこの病とかかわる仕事が容易であるという印象の上に安座する傾向が現われてきているならば、それは、臨床の質が堕落し始めたことの兆候であるかもしれない。

たとえばこの疾患は依然として峻厳な宿命性を帯びた病である。どのような努力、工夫、配慮にもかかわらず、統合失調症患者は急峻な坂を転げるように悪化していく場合がある。われわれはこのことを歴然とした事実として認めなくてはならない。しかし、この病のあらゆる悪化に回避不能な「過程」を見て済ませるという態度をとることは、もちろんあまりに安易であって、臨床を容易にはしても意義のあるものにはしない。また、この疾患の患者は、ある側面で執拗に頑迷なこともあるが、ある側面では驚くほど従順である。しかしその従順さに覆いかぶさるようにして、患者を医学的、社会的旗印のもとに教育、訓練することに終始するならば、それはやはり容易な臨床ではあっても意義のある臨床とは言えないだろう。

このような安易さに陥らないためには、この病の始動時に、彼らが少なからぬ割合で、いかほどに家族、周囲を震撼させるかという事実に立ち戻るのがいいかもしれない。そこには、長い力動精神医学の歴史がそれを掬い取ったとは言いがたい、しかしやはり力動的と呼ぶほかないようなものの噴出がある。そのとき噴出しているものは「生（なま）」のものであり、彼らが医療体制の中に組み入れられたときにはすでにいくばくか構造化され、風化しているようなものである。それでもその「生」のものは、ほぼ一生彼らの心の中のどこかに燻り続けていると考えてよいし、ときには再び激しく水面下から表層に現われる。

かといって、この「生」のもののすぐ傍らに治療者が身を置けばよいわけではない。それはむしろ危険でさえある。特に熱意をもってそのようなことを試みた場合、ある一定期間の経過をよく制御できたとしても、その後が難しい。統合失調症の治療はほぼ一生にわたるきわめて長い過程である。そのスパンをはじめから視野に入れることが必要である。その間に当然治療者は交代し、治療環境のタイプも否応なく変わる。そのような変化の後に、それまで維持され、改善もされてきた患者のニボーが崩れるように落ちていってしまったのでは悲劇である。最初に患者に濃密なエネルギーを注ぎ込んだことが本末転倒であったということにもなりかねない。

しかし、そのような苦い結末にも、われわれは学ぶべきことがある。それは、統合失調症患者の少なくとも一部は、濃密な治療的関与が注ぎ込まれることによって心の活力がいったんは維持され、その注ぎ込みを急に失うと心の主要部分の緊張が失われてしまうという側面を持っているということである。ここにすでに、統合失調症と純粋に器質性の疾病との差が垣間見られる。

軽症化にまつわる問題についても言及してみよう。

たとえ今日、この病の輪郭、外延が不鮮明になっているという仮説が正しいにせよ、この病の中核に位置する病像の「影」を知っておくことは重要である。その土台がなければ、軽症化した辺縁像に向かう上で着手点を欠く。ただし、この病の諸現象の中心に唯一の病の「影」を見出そうとすることには無理があると思う。これまでの精神病理学の諸論は、確かにそれぞれに、この病の様々な「影」を描き、明るみに出してきた。それと同時に、その「影」を特徴づける基本性質、さらには病全体を支配している基本障碍にまで到達しようとしてきた。もちろん既存理論のそれぞれがこの病のある側面をよく説明する。しかし、それらは、それらが注目しているところ以外の側面や症例群をもうまく説明しているとは限らない。それらが現在統合失調症とされている範囲の症例に見られる現象のすべてを掌中におさめているわけではない。読者は本書の中にも、いくつかの「影」が浮き出てくるのを見ることになろう。実際本書で基本的に筆者がとっている戦略はきわめてシンプルなもので、多様な症例の中から共通の「影」を持つものを抽出し、その構造を追究するというものである。ただしそれは、統合失調症全般にわたる基礎原理を決定することまでを企てたものではない。

しかし、この病の軽症化が、「影」のはっきりした症例を起点としてそこから外挿をしたのではもはやまったく手の届かない地点にまで進んでいく、しかも、それにもかかわらずこの疾病自体はけっして消滅してはいない、ということが将来生じないとも限らない。時代がそこまで変化するならば、筆者は、今日まで土台となってきた既存理論をいったん棄て去るところまで進んでもよいのではないかと考えている。もちろんそのときには、既存の土台が土台としてもはや有効には働かない新時代の統合失調症論を、一から作り直さなければならないであろう。現在のところそのような試みで成功したものを筆者は寡聞にして知らない。いずれにせよ、本書は、そこまでの時代変化を想定したり、それを先取りしようとしたものではない。

以上はあくまで原則的な見解を述べたものである。今一歩本論考を導くことになった臨床経験基盤に立ち入ることにしたい。

ここ二十余年の自分の統合失調症臨床を振り返れば、出会った患者の多様さに眼が眩む思いである。以前は、うつ病患者は皆同じようにうつ病患者であるが、統合失調症患者の顔は千差万別であるとよく言われた。この経験知は、昨今では臨床家どうしで交わされる会話にあまりのぼらないようである。これにはやはり、操作診断の普及によってうつ病として扱われる範囲が以前より拡大する潮流にあることが、大きく関与しているだろう。最近はこれに逆行する潮流も見られ始めているものの、今日うつ病の呼称を、症例における内因性の質を吟味し、その質を持つものに限定して用いようとする医師は減少している。当然このことは「うつ病」とされる範疇の症例の面立ちを多様化する。さらに、従来概念で内因性のうつ病と考えなければならない症例群の内部でも多様化が生じているということもありそうである。

それでも筆者は、依然として、多様性という点で統合失調症はうつ病を圧倒的に凌駕しているように思うのである。

今一度これまでに出会った統合失調症患者の印象をまとめてみたい。

第一に、統合失調症の人は、医者、患者関係を超えたところで、われわれに絶対的な信頼関係を向けてくるところがある。医者、患者という役割を超えてといっても、別に医療の枠組みを超えてわれわれを撹乱するわけではない。また、その関係を裏打ちするものは、いわゆる世間一般で言う人情といったものともかなり異なる。

このような関係性は、特に、急性期をともに乗り切る経験をした患者との間で顕著である。このような信頼関係は、ほとんど一方的に彼らが与えてくれるもののようでさえある。それも何かのおりにはじめて、そのような信頼を彼らが持っていたのかとわれわれの側が気づくような、控え目なものである。そこには非常に澄んだ何かがある。

しかしそのような例があるからといって、彼らとの関係の総体が苦渋に満ちたものでなかったかと言えば、けっしてそうではない。興奮、攻撃性の集塊を投げつけ続けそれが容易に治まらなかった人、関係性を結ぶ端緒すらつかめなかった人、外皮一枚でこちらに調子を合わせているが、少しでも外出などを許可するとすぐに問題行動を繰り返した人、基本的な身体健康の維持もままならぬほどに日常行動そのものが解体してしまってその世話に明け暮れることになった人、自閉的な児戯性の中に封じこまれた人など、枚挙にいとまがない。

さらに、本書を読み進めればおわかりいただけるように、精神医療との自分なりの付き合い方をどこかで心得、われわれの知らぬ間に、こちらが予期しなかったほどに自律的に社会的な活動を展開し始めた人もいる。医療制度との関係は最小に留めるが服薬を含む細い糸はたち切らずに様々な活動を広げていった人たちである。このような人たちも、今日までの慣用的な診断範疇に照らし合わせて、やはり統合失調症以外の病名は考えられなかった。

このような多様性を横断して抽出できるものがあるであろうか。

この間の多くの患者との出会いを振り返ってみて感じることのひとつは、多くの場合、筆者自身の存在を含む医療制度、さらに、家庭、社会などの制度が、独特の形姿で患者の中に浮かび上がっていたに違いないということである。近年特にフランスで制度分析の名で言われている統合失調症理論の臨床的根拠はこの辺りにあるに違いない。付け加えるならば、制度が特別の形姿をもって現われるというと、われわれはカフカの小説を思い起こす。カフカ自身の診断については、神経症説からうつ病説（たとえばアリエッティによる）まで様々なようであるが、そのことは問題ではない。カフカの小説では、組織が不可思議な建造物、伽覧のように現われる。あの様相に統合失調症的なものを見るのは正当であると思う。そして、いまだ病的体験の中にある患者には、様々な社会制度が、つねにいくばくかはあのような様相で迫っているのではないか。マトゥセックの用語を借りて、そのように現われてくるものこそが制度の本質属性なのだと言ってもよい。

このような「彫」を知っておくことは、不全型の症例の探知にも役立つと思われる。たとえば、表面上の生活に明らかな破綻を来してはいないのだが、診察室で個人的、家庭的な葛藤を語っていると突然その話が社会制度の問題へずれこんでいき、そのときには異様な興奮が瞳の奥に宿る人に出会ったことがある。この人は、総合的にみても、統合失調症圏にあると考えてよさそうであった。

もうひとつは、彼らが持つ独特の「存在」との関係の強さである。この「存在」ということを考えるとき、ハイデガーの哲学は参考になるがそれにとらわれる必要はない。このことは、従来から言われている彼らの超俗性ということに相当するのかもしれないが、やはり「存在」という語を用いておきたい。要するに彼らは目前で波打っている関係性、身体性、役割関係の変化をどこか根本的に超えたところに位置し、そこに根を張って「存在している」ように見える。たとえば、彼らが純粋に身体疾患を病んだり、身体的不自由を負ったりしているときにも、それをすっかり超越しているかのように見えることがままある。世事にも右往左往していないように見える。

もっともこの印象は相対化しておかなければならないであろう。ひそかな依存関係が彼らを支えていて、それを失うと脆くも崩れる患者も多い。針小棒大に身体不調を気にして依存することが常態化している人もいる。彼らの超俗的な外見は、単に対人希求を表に示さないからであると考えることにも根拠があろう。

それでもやはり、彼らの対人希求性も「存在」感も、世間で普通に言われるところのそれとは一段異なったレベルにあるのではないかと思わずにはいられない場面には、多々遭遇する。

ところで、われわれは、様々な段階、状態像にあって、寛解状態からはほど遠い多様な統合失調症患者を受け持つことになるわけであるが、そのとき、彼らのどこと関係を結べばいいのだろうか。このことについて、精神科医は、どこからも示唆を受けないまま現場に送り出されているのが実態であろう。

中井久夫氏による寛解過程論はこの点で稀有の例外である。それは、その出現以来、われわれが持ち得る唯一の羅針盤であったとさえ言えるかもしれない。その特徴は、なんといっても、急性発症の経過を全身の反応として見ていく点にある。筆者が先に近寄ることの危険な「生」のものと書いたものは、おそらく、精神的なところに位置している。それだからこそ、この病のシュープを、精神面にのみ注目するのではなく全身反応としてとらえること、とりわけ薬物療法下で身体に関与することが治療的意義を持つのだろう。

しかし、われわれが引き継ぐような入院患者では、身体を巻き込んだ動きは目立たない範囲でしか出没しないことが多いし、彼らの精神的側面とも積極的に関係を持ちたいと思うのは、精神科医として自然な心性である。それではどこに着眼すればいいだろうか。

この点に関して、彼らの心を精神病的部分と健康な部分とに分けて健康な部分に働きかけようという議論は、グリージンガーの時代からの記述的精神医学においても、力動精神医学の中でも脈々と流れている。これは確かに治療者に確固としたスタンスを与える。それでも、この考えには何か筆者の腑に落ちぬものがあった。患者の心的世界は国境線を持つ地図のように精神病的部分と健康な部分に分かれるものだろうか。精神病的部分というのは、その存在を確認したらあとは遠巻きに眺めていられるようなものだろうか。

筆者の関心を惹いたのは、たとえそれが精神病的なものに属しているにせよ、患者の主体性の運動、能動的運動とも呼ぶべきものがあり、それを治療者は探知しないではいられないということであった。この感覚は精神病理学の中であまり論じられてこなかったように思う。たとえば、ラカンに依拠する精神病理学は、明らかに、他性から圧倒される受動的体験に大きな比重が置かれている。「女性化」が統合失調症で重要な要素とされるのも、ラカンがもとにした症例が女性化について自らきわめて印象的に語ったシュレーバー症例であるということもあるが、受動性が理論の中核にあることとも関係していよう。

しかし、「女性化」をあらゆる症例に見ることは正当であろうか。たとえば、ある男性患者は、一人の女性を自分にくっつけようとある組織の人が画策したので、それを自分は拒否したと語った。おそらく、彼自身の中ではじめに、その女性に惹かれる衝動が生じたのだと思われるが、それは意識から排除され、制度が独特の姿で現われ、自分とその女性をカップルにしようと力を行使しているという主題に結実している。しかしこの力を受動的に被っている患者には、それに抵抗する能動成分も現われている。それは、制度の力の干渉を受けないという点でも、この女性を拒否するという点でも、「単独者」、「独身者」たろうとする成分である。筆者は、このエピソードの中に見られる妄想的な制度の力への曝露は患者に女性化をもたらしているとは考えないし、そこに示した能動成分にも十分注目すべきだと考える。本書ではこのような能動成分を主体性の運動と呼んでいる。主体ではなくて主体性である。なぜならば、「主体」の語は、通常われわれにけっして可視的にはならない掟の支配下にいつのまにかすでに置かれている者に対して一般に使われるからであり、しかしその支配下にない者にも「主体性」の能動的なベクトルは想定できるからである。

以上は何も特別理解に難しいことを述べようとしているわけではない。たとえば笠原が発病状況として人間学的に指摘した「出立」も、ここに述べる能動成分である。「出立」の病理性は、常に、出立の際の飛翔が着地地点を失って症状が明らかになったときに、はじめて事後的に確認される。

このように臨床の場では制度の諸力と主体性の能動的な力がせめぎ合っている。身体を含む患者の全体が、そのようなせめぎ合いの場である。この様態を本書では「パトス的（patisch）」と呼んでいる。

この諸力の様相、とりわけ主体性の運動は、患者を把握する上での着手点となるように筆者に思われた。しかし、いかんせんそれは、先に「生のもの」と述べたもののすぐ近くにある。この運動を感じとる能力は臨床的に必須だと筆者は考えているが、同時にそれに肩入れすることは、病理を助長するだけに終わる可能性があることも心得ていなければならないだろう。筆者はこの諸力のせめぎ合いをよく制御し、その底から安定した自我が現われるようにするのに最も有効な手段は、当然のことながら、的確なタイミングと用量の薬物療法であると考えている。本書は精神病理学の書であるが、もちろん、薬物療法によらない魔法のような治療術を説くものではまったくない。

それならばなぜ、精神病理学の書を敢えて世に問う必要があるのか。

それは、いかに薬理学と生理学が進歩したとしても、その内部で明らかになることと、ここで諸力のせめぎ合いとして描出したことの間には薄皮一枚の隙間が残ると思うからである。その間こそが諸哲学までを参照する精神病理学の場である。自我や主体、自由や自発性といった概念までをも生理学の中にまで組み込もうとする動きが見られている現在の状況を考えると、この隙間は将来ますます狭小化するのかもしれない。しかし少なくとも現在、この隙間は歴然とある。そしてこの隙間の存在を知っているかいないかは、最終的に、僅かではあるかもしれないが臨床結果に、少なくとも臨床の質に影響を与えるのではないかと思うのである。また、以上の意味で、統合失調症の基礎は生理学的認知障害であるというような宣託を下すことは明らかに時期尚早だと思うのである。

抽象論よりはやはり実例の方に説得力があろう。

ある患者は一時期緊張病様の興奮が重篤となったが、身体的危機のあとに、落ち着きを取り戻した。そして興味深い、ベネデッティがその重要性を強調する転嫁症のような自他の取り違いが現われた。自分が散髪をしたあとの面接で治療者の髪をさわり、「先生髪を切りましたね」と言うのである。治療関係はこの頃から落ち着いた。この患者に夜眠れていますかと問うと、淡々とした答えが返ってくるのみである。一方、第七章に示したように、ある女性は、夜中奇妙な時間に大学に現われて猛勉強を始めるということを繰り返していた。この人に睡眠の調子を尋ねると途絶と思考のから回りが生じる。それはおそらく、後者の場合、睡眠を尋ねることが、奇妙な時間に勉学に現われるというこの人の行為の能動成分に対して、「それは法外なのではないか」と審問する視線を投げかけることになってしまっているからである。同じく睡眠の調子を尋ねるだけでも、これだけの、微妙ではあるが明白な反応の差が生じる。筆者は、ここで生じている反応の差異に対応する生理学的差異はあると考えてよいのではないかと思っている。しかしこのような差が生じるということ自体の基盤までを生理学の範囲で説明できるかというと、それは疑問なのではないかと思う。

「病を見ずして病人を見よ」が筆者の出身医科大学の理念であった。筆者の持つ危惧は、現在の精神医学が病さえ見なくなっているのではないかという危惧である。質問紙で評価できる部分、今日の生理学、薬理学の枠内で理解できる部分のみを切り取ることに自らを限定しようとする傾向は現在、特に研究面であまりに優勢である。しかし、そのようにして切り取られた中からは、統合失調症という病を病たらしめているものはすでに抜け落ちているかもしれないのである。

第一章　シュープのただなかの「受苦」と「能動」

私は、精神科の臨床を、多数の慢性の統合失調症入院患者と病棟の中で触れ合いながら、新たに発症する患者を長期にわたって一貫して受け持つという形で始めた。おそらく、少なくとも当時（二十数年前）は、ほとんどの精神科医がそのように臨床を開始していた。今でも、新たに精神科医になる人は、ある一定期間以上は同様の形で臨床に携わった方がよいと思う。そうでないと、この疾患の人と治療者としてつき合っていく上での肌触りがつかめない。ましてや、患者の表情にかすかな変化の陰が差したとき、彼らの表面の背後にある心的内容の巨大な塊が彼らに特有の道筋に沿ってわずかに顔を覗かせているということに思いが及ばない。この点については、クレッチマーが『体格と性格』で述べたことを繰り返しておくのがよいかもしれない。「分裂病質の人間は、われわれが鍵を持たない限り、いつも自分の精神の表面しかみせてくれないが、これは分裂性精神病患者もまったく同じことである」。「分裂病質の人間の多くは木陰の少ないローマの家々や別荘がぎらぎらする陽差しに鎧戸をおろしてしまったようなものだ。そのおぼろな部屋の薄あかりの中では、祭が祝われているかもしれないのだ」。クレッチマーによれば、この「鍵」をはじめて見つけた人は、この病にスキゾフレニアの名を与えたその人、すなわちブロイラーである。なお言わずもがなであろうが、この鍵を知ることとは、通常心理学をそのまま彼らに当てはめることではない。

というわけで、ほとんど十年一日のように見える統合失調症患者の入院を中心とする慢性病棟の直下にも、常に巨大なエネルギーが渦巻いている。その渦は、ひとつには多くの患者が本来的にもっている「奥床しさ」によって、ひとつには薬物療法によって、またひとつには環境を支えようとするスタッフの絶え間ない努力によって、通常は突出しない。諸力が幾重にもせめぎ合いながら微妙な均衡を作り上げている。古参の看護師が常に新入りの医師による処方変更に危惧を抱くのは、けっして単に彼らの保守性のためではない。彼らは、この均衡が崩れてマグマが噴出してきたときの困難さが、これまでの経験から骨身にしみているのである。

それでも、マグマは常に病棟の中でその姿を少しは現し、それが個々の患者にうねりを作る。この論文では、このうねりを名づけるのに、単一精神病論に立って統合失調症圏の気分、興奮性、発動性などの側面を周到に取り扱ったヤンツァーリクの用語である「力動」の語を借りることにした。

ところで、このうねりは、少なくとも表面上は爪跡を本人に残さず、もとの状態に復して終わることも多い。以下に示す論文の第一症例は、そのような例である。しかしそのうねりは、ときには、何らかの方向へ、大きな展開を惹き起こす。本論文の中ではこの差をあまり強調しなかったが、第二、三症例は、その点で第一症例と大きく異なっている。大きな展開が惹き起こされた症例では、特に、ここで力動の変動と述べておいたものが、患者の「過程」と密接に関係していることが明瞭になってくる（「過程」概念については、第五章、第七章参照）。実際、第二例の患者は、発病の頃は、峻厳な禁欲的決意と哲学的問いを病棟内の作文集に書きとめていたが、その後の二十数年で、病棟の日常生活の規範の網からの圧迫を全身で受けとめるがごとくに文字どおり長時間部屋に立ち尽くし、やせ細りながら、ひっきりなしに滅裂な文章をノートに書きつける日々へ移行した。さらにこの論文中に呈示した転機が到来し、彼の世界の中では病棟内の人物が兄や父の生き返り、分身となり、そのことで彼は長きにわたった圧迫から抜け出た。一方第三例の患者は、その人生態度において、論文中に示した経過断片の中で一時的に示した依存的な態度とは正反対の方向にその後振れ、見ていてときにこちらが危惧を覚えるほどに世間常識を気にかけない生き方をしながら、しかし社会的に独立するに至った。

ついでに、第一症例への当時の私の治療態度には、その身体性の扱いにおいて問題があったことを認めないわけにはいかないことも振り返っておこうと思う。第五章で展開した治療論は、このような問題を生じないようにという自戒の意味も含まれている。本来、患者の身体を介して治療者と患者に共通の「間」が開けるように、より心がけなければならなかったであろう。そうすれば、この患者をこのような興奮状態の中での受苦と能動の狭間に置くことは防げたかもしれない。とはいえ、統合失調症の治療のどこかで、患者が、われわれの社会の側に存在している規範的構造の影響を受けることをまったく避けるわけにいかないことも事実である。そのときに、患者に、その受苦を能動に転化しようとする動きが生じる。その動きがどこに導かれるのかは、そのままこの病の経過につながっている。

一　はじめに

統合失調症の精神病理学的研究において、感情性、気分性、興奮性等の諸点が正面から取り上げられる機会は、他の症候の構造的側面が論じられる度合にくらべて少ないように思われる。しかし、この気分性等の諸点は、それらが統合失調症の臨床において、観察および治療の重要な標的のひとつを成し、しかもそれらの変化が、しばしば他の臨床症状群の変化と連動することを考慮するならば、十分な考察がなされてしかるべき論点であろう。ヤンツァーリク(Janzarik, W.)(8)は、感情の側面を一方の極、発動性の側面をもう一方の極とし、欲動、意欲等を広く包括する概念として力動を定義した上で、力動の逸脱（Entgleisung der Dynamik）を精神病症状発現過程の基礎に置き、症候として把握される力動の変動を、〝構造と力動の連関性〟（strukturell-dynamische Kohärenz）のもとに、心的構造の組織変化と結びつけて論じている。

実際、シュープと呼ばれる初発、再燃の経過断面においてわれわれが主に感じ取っているのも、この力動の変動の独特な勢いにほかならない。本論では以下において、慢性期ないしは残遺状態にある統合失調症で、細かい揺らぎはあるもののほぼ一定した気分性が維持されていた状態から、気分性、興奮性の易変性を生じ、それが再度収拾されていった三症例を検討したい。このような経過断面では、患者と治療状況あるいは身近な他者との関係性の様態を含む、広い意味での症状が、力動の変動の出現にともなって変化していくのを見ることができる。

しかしまた、この変動、変化を、その成因にさかのぼってより基底から論じるためには、変化を引き起こす要因となる力の領域を問題としなければならない。本論の目的は、力動や症候を変化させる力が生起する様態を、患者と周囲状況との関係の構造と結びつけて論じることにある。

ところでわれわれの日常においても、主体と状況とがかかわる関係性は刻々変化しており、この変化の端緒を切り開くものは、関係性において生じている力にほかならない。しかしこの力は、通常の主体に、以下の経過断面の記述にあらわれるような、統合失調症に特徴的な力動の変動を引き起こすことはない。したがって本論で論じようとしているのは、換言すれば、健常な日常においては普段から隠蔽されている力が、統合失調症患者において、力動や症状の変化を介してあらわにとらえられるようになる様態である。すでに諸家が指摘しているように(11)(17)、統合失調症の欠陥状態が、〝外見そうみえるほど、安定、固定した状態ではなく、微妙な不安定、過敏性を潜在させている〟(17)ことを考慮するならば、このような力は、統合失調症患者においては、比較的静穏な慢性様態においても十分に隠蔽されずに伏在しており、そこにおいてかろうじて保たれていた平衡が維持されえなくなると、力動の変動が出現してくるものと考えられるであろう。

問題としている経過断面に関連のある考察を文献的に振り返ると、再発状況論的な立場から、重要な研究がなされているが(13)(14)(18)、さらに小出(9)は、患者が他者の欲望や思惑へと直面することが増悪を惹起することを指摘し、渡辺(15)は、死者が実体的に病者に現前するときに、病者が危機的な方向に進んでいることを述べた。論点を先取りするならば、これらの論究は、〝本来現前から退去すべきものの現前と結びついた力〟という本稿の論点とも関連する。ここではさらに、患者をとりまく状況において力が顕在的に問題となるにつれ、その状況にかかわる記号や身体も、われわれに、通常とは異なった様相を示すことについて考察を加えたい。

なお、症例の選択について付言すると、慢性様態を背景にしてシュープ様経過をたどったもので、そのほぼ全経過を入院治療下で観察することができ、しかも偶有的条件だが、シュープ様の経過の開始以前からシュープの途中に至るまでは、投与薬物の量、内容に大きな変化のなかった症例を取り上げた。この条件下では、治療者の観察にはいらない環境因子が減少し、薬物の変更が状態像に与える影響も、制限されるものと思われる。追跡される経過は、数カ月から三年で、経過をスケールにより、大、中、小、微小経過へと分類した安永(17)に従えば、中経過の動きが射程とされる。

二　症例と考察

1　症例1　四十七歳の入院中の男性患者

生活史、および発病当時（患者十七歳時）の状態像

患者は三人兄弟の末子で、父母は離婚している。中学卒業後工員として働いていたが、十七歳のとき、夜間本を読み続けて寝ようとしない、本を持ったままあらぬ方向をぼーっと眺めたり空笑をしている等に気づかれ、某精神科病院を受診、八カ月間の入院生活後退院した。その後自宅療養を続けていたが、母や姉の頭をなでて唐突にぽーんと叩く等の奇妙な行為が出現し、服装等にも無関心となったために、当時筆者が勤務していた病院に入院となっている。入院時の所見として次のような状態像が記載されている。接触不良で、医師の質問が何回かなされた後にやっと答える程度。ときどきしかめ顔をするが、明瞭な幻聴、妄想を打ち明けることはない。他患や看護師に突然の暴力をしばしばふるう。また他患が私物整理をしているところへ行き、「やめろよ」と言う等、奇妙なおせっかいをやくが、医師の前では急に正座をして、頭を床につけて、「昨日はふざけてすみませんでした」と言う等である。

シュープ様の経過（患者四十六歳）

シュープ前の状態像：普段から口数少なく自閉的で、あまり治療者と交流をもとうとはしない。言語表出がなされたとしても、平板で児戯的である。面接はほとんど、治療者が患者に対して身体の異常の有無を尋ね、患者がそれに対して異常なしと答えることに終始している。しかしそれとは別に、ときどき患者は身体上の軽微な訴えを治療者にしてきて、薬を要求する。

経過：一月一日（日付は時間経過を示すためのもので実際のものとは変更してある）／治療者が患者の歯が汚れていることに注目して歯磨きを勧めると、磨く磨かないは自由でしょとかたくなに拒否する。また患者は足に白癬があるにもかかわらず靴下を就寝中にも脱がないので、脱ぐように勧めると強く拒否し、「脱がなくていいのでしょ」の一点張りである。さらに、ときどき母の面会があるのだが、そのときに患者は病棟内で面会するのみなので、治療者が、たまにはお母さんと一緒に外出してきてはと勧めると、患者はこれを強く拒否する。

一月十日／靴下はなるべく脱ぐようにしました、昼間も脱ぐようにしますと、珍しく患者の方から自発的に治療者に語りかけてくる。自分の入院に関しては、「けっこうこの病院に一生いたいという患者さんは多いです、他の患者も皆ここにずっといたいと言っています」と繰り返し述べる。以後、靴下をはかずに過ごすことが多くなり、面接時には、熱心に足の病変部を見せる。

一月二十四日／この頃より徐々に患者の動作は機敏になり、発語の量は増大し始める。

二月三十日／この患者は、るい痩傾向と貧血があるにもかかわらず一日二食しか食べないので、以前から、頑張って三食食べるように勧められていた。この日には、この点に関して「三食食べないとこの病院を追い出すぞと言われているような気がする」と治療者に訴えてくる。

三月二十日／発語の量はさらに増大し、他患に対して乱暴な発言をすることも多くなってくる。

四月二日／面接では、自分は馬鹿だからどうしても皆さんに迷惑をかけてしまってと言い、足の皮膚病変部を治療者に見せて、「これがよくなったのも皆さんのおかげです」と言う。治療者の言葉をすぐおうむ返しに繰り返したり、媚びへつらうような応答が多い。

四月九日／ますます発語の量は多くなり、しかも発語の流れを制御できないような状態になっている。同室の他患に対して暴力をふるうので、理由を尋ねると、その他患が空想の中で自分の姉の悪口を言ったからだという。他人の意図を妄想的に読み取る傾向があるようなので試みに、「私が今何を考えているかがわかるのか」と治療者が尋ねると、患者は「俺のことを最低だと思っている」との答えである。それでは、看護師長が今何を考えているのかわかるのかと尋ねると、やはり、「俺のことを最低の奴だと思っている」と即座に返答する。

四月十六日／今までは一歩も病院の外に出ようとしなかった患者が他患とともに散歩に出かける。「俺は最低の男、俺の性欲は最低、俺の食欲は最低。でもね、先生の前ではこうしているけど、他の患者の前では俺は暴れますよ」と述べる。また、以前までは一生病院においてくださいというニュアンスの発言を繰り返していたのであるが、「八千年、一万年たっても治れば退院できるんでしょ」と声高に宣言する。

四月二十四日／自分の周囲に漠然と危機的な雰囲気が広がっていることを述べる一方で、唐突に自己主張を述べる場面が多くなり、外出させろと治療者に要求したりする。治療者がこれをとめると、「何でいけないんだ、退院させろ」と怒声をあげる。患者がいきなり裸になるので注意すると、治療者に向かって「勤務時間終わったんだろ、帰れ」と命令。

五月三十一日／抗精神病薬の増量により足がふらふらとなり、身体看護を要するようになる。

この日より患者の行動、発言は鎮静化され、徐々に、以前の自閉的な状態像へと戻っていった。面接中の発言も、「他の患者にも、退院したいなんて考えないで一生病院にいた方がいいよと教えているんです」と、退院要求を声高に述べたときとは反対の、以前からの発言に戻った。また食事は三食きちっと食べていますと面接中に述べることが多かったのであるが、「看護婦さんが厳しくて一日に三食無理して食べていたんですけど、おなかにはいりません」と現実的に自分の状況を訴える余裕も出てきた。その後は、目立たない自閉的患者に戻った。

2　症例1の記述的考察

本症例の診断に関しては、若年の発症、精神内界の空疎化等の点から破瓜型の統合失調症の診断が適当と考えられるが、場にそぐわない行為、衝動的暴力等が発症当時からかなりの期間出現しており、しかも類似の行動の異常は、ここに示した経過中にも散見される。今回の力動の変動が生じる以前の病像としては、治療者の身体症状の問いかけに対して常套的に異常ありませんと答える面接が続いており、患者は、自閉の殻を固持することにより安定を得ていたと考えられる。しかし、軽微、些細な身体異常を訴えて投薬を要求するということが繰り返されており、これにより、患者と治療スタッフの間に独特の平衡関係が成り立っていたこともかいまみることができる。

今回の、力動の大規模な変動をともなうシュープ様経過の発現状況を探ると、歯磨き、就寝時に靴下を脱ぐことを励行すること、あるいは食事をきちっと三回とることという生活上の指導がまず患者に対してなされ、しかも、それに対して拒否を貫いていた患者が、転じてその指導を受け入れる態度へと変わるにつれ、すなわち、拒否から服従への転回がなされたのに照応して、発語、身体運動、興奮性等の増大が発生してきていることを指摘できる。同時に注目されるのは、このような些細な指導が、尋常の範囲を逸脱した強さの力を患者に生起せしめている点で、このことは、拒否の段階において、その拒否が、治療者に不可思議に感じられるほど強い勢いで表明されなければならなかったことから、さらに服従の段階にはいってからも、「三食食べないとこの病院を追い出すぞと言われているような気がする」と患者が発言していること等からうかがい知ることができる。いったん服従の段階に移行して以後は、患者はその服従様態を徹底させているが、そこに徐々に、媚びへつらうような色調が混入し、しかもそれは、治療者や看護師長の考えていることがわかるのかと問われて、俺のことを最低の奴だと思っていると即答するにまで至っている。この回答において患者は、自分と治療スタッフとの関係を、前者が後者に対して徹底して劣等にあるものと言明していることになるが、一方これは、他人の思惑は自己に対する侮蔑であると無媒介的に察知されているという点では、自我、他我の境界が透過になるという病理(注1)が出現していることを示していると言ってよいであろう。

(注1) ブランケンブルク (Blankenburg, W.)(2) は、自我障害を論じた論文において、通常のいわゆる「させられ体験」のみならず、それとは逆向きの、自己が外界を制御できるという「させ体験」が存在することを指摘しつつ、自我と周囲世界の境界が、どのように踏み越えられるかという様態が重要だと論じて、相互浸透 (Interpenetranz) という概念を述べている。本症例における症候も、通常の思考伝播ないしはつつぬけ体験(10)とは逆向きであり、他人の思考が直接にわかるという方向で、自我、他我の境界の浸透が問題となっている。

しかし今ひとつ注目すべき点は、この段階からさらに精神運動性の興奮へと移行し、発語が制御を欠いて漏れ出てきたり、他患への暴力が出現するに至って、この服従、従属の関係を一挙に覆そうとする動きが、患者に出現していることにある。力動の変動の頂点においては、それまでの発言とは逆に、治療者に向かって唐突に、外出させろ、退院させろと叫ぶ瞬間が到来しており、このような関係性の転覆の様相にも目を向ける必要がある。したがって、シュープの経過全体をひとまとまりとして振り返ってみると、患者はそもそも退院したかったのかしたくなかったのかと通常の意味で問うことはできず、治療者に従属していつまでも入院するという一様態と、力動の不安定化の頂点で出現した、周囲の状況の如何にかかわらず今すぐ退院するという別の一様態とが、解離して存在したと述べるほかはない。なお患者は、病勢のおさまった段階では、「実は三食食べられません」と述べ、自己の領域を守る余裕を再獲得して、以前の安定した病像に戻っている。

3　コミュニケーションと力の生起

以上の動態を論じるにあたって考察の端緒とするのが、前節で指摘したように、単に、患者に向けられた発言の意味内容によってもたらされたものとは考えられない、圧力、力が、経過中に患者に対して生じている点である。この力に対する患者の布置は、強い拒否から完全な服従へと展開していったが、この両者の布置を一括して、患者が通常の状況ではあらわれることのない力に曝され続けている、受苦の様態ととらえておくことができる。ヤンツァーリク(7)(8)も、直接的所与と結合した固有の力動が、いったん顕勢抑止過程(Desaktualisierung)を経ることにより、メタフォリカルな意味平面、抽象的連関の持続性が保たれるとし、統合失調症における顕勢抑止過程減弱(Desaktualisierungsschwäche)を取り上げている。ここではわれわれはあくまで、問題としている力が患者と治療状況との間から湧き起こっていることに注目し、コミュニケーションの一般構造を論じることから、受苦の様態の成立機構を考察したい。

そのためにまず、一般にコミュニケーションにおいては、コミュニケーションの送り手の発語が、コミュニケーションの場を変化させるとともに、そこに意味を措定していくという事実を議論の基礎とする。コミュニケーションにおける伝達は、異なる個人が作る場において、あるメッセージが、送り手個人に由来するものであると同時に、コミュニケーションの場の新たな意味をも作り出すという矛盾が内包され、解消されていく過程である。

この伝達の過程については、デリダ(Derrida, J.)(5)が論じるように、言葉を構成する記号が所持する、コンテクストからの断絶性を考慮する必要がある。コミュニケーションは決して、送り手の現前ないし意図が、そのまま均質なコンテクストを介して受け手に受け取られる過程ではない。コミュニケーションの成立を可能ならしめているのは、それにかかわる記号の反復可能な構造、記号の自己同一性であるが、同時にこの記号は位置ずらし(déplacement)の可能性をもたらし、自らをコンテクストから断絶する。このようにして伝達には、常に送り手と受け手との間の隔たり、それに付随する遅延がかかわっている。

以上の二点をふまえて再度コミュニケーションの過程を受け手の側からたどるならば、それは次のようになるであろう。コミュニケーションの起始には、送り手に由来するある伝達の動きがあるが、この動きは受け手にとって、いまだ意味として成立しているものではないので、実際には発生期において、コミュニケーションの場に変化を引き起こそうとする、力と記号の発信がある。しかし「力は、力そのものの死として起源的にこれにとりついている〈反復〉可能性を通じて、はじめて意味を生み出す」(4)。すなわち記号それ自体の反復可能性、同一性が保持する位置ずらしの可能性は、受け手に向かって生じた力を閉じるものであり、それとともに、場を規範的に規定する意味が受け手において成立する。このとき受け手は、以前の受け手自身との間に差異を孕んだ存在として成立してくるが、他方、受け手に成立する意味は、送り手の現前によって飽和されたものではないので、すでに送り手は現前していない、すなわち送り手の死が生じていると言うことができる。

次に、症例の経過に戻って、受苦の様態の成立状況を今一度検討してみる。まずこの様態をもたらした治療者の発言の性質に注目すると、これは、患者は皮膚病変の治療のために夜間は靴下を脱ぐべきである、たまには母の面会時一緒に外出すべきであるといった、患者の行動に、新たな規範を導入しようとするようなメッセージである。ひるがえって、このようなメッセージを受ける患者の側の土壌に目を向けると、患者は夜間靴下を脱がず、外出も絶対にしないから、このような提案、注意を治療者が行うことになったわけであるが、それではなぜ患者が普段から靴下を履きっぱなしにするような行動をとるのかと問うても、おそらく解答は存在しない。患者のこのような行動の理由を、たとえば怠惰であるからと推測しても、それは便宜上の答えにしかならないのであり、むしろこれらの行動は、その行動の理由を溯及的に同定、分節化できないという意味で、あるいはまさにそのような遡及を自身が拒否しているという意味で、病理の核心を含んでいる、奇妙な行動であるとしか呼びようのないものと考える方が正確であろう。

この状況を、先に論じたコミュニケーションの構造と比較するならば、症例の経過において生じた受苦の様態は、患者の歴史性において、分節化がなされていない、あるいは疾病の過程で分節化がなされなくなった領域に対して、その領域の行動に規範を導入しようとする治療者のメッセージが到来したときに、コミュニケーションの初源を切り開く力が位置ずらしの可能性を介して閉じられ、意味の成立へ至るという過程がふまれず、患者が直接に力に曝され続ける事態であると考えられる。このような場合、コミュニケーションの送り手の現前からの退去、送り手の死は成立しないので、送り手は受け手の中で「生きながらえて」受け手に力を行使することになる。実際患者は、治療者のメッセージをおうむ返しにしながらへつらっているが、メッセージを治療状況の意味連関の中でとらえることができず、「三食食べないと病院を追い出すと言われているような気がする」といった考えに至っている。

さらに以上の仮説からのいくつかの帰結が考えられる。まずコミュニケーションにおける送り手の死の介在は、伝達の送り手から受け手への一方向性にもかかわらず、両者が相等の位置に立ちうることを保証するが、受け手が力に曝され続ける事態では、決して相等へは回復されない服従の様態があらわれるであろう(注2)。また、個人と周囲との関係においてここに論じてきたような力が顕在的にあらわれるとき、それは、自我の表面を貫通して力が作用する場となるであろうことが予測される。意味が、その位置ずらしの可能性により表面で受け取られるのに対し、「生きながらえた」送り手は、受け手の表面を貫通して深層へと侵入していくと言うことができよう。このようにして、力の生起とそこに出現する服従の様態、さらに自我の表面の被貫通性は、一方で医療スタッフの思惑は自分に対する軽蔑であると察知するような自我、他我の境界の病理へと至るとともに、もう一方では、力に突き動かされつつへつらうという受苦の行動の病理へと進展することになる。

(注2) 遅延を介して円環が閉じられることにより相等が回復されることを、デリダ(6)は、贈与に関して論じている。ここに出現しているのは、決して、相等へと回復され安定されることのない、不等な関係である。

それでは、この受苦の様態は次にいかなる変動を引き起こすであろうか。これは本論の重要な論点であるが、この受苦に統合失調症患者が留まり続けるわけではなく、ここからは、この受苦を押し返す運動へと展開が起こりうる。この運動は、症例中では、興奮性の増大の頂点において、一方的に退院宣言をするあたりにあらわれており、それは、「生きながらえて」深層にまで侵入してくるものの力、それへの従属に対し、それを転覆させようとする方向の動きである。ここではこの動きを、その力線の方向から能動の契機と呼ぶことにする(注3)。ここでこの能動の契機の様態を検討するために、受苦と能動の関係を、通常の意味の交換との比較から論じておく。

（注3）このような慢性期における興奮性の増大を、フーバー（Huber, G.）ら(12)は、間接的陰性症状（indirekte Minussymptome）のひとつとして、力動不全にともなう脱抑制ととらえている。しかしその機能論的論述には、ここで論じている、受苦から能動への展開というような構造の含意される余地がない。

通常のコミュニケーションでは、先に論じた過程を介して、送り手からの伝達の動きが受け手において受け取られた際には、それはコミュニケーションの場の意味として、次の意味発動の前提とされ、この前提となる意味に基づいて新たなコミュニケーションが今度は受け手の側から生起して、引き続く意味生成へと向かう。このようにして生み出されていくのは、伝達行為の連鎖である。しかし受苦と能動の関係においては、受苦を生じせしめる力は、場を規定する意味へと結実しないので、それと逆向きの力線をもって生じる能動の契機も、前提となる意味に基づいた、行為あるいは新たな意味生成の試みではない。それは、前提となるものを欠いた行為ならざる運動であり、場の中で連鎖していく事象との脈絡を欠いたものである。臨床的な経過をたどるならば、ここでの症例がそうであるように、ある受苦の様態に対して、その後に、それを転覆せしめる能動の契機が出現するという前後関係を指摘しうることも多いであろうが、「その後に」というときに、そこに、前者に基づいてという脈絡のある連鎖が含意されるわけではない。それは力を転覆させようとする動きとして存在するも、先行する事象へは送り返されない運動である。しかしまた同時に、この能動の契機は、受苦の転覆へと向かうので、その気分性として、ある種の誇大性への萌芽となることが予測される。受苦と能動が、ここに述べたように両者が解離したまま併存する可能性のあることは、統合失調症患者に見られる誇大的な方向と被害的な方向の混在の病理(16)への構造的通路となるであろう。次の、病的体験がより活発な症例においても、受苦と能動は同様の形式であらわれているが、そこでは最初の症例では論じられなかった、記号と身体の問題が前景に出現している。

4　症例2　四十五歳の入院中の男性患者

生活史および発病当時の病像

患者は三人兄弟の末子で父親は患者が十八歳のときに死亡している。二番目の兄は、詳細は不明であるがこの父親の死の前後に自殺している。患者は十七歳時に第一回目の入院となり、このときは九カ月の入院生活の後退院しているが、二十歳のとき再発して再入院し、以後二十五年間ずっと入院生活を送っている。二十歳時の再入院のときの状態像は以下のようであったらしい。外来通院中に、近所の人の様子が気になるといった症状、「冷酷尊大な行動」が出現し、入院時には拒否的な緘黙状態で、ときどき「もう駄目だ」、「こわいんです」、「電波」等と叫ぶ緊張病性昏迷状態であった。その後の約二十年間にわたる入院状況を簡単にまとめると、急に、他患に、ときに看護師に殴りかかる等の衝動的暴力を頻回に行う、地球生命、宇宙生命を守らなければといった、危機感をともなう妄想を治療者に語る、哲学的な内容をノートに書きつけ、それに「常識哲学」なるタイトルをつけて看護師に渡す、等を繰り返していたようである。幻覚と妄想産生は常に活発であったらしい。

ほぼ一年間にわたるシュープ様の経過

入院後二十五年が経過した頃は、ほぼ以下のような病像を示していた。以前は筋肉質であったのが非常な痩身となり、たえず首をうなだれて部屋の中で棒立ちになっている。こうして立ち尽くしているときには、ほとんど常に幻聴を聴いているらしい。最近は他患や看護者に対する暴力はまれにしかない。拒食気味で、拒食の理由を尋ねると「食事がまずいから」と答えることもあれば、「毒がはいっているような気がして」と答えることもある。この時期の幻覚体験としては、「母の声で処置を受けろと声が聞こえてくる。ときどき面会に来る兄の声で、ずっと立ってろ眠るなと聞こえてくる。そのようなときは兄の姿が頭に映る。医者の姿が頭の中に映ったのだが自分に心電図の検査に行けということだろうか」といったものが多い。幻聴を聴くに際してはかなり苦しそうである。食事の時間は何時だとかそういうことが、母や医者の声で命令として聞こえてくるのだという。トイレの中で立ち止まり奇妙に身体を折り曲げて動きを止めていることがあるので、何をしているのか治療者が尋ねると、あしたの生活をどうしようか、食事を食べようか食べまいか、ふとんで寝ようか寝るまいか等を考えているとのことである。検査のために採血を受けただけで、その後に頭の中に医者の顔が幻視として浮かび、何かを調べられているような気がすると恐怖の表情で訴える。たまたま九月八日になされた面接では、この九月八日という日付に影響を受けたのか、恐怖の表情をあらわにして、「ハクの日ですね。先生、ハクの日にしてよい、してよくないということ等が決まるんです。ハクですよ。全部なくなるとか」と訴えてくる。治療者に見せてくれるノートに書かれている内容は、かなり支離滅裂であるが、その中に患者の、自殺した次兄の名前が散見され、Kなる女性がこの次兄を殺したといった内容が書かれているのを認めることができる。

十月一日（経過の目安のため仮の年月日を入れておく）／三十九度五分の発熱を生じるとともに、普段と異なる低いピッチの声があらわれ、表情は急に明るくなる。「わかりました。００７、００７は一年守ってください」と語り始める。この頃から徐々に発語量は多くなり、動作も敏捷になってくる。

十月二十七日／自殺した兄の命日が本日である。「二時のまもり」をしたいと述べて、たまたま二時頃に行われた面接から患者は早々に引き上げる。

十一月十日／川田氏（仮名、男）という他患に殺されると訴えはじめる。宇宙生命、地球生命を守らなければならない。それを守らないと殺されるのだと言う。大声で独語をしており語気は荒い。一月一日に川田さんと結婚する、普通の結婚ではないんです、ケッコンとはケツのコンなんです、川田さんにぶん殴られてケッコンするんですという。先生今日の夕食は親子どんぶりです、親子、オヤコですよ（と恐怖の表情を見せつつ）、全部食べていいんですかと尋ねる。

十二月十日／沈痛な表情は消えたが、活発な妄想的発語が続く。

十二月二十日／「完璧です」というも切迫した興奮性の上昇が見られる。この日は、院内ショッピングの日にあたっていたが、「ショッピング」の「グ」は「プロレス」と「柔道」でしょ、本当にいいんですかと、再び恐怖の表情で治療者に訴える。ノートの記述の中には、宇宙生命を守る、自らが鋼鉄の肉体になると述べられている。

一月一日／実際に川田氏に患者自ら撲りかかり、逆に撲り返されて肋骨を骨折する。しかしこの骨折を認めず、自分の身体は鋼鉄である、地球生命、宇宙生命を守らなければと語り続ける。

一月五日／この日、他の病棟で働いているA看護士が実は自分の死んだ次兄なのだという妄想をはじめて口にする。相変わらず多弁で、動作にも落ち着きがない。宇宙生命、地球生命に打ち克ったという発言を繰り返す一方、宇宙の全員が自分のいる病棟を見ているといった妄想も語られる。

一月二十五日／多弁、動作の落ち着きのなさ、切迫感といった症状は軽減している。この日には、自殺した兄は本当は死んでいない、看護士のAさんが自分の本当の次兄である、Aさんは右側が赤、左側が黒の服を着ていた、あれはイエス・キリストであるとともに自分の兄である証拠だと述べる。

三月一日／気分性は安定してきている。面会にくる長兄に、死んだ次兄の写真を持ってきてもらっている。患者は、この次兄が自分の存在の鍵を握っていると考えているらしい。もし、次兄の写真がなくなったら、長兄のところに外泊させてくれますか（外泊要求はこの数年間なかった）、家に行って書類とかを見たら、自分の過去、現在、未来とかがわかると思う、お願いしますと言う。

以後、患者はさしてその気分性が動揺することもなく、たえず幻聴を聴きながらであるが比較的静穏に病棟内で過ごしている。次兄やA看護士のことも、たまに口にするが、それほど頻回には話題にのぼらない。

5　行為の全体性／部分性、記号の全体性／音韻の部分性、危害を加える記号と身体

ここでは、以上の症例を上記の表題の観点にそって検討するが、その前に全体の経過を簡略に振り返っておく。本症例も前症例同様若年の発症で児戯的方向への性格変化が認められるが、幻覚体験や妄想産生ははるかに活発に保たれており、また滅裂であるが、空疎な常同性に陥ってはいない内容を、患者は大量にノートに書きつけている。このように症状の産出が継続していることは、ヤンツァーリクの意味での力動がたえず不安定状態にあり、鎮火されていないこと

を示唆している。ともあれ、ここに取り出した最近の経過の初期においては、身近な人物が幻覚としてあらわれ、自分の行動に逐一命令をかけるという状態が継続していた。それが発熱のあった日に突然、患者は以前にも述べたことのある宇宙的妄想を強く語り始めるとともに、発語の増大、運動性の亢進が始まっている。その過程で、患者は他患と結婚（ケッコン）をするとの考想のもとに他患に殴りかかり逆に肋骨を折られたが、自殺した次兄が実は看護士として生きているとともにキリストであり、自分の存在の鍵を握っているとの妄想が出現して以降、病勢は静穏化している。

さて、このシュープ様の経過に突入する前の状態をみると、そこにあるのはやはり、患者の幻覚の中に取り込まれているものの、身近な人物である医者、親、兄弟などが患者を従属の位置に置き、支配している構図である。この構図は、医者が血液検査を施行するというような実在の行為が端緒となっている場合もあるが、多くは幻覚内の事象となっていて、その事象の現実の出来事への帰属性は特定できず、その点では、先の、コミュニケーションの構造を敷衍して得た考察の射程を逸脱している。しかし、「生きながらえた」他者が患者の深層に侵入し、患者に力を行使しているという点では、先の症例と同じ受苦の様態にほかならない。この受苦の構図に、ここではさらに次の二点を付け加えたい。

第一に、患者に命令を与えていた幻聴は、患者の行動を逐一個別に指令していく幻聴であるが、このような幻覚体験のもとで、患者には、行為の全体性が失われ、それが受苦的に部分へと分割されていく状況がもたらされている。通常個別の行為は、それが他の行為との連関の中に帰属することにより、主体の行為全体の一要素として位置づけられるが、ここでは、部分的行為の加算があるのみで、行為の全体性が回復されていない。実際患者は、食事をとるべきか否か、ベッドで寝るべきか否かで解答が得られず呻吟しており、しかもそのときには、奇妙な体勢のまま動きがとまるという身体運動の病理までもが随伴している。

第二点として、多くは幻覚の中に取り込まれている身近な他者への受苦のみではなく、普段の日常生活の中に氾濫しているものの名前、あるいは言葉への恐怖、それも、名前や言葉を構成している記号の全体性が失われ、ときに音韻にまで分解された部分が突出してきて恐怖をもたらす現象があらわれている。患者には、親子どんぶりの「オヤコ」が、またショッピングの「グ」が名状しがたい恐怖を引き起こしているが、これは、先の症例の考察では触れられなかった、記号と力の関係の問題にかかわっている。

他者に起源を有する力と記号が、その力の隠蔽とともに意味を生じせしめていく過程において、この力が隠蔽されないときに生じる病理とは、一方では、先ほどから論じているように、力の起源である他者が生きながらえて力を行使する病理であると考えられるが、もう一方では、記号そのものが力とわかちがたく結びついて病理性を発揮する側面があることを考慮する必要がある。力の隠蔽を可能ならしめているのは記号そのものの同一性、その繰り返し可能な構造であるが、この記号の同一性が揺らいで、たとえばここにあらわれているような記号の音韻への分割が生じるとともに、このようにそれ自身分割されたり破砕されたりする記号が、危害を与える力を保持する可能性をここに論じておくことができる。

このような記号の様態は、患者が力を蒙るという方向ではないが、以下のようなこの患者の発言にも見いだされる。

⑴「先生、ときどき言葉で悪いことをしてしまうんです。自分の言った言葉がTさん（同室の患者）のことを傷つけてしまうんです。そのためにこうやって歯をぐーっとくいしばって、舌を丸めて言葉が出てこないようにするんです」。

⑵（症例中の「ハクの日」に関連して）「僕は一週間に一回以上便をする必要はないんです。ハクのは嫌なんです。便をすると、自分の頭の中の大切なこととか、そういうことが出ていってしまうんです」。

⑴の発言で、「言葉が人を傷つける」というように、「言葉」が主語の位置に置かれているような主語性は、文字どおりに受け取るべきであると思われる。⑵の発言と合わせて考えられるように、患者にとって言葉は、身体の穴を通って出入するものであるとともに、それ自体が個人に危害を加えうるものであり、それを阻止するためには、口を塞ぎ便をしない身体、すなわち穴のない身体を作らなければならないようなものとなっているのであり、ここに、言葉が身体と直接相互作用する様相があらわれている。

このような、記号と結びついた力に対する受苦を、ドゥルーズ（Deleuze, G.）は『意味の論理学』[3]において、言語学を学ぶ統合失調症患者の例をひいて述べており、その統合失調症患者においては、母親の話す言葉の音韻が耐えがたいものとして身体の中へ押し入ってきていることが示されている。しかし同時にドゥルーズは、その統合失調症患者においてやはり能動の動きが出現していることを指摘しており、それをこの病者が、不快な音韻から、分解不可能なアクセント、叫びを生成することを成し遂げていることにおいて論じている。このように、深層への力の侵入に対して脈絡のない生成の運動を返すという様態は、すでに考察した能動の契機と合致する。そしてまた、記号がすでに身体的なものとなっている領域においては、記号における、分割された音韻的なものと分割不可能なアクセント的なものとの対立は、同時に身体における、分割される身体と部分のない身体との対立であり、そこにアルトーの「器官のない身体」の出現を、能動の側に帰属するものとして語ることができる。本症例においても、前症例同様力動の変動の頂点において、宇宙生命に打ち克つという栄光に満ちた気分性とともに、自らが鋼鉄の身体となったという能動の契機が出現している。この鋼鉄の肉体は、決して部分へと分割されない全体であり、記号が深層へと侵入しようとしても、受け入れる穴はなくそれを跳ね返す表面をもち、自らの一部を分離して言葉や糞便を形成することのない身体であるという点で、部分のない身体の特徴を兼ね備えている。

　このときの力動の変動における興奮性の増大は、死んでいた次兄が実は生きており、同時に看護士であり、イエス・キリストでもあるという妄想があらわれることによって鎮静化している。この次兄は、ここに示した経過の初期にあらわれた、医者や、長兄の姿とは異なり、患者の深層の中へ侵入し、行為の全体性を分割して患者を受苦に置く他者ではなく、患者の全体性を保証する鍵として出現している。全体の力動の安定化には、このように、受苦と能動、分割と部分のない全体の相克の中に患者を置くことなく、患者の行為の全体性の要となる妄想があらわれたことが一因となっているものと思われ、身体の静止、強迫的決定不能という症状もその後消失している。

6　症例3　入院時三十二歳の男性患者

農家に第三男として出生､元来が大人しい性格であった。農業は父と長兄が営み、患者は高校卒業後職に就いていたが、二十歳時、頻繁に自宅を飛び出し近所を徘徊して帰宅する、親を急に殴る等の異常のため来院、来院時には、自分の神経に働きかけてくるような電波体験を訴え、泣いて謝ったり急にケラケラ笑い出したりする等が見られた。このとき一回目の入院となり、四カ月の治療で寛解状態にて退院、その後は就労をしながら外来通院を続けていた。しかし二十九歳時に、「何か疑心暗鬼になって、家族が信じられなくなった。本当の家族という気がしない。放火とかをしてしまうような気がする。煙草を吸っていて道路に投げてしまう。空カンも投げてしまう。このところ薬を飲まなくなったら調子はよくなってきたが、そのかわりに医者のことが怖くなってきた」と述べ、自ら入院を希望、以下はこの二回目の入院時のほぼ三年にわたる経過である。本症例は前二症例と異なり、静穏な状態から激しい力動の変動を生じ再び鎮静化するという過程は明瞭ではなく、むしろ亜アポフェニー的(1)な経過が続いたので、全体の経過を要約して記す。しかし、順調な社会生活をしていた状態から、精神病的な疑惑や妄想の萌芽を生じ、再び比較的気分性の安定した状態となって退院したという点では、前二症例同様の力動の変動過程を指摘できる。

入院当初から、はっきりと幻覚、妄想と認められるものは出現しなかった。患者は、どことなく周囲の意味を判じかねるという不可解感を抱き続け、ときに、ぼんやりと立ち尽くしていたかと思うと急にわっと叫ぶこともあった。また自宅外泊中に遠方まで意味不明の散歩をしたり、外泊期間終了後に帰院しなければならないことはわかっているのに、外泊中にスーパーへ出かけていって、そこで店員として働くための雇用契約を結んできてしまう等の行為が出現した。

グループ療法に導入したところ、一応は出席して帰ってきたが、「一挙手一投足誰かに教えてもらわないとできない感じです。先生も一緒に参加してください」と出席後に治療者に語られた。さらにそのときに行われたゲームで、「何でも買える店に行ったら何を買いますか」という問いに対して、「竜、馬、パワー、暴力反対」と答える等落ち着きがなく、グループ療法への参加は中止となった。このときのことを尋ねられたとき、わけがわからなくなった、自分は今生まれてきたばかりのような感じがするんですと述べている。ある日、外泊から帰院したときの面接時に、外泊中の不可解な遠方への散歩のことについて語り始めた。「村の中の屋号とかを見て回ってきました。外泊はよかったです。ルーツとかそういうものが気になるので、母にそれを質問したりしました。いろいろのことがわかりました。自分の家系とかそういうことです。神社とかお墓にも行きました。でもどうもおかしいんですね。お墓に行ったら前に行ったときと今度で書いてある名前が違う。外泊時に、自分の身分が高いのではと思うときもあります。」しかし、このような不可解な探索行為も、最終解答が与えられることなく、数回繰り返された後終息した。

自分の病気、家族のことについては次のような訴えがなされた。自分の病気は二段構えである。悪くなったのは高校のときからであるが、自分は本当は生まれたときから病気だった。このような病気になったのは親が責任をもってくれなかったからだと思う。自分は周囲のことがわからない。その責任は親にとってほしい。両親は放任主義だった。確かに母はいろいろなことを教えてくれたけれども、自分の手の届かないところでしかものを言ってくれなかった。両親は僕が生まれたときから無責任だったと。

入院してほぼ二年目になって、拒薬傾向が著しくなり、それにしたがい徐々に、目がギラギラしてきたり、動作がすばやくなったりしてきた。服薬遵守を促すも、薬を飲んで眠ると朝起きたときに身体が痛む、医者に対する不信を感じる、夜中に誰かに何かをされているとしか思えないと述べられた。このときは拒薬の要求をききいれずに服薬を徹底した。

その後は、外泊に出かけるのであるが予定の日数を消化できず、途中で帰院してしまうということが続いた。帰院後に面接を行うと、「外泊前には家族のことを信頼して帰ったのだが、食事に毒がはいっているような気がした。祖父母が本当の祖父母でないような気もした。母は洗濯物を奇妙な干し方で干すので、自分の下着がこわされてしまう」とのことであった。さらに次の外泊時にも、外泊中に急に家族が信じられなくなってきたとのことで、再び予定の日数を消化せずに帰院してきた。しかし、「家族は自分が病気でいてくれた方がよいと思っているようだ。仕事が早くできるようになればよいと思っているふしもない。全体にどうも自分のことを外泊中お客様扱いにしている」と帰院時に述べたことに示されるように、訴えが、具体的、現実的になってきた。この頃より、院内のスポーツ大会にも積極的に参加するようになり、服薬をめぐるせめぎ合いも少なくなり、気分性も安定してきた。患者にとって、自分と家族の関係、自分と服薬の関係、自分と治療者や病院との関係が、疑惑に満ちたものであることが推測されたので、この点について話し合ったところをまとめると以下のようになった。

患者は、家と病院の双方に期待していると言う。病院への期待は、こうやって薬を飲むと病気がよくなっていくのではないかという期待である。しかし病院にいるときも二、三時間ばかり恐怖を感じることがある。自分は病気で入院しているのではなく、家族にまるめ込まれて入院させられており、病院は自分のことを鍛えているのではないかと思う。自分の家が怖いと思うこともある。このときは長兄のことが怖い。長兄が権力者だと思うのだと言う。治療者が試みに、「私が強くあなたに服薬をやめないでくださいと言うと私が権力者になってしまいますか」と尋ねると、患者は肯定する。一方、家へはどのような期待をするのかと問うと、家に対しては、（退院すれば）将来があるのではないかという期待であると言う。でももう一歩先を期待して急に乱暴な行為に及んでしまうこともあるというが、具体的に述べることはできない。家の人には迷惑をかけまいと思う。自分で独立しようと思う。そしてそう思うときにはもう、薬というものを信じられなくなっている。服薬をしないと自信過剰になってくる。今すぐ働いて自活できるような気がしてくる。自分は幼少時からかわいがられていない感じがする。それだから家族の人からは離れて自分でやろうと思う。

このような訴えが続く中、しかし現実の行動面では、奇異な行動や衝動行為はほぼなくなり、退院となった。その後外来通院中であり、服薬、家族をめぐるうっすらとした疑惑は残存しているようであるが、それにとらわれることは減少してきたようで、職にも就いている。

7　委託と受苦、能動の契機と名前の結合

これまでの考察においてわれわれは、力動の変動とともに、受苦の様態から能動の契機の出現に至る展開が生じることを中心に論じてきたが、ここでさらに、次の二つの論点を取り上げたい。

第一点は、受苦の様態の成立過程に関する補足である。前二症例において、われわれは、患者の行動を規定するような他者のメッセージが、メッセージの送り手の死の可能性を介さずに患者に受け取られるため、患者が閉じられない力に曝される受苦の様態に置かれていることを論じた。それならば、患者は常にこのような他者のメッセージを避けようとするのであろうか。しかしこの第三例ではむしろ、患者の側から、自己の個々の行為の導きを他者に委託するという動きがあらわれている。この際、患者は、個別の行為の主導を他者に委託するにもかかわらず、実際に遂行された他者

による自己の行動の規定は、やはり患者を受苦の様態に置くので、患者は解決のつかない状態に陥ることになる。

第二点は、能動の契機の行方にかかわるものである。受苦の様態を初期様態として生じてくる力動の不安定化とその収拾は、力に曝露されている状態から、患者の布置がどのように移動していくかという過程としてたどることができる。その際に出現する能動の契機は、患者を受苦に置く力に対する抵抗にかかわるとともに、行為の連鎖との脈絡を欠いた運動に、さらに受苦においてもたらされる分割に対する、部分のない全体にかかわる。したがってこの運動は、回収不能性を、すなわち、それ自体が行為の連鎖の中へ定位される可能性の欠如を抱いている。症例に即して振り返るならば、これは、唐突な退院要求等として顕在化してくるとともに、他患への暴力などとして、力の奔流としてあらわれてくる。それゆえ能動の契機の出現そのものは、受苦の様態を転覆させるものではあったとしても、力動の安定の回復に直接にはつながらないであろうことが予測される。実際、能動の運動を収拾せしめる次なる契機が必要となる。第一例では、患者は薬物の増量によって鎮静化されるとともに、自らが曝露している力に対して自閉的態勢を再獲得することによって安定を得ており、また第二例においても、死んだ次兄の復活の儀式がなされるのにともない、安定化が生じている。このような次なる契機の必要性は一般的に認められるものであると思われるが、この症例では、この能動の契機そのものの行方としていかなる過程が見いだされるかという問題があらわれており、それを名前との結合という観点から論じたい。

第一点を考察するために、まず症例中の患者と密接な関係をもつ他者を振り返ると、それはほぼ、家族と、医療機関ないし治療者に限定されている。これまでに述べてきたような意味で、患者を受苦に置く他者としてあらわれているのは、この双方であり、このことを患者は、兄が権力者になっているような気がする、自分は病院に鍛えられている感じがする、医者が強く薬を飲みなさいというと医者が権力者になると語っている。実際、服薬の命令は、患者がそれを遵守して長時間の睡眠をとった後に身体の痛みを生じたとき、夜中に誰かに何かされたと眼光鋭く抵抗してくることに示されているように、患者に、得体のしれない、患者がそれに抵抗せずにはすまないような力を引き起こしている。このように、他者から発せられた、患者を規則の遵守へと導く言葉は、患者の深層で、患者に危害を加えていく何かとして力を行使するようになる。

一方患者の側から、行為の主導を他者に委託する場合があることも、症例中の患者の陳述をたどることによって明らかとなる。すなわち、このように力への受苦がある一方で、患者は、自分は今生まれてきたばかりのような感じがすると述べ、医者に一挙手一投足を教えてくださいと行為の主導を委託している。これは、生まれたままの、行為に分割を刻印されていない患者が、しかし現実の行為のひとつひとつを、すなわち分割された行為を司る他者を求めていることを示している。経過全体に見られる家族へのある種の諦念は、家族がこの委託に応えるものではなかったと患者が感じていることに由来しているのであろう（「家族は自分の手の届かないところでしかものを言ってくれなかった。両親は僕が生まれたときから無責任だった」）。したがって、患者にとっては、同一の他者が二つの可能性をもったものとして生成されてくることになる。一方ではそれは患者の行為を分割し、主導していく他者であり、患者はそのような他者を見いだし、それに自らを委託することを希求している。しかし同時に、このような位置を、「責任ある」位置を占めた他者のメッセージは、患者の深層に力を生起させ、患者を受苦に置くことになり、これに対して患者は抵抗せざるをえない。こうして、患者は委託と受苦の、あるいは委託と受苦に対する抵抗との狭間に置かれることになる。

このような事情は、以下の点にも典型的にあらわれているが、これは第二の論点にも関係する。症例中に患者は、家と病院の双方に期待しますと言っている場面があるが、ここでの家への期待と病院への期待の内容は異なっていることを考慮する必要がある。病院への期待は、薬を服用すると病気がよくなっていくのではという期待であると述べられているが、これは力の委託の系譜上にあり、これが「病院は自分のことを鍛えている」という受苦へと反転する可能性を秘めていることは、すでに論じた。しかしここで述べられている家に対する期待とは、家人の「無責任」は変わりようがないので、すなわち自らの行為に分割を導入し導く他者として、家人に力を委託することはできないので、退院して自分ひとりで働こうという希望である。これはもちろん自立の企てにほかならないが、しかし「一歩先を期待して乱暴になってしまう」と述べられているように、この方向の企ては、力の奔流が発現するのと紙一重のところにある。この患者の企ては、衝動的な意味不明の叫び、外泊中に雇用関係を結んでくるような、状況との適切な連関を欠いた、しかし明らかに自立の方向を志向している行為の延長上にあって、症例中の能動の契機の系列を構成しており、この系列は、能動の契機が脈絡を欠いた力の発現であるとともに、受苦と委託の狭間に身を置きつつ、そこからの自己固有の運動によって、自己自身を構成しようとする契機であることを示している。

この能動の契機の系列上にあるものとして、外泊中に何回も自宅から遠出の放浪をするという奇妙な行動が出現しているが、この運動は、能動の契機の行方の一様態をあらわしていると思われる。この運動は、他者への委託と、他者に対する受苦が、緊張関係を孕んでいるその狭間から、一回一回の運動として出現している。そしてそこにおいて患者が見いだすのは、その放浪のたびごとに異なっている墓碑名である。墓石に刻まれた名前は、能動の契機の運動のたびに、そこに結合している。このような運動は、同一平面の円環上には描きえず、**図1**のようにたえず異なった地点をへめぐり、その地点の名前を結合させる円弧によってあらわされるであろう。ここに統合失調症的な意味での、病者の運動と名前の関係を語ることができる。通常の個体には、個体の行為が円環をなす交換的エコノミーの場の中に位置づけられている証として、ひとつの名前があらかじめ授けられているが、能動の契機は、この円環の場に出自をもたないゆえ、それ自体が自己の生成へとつながるような運動であり、そのたえずずれていく円弧状の運動の際に、そのたびごとに異なった名前が結合されることになる。

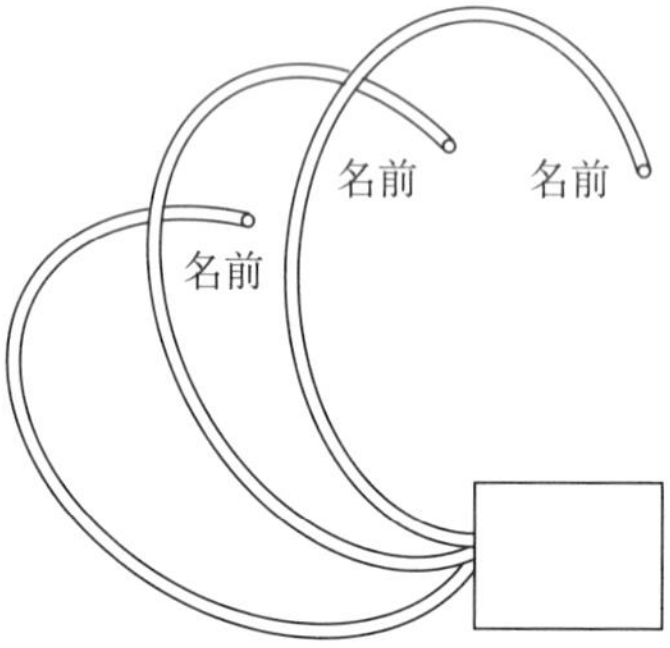

図 1

三 結語

以上に論じてきた三症例のシュープ様経過を、力動の不安定化とともに受苦の様態から能動の契機が出現し、力動の再安定化へと至る、各段階を経過する過程として、**表1**に要約した。力動の不安定化は共通して、受苦の様態が能動の契機との間に緊張を生じ、記号、身体、名前を巻き込みつつ変動していく過程として記述できるが、力動の再安定化の様態は、三症例のおのおので実質が異なっている。第一例は、力動の不安定化が生じる以前とほぼ同じ、自閉的布置へと回帰しているのに対し、第二例では、妄想の変転が患者の統一を守護するに至っており、これは、異なった記号過程へと局面が移行したとも言えるであろう。一方第三例では、現状では、患者は治療関係を、受苦としてではなく、ある程度自己の構造の中に組み入れて治療を継続しているとともに、独立の企ても、衝動行為等と結びつくことなく、実生活の文脈の中に降り立っており、このことが、現在の良好な社会適応への回復の内実となっている。

最後に、ここに抽出した三つの契機、受苦、委託、能動相互の関係について、今一度吟味を加えておきたい。われわれは、第一、第二例において、受苦と能動は、解離しつつ併存するという性質をもつも、経過としては、受苦から能動へと展開していること、第三例において、委託と受苦の狭間から能動の契機が発現していることを見た。また、いずれの症例においても、他者との関係が力動の不安定化の出現に関与していることは見逃しえない。一方、三契機のうち、他者が直接関与しているのは、受苦と委託である。しかしわれわれはここで、この三契機のうち、一次的にあるのは何かと問われれば、それは能動の契

表 1

	受苦の様態	能動の契機	力動の安定化
症例1	生きながらえた他者からの力の行使	力動の変動の頂点における受苦の転覆	力への暴露からの遮蔽
症例2	生きながらえた他者からの力の行使 危害を加える記号への恐怖 行為の分割の強制	鋼鉄の身体（部分のない身体）の生成	妄想による行為の全体性の回復
症例3	行為を分割し主導する他者への力の委託と，それを実行する他者への受苦	衝動的な力の発露 出自を欠いた運動と名前の結合	実生活における独立

機であることを主張してみたい。たとえば、第一例の患者は、比較的静穏なその後の状態においても、ときに、治療スタッフに些細な身体看護を求めにきて、スタッフがそれに応じたとたんに、その看護を強く拒否するという奇妙な行動をとっているが、このような動きの中に、三契機の関連を見る上での、ひとつの範例を見いだすことができると思われるからである。これは、「患者はある能動の動きを抱えつつ、その運動の統率を他者に委託するが、この委託が成立したとたんにそれは受苦へと反転する。そして、そのときに引き続いて働いている能動の契機が、この受苦に対する抵抗の力を発する」という一連の動きである。同様の動きは、他の二症例においてもかいまみることができる。初源において、さらに委託の企て、受苦への抵抗へと至る過程を貫いて、理念的には、能動の契機は常に作動していると考えられるであろう。

文献

（1）Blankenburg, W.（1971）*Der Verlust der natürlichen Selbstverständlichkeit: Ein Beitrag zur Psychopathologie symptomarmer Schizophrenen*. Enke, Stuttgart. 木村敏・岡本進・島弘嗣訳（一九七八）『自明性の喪失――分裂病の現象学』みすず書房、東京

（2）Blankenburg, W.（1988）Zur Psychopathologie des Ich-Erlebens Schizophrener. In: *Psychopathology and Philosophy* (ed. M. Spitzer). Springer, Berlin, 184-197

（3）Deleuze, G.（1969）*Logique du Sens*. Minuit, Paris. 岡田弘・宇波彰訳（一九八七）『意味の論理学』法政大学出版局、東京

（4）Derrida, J.（1967）Freud et la scène de l'écriture. In: *L'écriture et la Différence*. Seuil, Paris. 三好郁朗訳（一九七七）「フロイトとエクリチュールの舞台」梶谷温子・野村英夫・三好郁朗・若桑毅・阪上脩訳『エクリチュールと差異（下）』法政大学出版局、東京

（5）Derrida, J.（1972）Signature événement contexte. In: *Marges de la Philosophie*. Minuit, Paris. 高橋允昭訳（一九八八）「署名 出来事 コンテクスト」『現代思想』16、青土社、東京、一二-四二頁

（6）Derrida, J.（1983）Donner-le temps.（一九八三年十月二十九日、三十一日、十一月一日・京都日仏学館におけるゼミナール）

高橋允昭訳（一九八四）「時間を－与える」『理想』618、理想社、千葉、一〇二－一六〇頁

（7）Janzarik, W.（1983）Basisstörungen: Eine Revision mit strukturdynamischen Mitteln. *Nervenarzt*, 54: 122–130

（8）Janzarik, W.（1988）*Strukturdynamische Grundlagen der Psychiatrie*. Enke, Stuttgart. 岩井一正・古城慶子・西村勝治訳（一九九五）『精神医学の構造力動的基礎』学樹書院、東京

（9）小出浩之（一九八九）「慢性分裂病の誇大妄想について――自閉という観点から」『分裂病の精神病理と治療』2、星和書店、東京

（10）長井真理（一九八一）「『つつぬけ体験』について」『臨床精神病理』4、一〇九－一二四頁

（11）永田俊彦（一九八七）「分裂病性残遺状態における挿話性病理現象について――残遺状態の理解に向けて」『分裂病の精神病理』16、東京大学出版会、東京

（12）Süllwold, L., Huber, G.（1986）*Schizophrene Basisstörungen*. Springer, Berlin

（13）田島昭（一九七八）「精神分裂病の院内再発（第1報）――院内再発の二つの型について」『精神神経学雑誌』80、二一五－二二二頁

（14）田島昭（一九七八）「精神分裂病の院内再発（第2報）――院内再発の二つの型（主題反応型再発と負担過重型再発）に対する働きかけの相違について」『精神神経学雑誌』80、五六三－五七二頁

（15）渡辺哲夫（一九八九）「精神分裂病者における死者の存在性格について」『臨床精神病理』10、一九一－二〇二頁

（16）安永浩（一九七八）「症状」懸田克躬ほか責任編集『現代精神医学大系　第10巻A1　精神分裂病Ia』中山書店、東京

（17）安永浩（一九九〇）「経過論」木村敏・松下正明・岸本英爾編『精神分裂病――基礎と臨床』朝倉書店、東京

（18）吉松和哉（一九八一）「再発をめぐる諸問題――精神病理学の立場から」『社会精神医学』4、三〇一－三〇八頁

第二章　「決定不能」に陥る患者

私は幸運なことに、人事配置の都合などにより短期で治療者としての立場を交代しなければならないということを比較的経験せずに、臨床生活を送ることができた。この論文の第一症例となっている患者は、その中では例外的なほど、かかわった期間は短い。彼女とは、精神科病院で、自分の担当病棟ではない病棟にある期間派遣されたときに出会った。とりたてて手のかかる患者ではなかったが、論文中に示したように、ちょっと買い物に出かけていっては、「たいへんなことになった」と言って帰ってきたり、買い物に行くと言ったきり、行く、行かないで何分も何十分も立ち往生したりということで目立っていた。幸いなことにというべきか、彼女は比較的ためらいなくそうなってしまう事情を打ち明けてくれたので、このようなことが生じている背景構造を理解することができた。

一度この構造を理解して普段から長期に担当している患者を見直してみると、彼女が陥っているような決定不能に一時的に、あるいは一定以上の期間陥っている患者は少なくなかった。しかもその背景事情は、彼女にあらわれているものとほとんど同一と言ってもよかった。その中から比較的輪郭がはっきりあらわれていると思われた症例三つを追加して書かれたのがこの論文である。

理論的には、ここでの考察は、発表当時学会でとりわけホットな論戦を展開していた、現象学的・人間学的精神医学とラカンに代表される構造主義的な精神医学の両方に関与している。当時私はやはりすでに構造主義的な見方の洗礼を受けていたが、その頃よく見られた、構造主義をもってそれまでの現象学的議論を無効と弾劾するような議論は、統合失調症の精神病理学において的はずれであるという意識があった。私がここでとりわけ重要視したのは、ビンスワンガーの、『思い上がり　ひねくれ　わざとらしさ』の著作である。確かにビンスワンガーの議論には、ビンスワンガーが述べたような「現存在の形態」を患者が示すというだけではその患者が統合失調症であると言うことさえできないという問題がある。そのような「形態（フォルム）」が統合失調症性のものであることを示すには、少なくともそこに「独特の」という形容詞をつけるか、それらが、統合失調症に典型的な症状を産出するようなある構造的結節点の周囲に生じていることを示すことが必要であろう。しかしそうはいっても、これらの「形態」の記述は、統合失調症患者のある本質的側面に非常に肉迫しているのである。

特に私の関心を惹いたのは、この三つの「形態」のそれぞれを、極大にまで自己を引き上げること、構造からの圧迫を出し抜くこと、行動が原本と演技との差異の消失した地点であらわれることと書き直すと、それらが、ドゥルーズとガタリが「差異それ自身」、「強度」などの概念のもとに随所で取り出してきた存在のあり方に重なってくるということだった。ドゥルーズとガタリは、彼らの著作を、ラカンを踏まえ、ラカンを意識しながら、ラカンへのアンチテーゼとして呈示している。このことを考慮するならば、ビンスワンガーが描き出したものは、統合失調症患者にあらわれる、ラカン的構造を突き抜けようとする動きの独特の色調であったと言ってもよいであろうと思われたのである。

そうはいっても、そのような色調をもった動きが逢着する地点の構造を重視している点で、この論文はやはり構造主義的である。私はこの論文で、患者が「まさに〜をしようとしたときに」それが頓挫させられてしまうという時間性を重視した。ここで「〜」のところに存在していると考えられているのは、シニフィアンの排他択一的構造である。それはラカンが序数表示を可能にする条件として呈示していたものにほかならない。

症例のその後についてここでも付言しておきたい。第一章の第三症例と類似して、ここに示した第四症例は、最終的に治療者に援助を求める範囲を限定し、自力で、非常に管理の行き届いた結婚相談所を見つけ出し、そこで、良い男性と結婚し、独立した。その過程で症状のかなりの部分からも解放された。このことは、もちろんひとつにはこの症例では人格水準の低下がもともとほとんどなかったということを示していよう。しかしそれだけではなく、患者が主体性を発揮し始めるのと平行して疾病も良好な経過をたどる場合が稀ながらあるということも示していると思う（ただし、不自然で唐突な主体性の発露は再発の前兆であることが多いことは付言しておかなければならない）。このようなやや例外的な症例展開からもわれわれは統合失調症について学ぶところが大きいというのが、私の考えである。

一　はじめに

精神科臨床にあらわれる現象は、幻覚や妄想にせよ、強迫や気分変動にせよ、さまざまな疾患を横断して出現する。けれどもそのあらわれ方には、しばしば基底の疾患に対応した特徴がある。そのような場合、その特徴を把握することは、その現象の出現している疾患の精神病理学的理解にも意義をもつ。

本論では、「決定不能（Entschlußunfähigkeit）」を、統合失調症との関連でこのような価値をもつ現象として取り上げてみたい。

決定不能はうつ病において重要な位置を占める現象である。それが内因性のうつ病相にあらわれることは臨床家にあまねく知られており、精神病理学的にも、現象学的、記号論的考察がなされてきた[23][28]。一方統合失調症においても、たとえばあの洋服を着るかこの洋服を着るかといつまでも決められないような患者は散見され、決定不能は治療上、看護上も無視できない。しかしそれは、単なる奇妙なこだわりとして放擲されがちなためか、正面から論じられてはこなかったように思われる。この一見取るに足らない現象のようでもあり不可解な印象を与えもする現象がいかにして成立してくるのかを論じるのが本論の目的である。

二　予備的考察

1　統合失調症にあらわれる決定不能に関する文献的考察

統合失調症に関する臨床記述を見ると、決定不能と関係するものは実は少なくない。この点をはじめに振り返っておく。そのような記述として、まず、ブロイラー（Bleuler, E.）[9]が基本症状とした両価性があげられる。ブロイラーはこれを、意志の両価性、知的な両価性、情動的両価性に分類したが、特に「食事をとろうとすると同時にとるまいとする」と例示されている意志の両価性は、主体を決定不能に陥らせる契機を含んでいる。

緊張病症状とも決定不能は関係があり、シムコー（Simko, A.）[25]はそれを、意志の両価性をもとに論じている。彼は、もともと決断ができず自信欠乏傾向のある患者が後に精神病に至った症例を取り上げ、その緊張病症状を、単一意志の障害（グルーレ）を反映した両価性のあらわれ、運動活動の相反的途絶としている。

決定不能は幻聴とも無関係ではない。シュナイダー（Schneider, K.）[26]は、「語りかけとそれへの応答という形式の声、および患者の行動に注釈をもって寄り添う声」に、診断の重要性を置いた。その場合、患者の行動に対する声の注釈は、しばしばブロイラーがすでに述べていたように[10]、患者の行おうとしたことの逆を言ってきたり、それを禁じるようなことを言ってくるという形をとる。そのとき患者は、声との応答で振り回されたあげくに決定不能に陥る。

決定不能が顕著にあらわれた例として、ミンコフスキー（Minkowski, E.）[22]が現実との接触喪失の一形態とした「疑問的態度」を示す患者もあげられよう。そこで呈示された患者ポールは、実践的価値とは関係なく無差別に疑問を発することを特徴とし、洗面時にはタオルと石けんのいずれを先に置くべきかということまでも自問する。この患者は、われわれの目からはまったく重要性のない事柄の選択で決定不能に陥っている。

一方松本[21]は、慢性統合失調症患者を論じた中で、心的葛藤の極に出現する強迫症の一形態とも言える決定不能があることを示し、そこで、コンプレックスの関与が重要な役割を果たしていることを示している。

最後に残遺状態に患者が自覚する症状のひとつとしての決定不能に触れておく。フーバー（Huber, G.）[19]は、残遺状態ないし純粋欠陥にある患者が自覚的に訴えるものとして、喜ぶことの不能、集中困難、内省強迫などとともに、決定不能をあげた。これは、彼の主張する基底症状を拾い上げるために後に作成された質問紙[27]でも、「何を話すか何をするのか決められなくなってしまう」という項目に受け継がれている。

このように見ると、統合失調症においても、決定不能は、臨床上重要な位置を占めている。またそのあらわれ方を見ると、選択肢からひとつを選ぶことの困難として、またあることをするかしないかを決定することの困難としてあらわれている。これは、さまざまな可能性が同時性をもってあらわれかつ主体の去就もさだまらない事態とされる[28]うつ病の決定不能と、表面上の記述では変わりがない。一方それが、うつ病の決定不能とも、また単なる優柔不断とも異なる特徴をもってあらわれているということも言えそうである。しかし、その特徴を明示するために、統合失調症で決定不能が成立してくる際の骨組みを明らかにするという課題はわれわれに残されている。

2　対象と考察の指針

この点にせまろうというときに問題となるのが、統合失調症において決定不能は多様な局面であらわれており、それをひとしなみに扱うことは難しいという点である。そこで本論では、日常生活の些細な決定の場面で、自己の心的内容と関連して決定不能に陥っている症例を対象として考察したい。先の文献的考察を心的内容の関与という点から振り返ると、両価性や幻聴の例、心的葛藤の極としての決定不能のように、決定不能への心的内容の関与を容易に認める場合と、ミンコフスキーの例、基底症状としての決定不能のように、少なくとも表面上はそれを認めがたい場合がある。本論で対象としたのは、前者の系列にあって慢性的、持続的に決定不能が続いている症例で、共通に、ある決定不能の成立のしかたを指し示していると考えられた四症例である。

ところで、取り上げる統合失調症症例にあらわれる決定不能の特徴を他の疾患の決定不能と分別できる形で把握するためには、どのようなアプローチが考えられるであろうか。

患者がある選択で決定不能に陥るということは、患者にとって、その選択を行うことが特別に困難となっていることを意味している。決定不能の成立の骨組みを示すためには、その困難がいかなるものであるかを示すことが有効であろう。それは、決定不能のあらわれ方の特徴を明らかにすることにもつながるはずである。たとえばうつ病患者の場合、病相下では、日常生活の広範囲の選択にわたって、他の可能性を振り切ってひとつの可能性を決断し前進するということがまさに困難となっており、そこに、堂々めぐり、立ち往生(23)といった独特の色彩を帯びた決定不能があらわれてくると考えられる。本論で取り上げる症例では、患者にとって、患者自身のある心的内容と関連した選択を行うことが困難となっている。われわれは、この困難がどのようなものかを示しながら、症例にあらわれる統合失調症患者の決定不能の特徴を、その精神病理学的意味とともに明らかにしていく予定である。

以下に四症例を呈示する。

三　症　例

症例A　入院時二十五歳、女性

Aの実母は患者を出産直後に死亡、患者はすぐに遠戚の養父母に預けられた。養父母によればAの病前の性格は、頑張り屋の負けずぎらいで几帳面、金銭には細かかったという。

Aの生活ぶりは、高校生活の前半までは順調で、中学、高校とあまり皆が率先してやらなかった学級委員、整備委員などを好んでかって出たという点が目をひく程度であった。

Aの変調は、十七歳時実の両親と思っていた人が養父母であることを聞き知った頃に始まった。Aは、頻回に頭痛を訴え人を避けるようになった後、被害妄想を主症状として某精神科病院へ入院した。退院後は自宅の雑貨屋の手伝いなどをしていたが、二十五歳時に、テレビドラマの中で殺人事件が出てくると警察署に出向いて殺人がありましたと報告するなどが出現し、再入院となった。当時の現症として、「一日に三度も四度も服を着替えようとして落ち着かない。主治医が患者の手が荒れていることを指摘すると、〝だから私は料理屋で生まれたと思うんです。この手にはうぬぼれがあるんです。この美しい手は……〟と奇妙な返答がある」と記載されている。Aはその後の十五年間、入院生活を続けている。

入院直後は、連合弛緩が顕著で、骨盤が崩れるなどの体感異常も活発に見られ、しばしば不穏となっていた。また結婚をめぐる話題が多く、唐突に主治医に、「今日は生理です。結婚の話はまたにしてください」と訴えることもあった。しかし筆者が担当した頃の数年間は、一見病棟生活へ問題なく適応しているように見える状態が続いた。Aは、児戯的爽快のもとにではあるが病棟内で催される書道クラブ、読書クラブなどの活動にことごとく参加し、クリスマス会のような催し物には、司会をかって出て立派にやり遂げた。養父母宅への外泊も定期的に繰り返していた。ところがAには以下に示すような症状が継続しており、これが本人にとっても周囲にとっても問題となっていた。

Aは、急に、自分がはいるべきトイレはこれであると決めてしまい、一度そう決まるとどのような事情があっても別の個室を使わず、その結果洗面器に放尿することもあった。他患の入退院の都合で病室を移動させられるとパニックに陥り、頑強に部屋を変えてくださいと訴えた。理由を問われると、「病棟の雰囲気が変わるんです」と答えているうちに、「私自身が変わりたいんです」と答えが移っていった。ときどき気取った仕草で食卓につきながら食事に決して手をつけようとせず、そのときには食卓の皿の中をじっと見つめたまま動かなかった。入浴に行くときには同じようなタオルを二本手に持ち、どちらを持っていくかいつまでも決まらなかった。おやつを買いに出かける、図書館へ本を借りに外出するというときには、必ず今もう出かけるという段になって、出かけるべきか出かけざるべきかと迷い始め、収拾がつかなくなると結局看護師から外出を止められることも多かった。何とか出かけられたとしても、買い物の際にはどの品物を買うかなかなか決まらず、しかもしばしば途中でパニック状態になり、「大変なことになった」と言って引き返してきた。院内の盆踊り大会に出ようというときには、自分のベッドの上に同じような浴衣を三着ほど並べ、どの浴衣を着るべきか決めかねたあげく次の行動に移れなかった。

面接からは、Aの行動の背景を以下のようにうかがうことができた。

Aは何らかの活動、行事に参加するときにいつもひそかな期待を抱いていた。買い物に出かけるときには、滞りなくショッピングを終えてくればお嫁さんになれると期待し、図書館に出かけるときには、若草物語を借りてくることができれば自分はその中のメグになると思っていた。盆踊り大会の場合も、うまく参加できれば大岡越前のおかみさんになれると期待していた。食卓にのぞみながら拒食を貫こうとするときには、実は「食事もしないような高貴な美智子様」になろうとしていた。実際このような期待が実現されることもあるようで、Aは得意満面で買い物を終えてくることがあり、「今日はメグになったと思い満足して眠りについた」と語ることもあった。しかしこれらの企ては、諸々の事情により中途で水泡に帰してしまうことがほとんどだった。

たとえば盆踊りに出かけるときにどの浴衣を着るかは重大問題であり、これを間違えると大変なことになるのだとAは言った。ところがある浴衣を選ぼうとすると、ときには、「そうだいいぞ、やれやれ」と幻聴が言うことがあるものの、ほとんどの場合、父母等の声で幻聴に「うぬぼれすぎては駄目だ」と言われた。そこで別の浴衣を選ぼうとすると、そこでまた幻聴に「そんなのを着ちゃ駄目だ、地獄に落ちるぞ」と言われた。Aは、幻聴に対してフェイントをかけ、片方の浴衣を選ぶふりをしてもう一方を選んでみようとするがなかなかうまくいかなかった。そこでAに他患、看護師が「こちらの浴衣にしておけばどうか」と助言すると、Aは、この助言をたいへんうれしく思った。ところが次の瞬間には、この人の言うことを聞いていれば実は地獄に落ちるのではないかと思い、Aは結局助言に従えなかった。

買い物の際にも浴衣選びの場合と同じやり方で幻聴に言われるために、Aはこのジュースを買うべきかあのジュースを買うべきかで立ち往生してしまうのだが、Aはそのために対処策を編み出していた。それは、「今日はどの商品とどの商品をいくらで買って帰ろう」ということを前もって完璧に決めておくというもので、それがうまくいけば「お嫁さんになれる」とAは述べた。しかしAの計画にはしばしば綻びが生じた。たとえば千円の買い物をして帰ろうと計画していたのが、実際には消費税が加算され千三十円の支払いを余儀なくされるということが起こった。この一事によりAは、品物を差し替えて全体の金額を千円にしようと企てながら混乱に陥り、すべてを放り出して帰院した。

食事に手をつけない状態のことをAは次のように説明した。「高貴な人は食べない、美智子様になれるかなと思いながら食卓にのぞむのだが、拒食を貫こうとしたところで食べないと院長に殺されるのではないかと思う。ところが今度は食べようと思って食器の上の焼き魚を凝視すると、その裏に死という文字が透けて見えてくるので食べられない」。

死の文字は、タオル選びができないことにも一役かっていた。Aは同じようなタオルを二本並べて、どちらを浴室に持っていくか決められないのだが、それは、片方のタオルと決めるとそのタオルの手元のところに死の文字が見え、もう一方のタオルにしようとすると今度はそちらのタオルの手元に死の文字が浮かぶからだった。

〔小括〕「買い物がうまくできればお嫁さんになれる」というように、患者が、日常生活のある行動と自己の期待の妄想的実現を結びつけている症例である。決定不能は、おもに、行動を開始しようという地点、行動の途中である選択をしようという地点であらわれ、それにしばしば幻聴が関与している。このパターンは患者の病棟生活全般にわたっている。

れないが、Bとの釣りをかかさず続けている。

症例B　入院時二十五歳、男性

母は医者の治療方針、投薬などを細かくチェックし、Bの生活態度に逐一指導を入れる人。父は治療場面にはあらわれないが、Bとの釣りをかかさず続けている。

Bは小学時代はリーダー格で活発だった。教育熱心な母のもとでBは有名中学に入学したが、そこでは硬派な校風についていけなかったと言う。高校進学の頃から、Bはファッション、芸能人のことなどに熱中し始め、非行もあって結局退学を言い渡された。その後Bは大学進学検定試験を受け合格、しかしその数カ月後から、鼻でせせら笑ったり、「英語しゃべれるの」と語りかけてくる声が出現し、Bは通院治療を開始した。Bは何とか某大学に合格し、留年をはさんでそこを卒業したが、卒業後アルバイトを始めた頃から再び状態が悪化した。電車の中でことさらに他人が自分をどんと突き飛ばすなどの訴えが増加、声がうるさいと言って子どもに殴りつけるなどの問題行動もあって、二十五歳時から入院治療に移行した。当時の幻聴は、マスターベーションをしろと責め立ててくるもの、二、三年後に腸癌、肺癌で死ぬ、皆の魂は生き残るが、おまえのだけは煙になると告げてくるものなど多様であった。以後四年間入院治療を継続している。

Bは入院当初は自室に籠もっていたが、一年たった頃から、むしろ盛んに他患と交流するようになった。しかし他患が奇妙な動作で自分に当てつけをするという被害念慮は常に活発だった。Bは、他患にお茶をいれるなどのサービスをしたり、他患を遊びに誘ったりすることによって、自分に当てつけをした他患と和解しようとした。このことに成功すると、今度はBは自分の優位、強さを意識し、病棟の人間関係の頂点に立って他患を見下す感覚をもった。

広島ファンであったBは、巨人が広島に勝ったときに他患のEが「ことさらに自分の前で喜んだ」のをきっかけに、プロ野球の結果にこだわり始め、それによって精神状態も左右されるようになった。しかし広島が勝てばいいというものではなく、広島が三連勝したあとには、Bは、肝臓の痛みを訴え、脳腫瘍になるという幻聴が出たと述べた。

それと平行して、売店に行くときなどにBが決定不能に陥ることが続いた。ひとつには、売店へ行くのに一階を回るか地下を回るか迷うためで、どちらかのルートで行こうとすると、Bは幻聴にあっちへ回れと命令された。Bによれば、このルートの選択は重要で、それが勝ち負けとなり、悪い方を選ぶと広島が負けたりすると語った。一方でBは、売店に行くか行かないかでも迷った。これは、幻聴が売店に行けと命令するのでそれに従うと広島が負けたりするからで、Bは、幻聴の言うことを聞いたのに広島が勝ってくれないと訴えた。Bは、「幻聴はとんちを出してくるようだ。（他患の）Eによい命令を出し、Eはそれに従うので巨人が勝つ。自分への命令はうその命令でそれで自分ははめられる」とも述べた。

決定不能は次のようなあらわれ方もした。「大便を変に我慢していると駄目。三つの個室の前でどれかにはいろうとすると、殺されるぞと言われるのではいれない。（正解の個室はどれかを当てるという意味で）くじびきを引くようなもの。自分は幻聴を頼ってしまうので、その隙をついて幻聴に言われる。躊躇せずにさっとやればうまくいく。幻聴に隙を与えず行動したり幻聴を無視したりすると、勝ちだなんて言われる。でもあまり勝ちを続けていると、勝ちは死だなんて言われる。自分がこうやろうと思ったことは必ず邪魔される」。

Bは幻聴について、厳しい幻聴はつらいが、幻聴はいろいろ教えてくれることもあるし、本当のことを言ってくれるときもあるのではないかと思うので、幻聴がないと不安だと、生活全体について、最近母に甘えるようになってしまい、だんだん自分が退化しているような気がすると語っている。

〔小括〕病棟内で対人関係をもち始めた患者が、他患と自分のどちらが優位に立つかで葛藤を抱いている症例である。患者は、売店へ行くのにどの道を回るかなど些細な選択で決定不能に陥っており、その選択は、幻聴を介して、自分のひいきのチームが勝つか他患のひいきのチームが勝つかということなどに結びつけられている。

症例C　転院時二十三歳、女性

父は活動的な人で、自ら会社を経営している。母はややコミュニケーションの悪い人。Cはもともと内気でまじめな性格で、学業では滞りがなかった。中学のとき英語の成績が上がってから毎日いちばんに登校するようになったというのが生活史では目をひく。ほとんど反抗らしい反抗のなかったCは、高校三年時に人が変わったように自己主張を始めた。それも、父が何かのおりに黄色い紙を持っていたら、なぜ黄色い紙を選ぶのかとくってかかるという奇妙な反発だった。

Cは、某短大に進学した年の冬、急に家人に犯されたと言って近所の家に裸で助けを求めにいき、庭ではいずり回っているところを保護され、某精神科病院へ初回入院となった。退院後外来通院を続けたが、徐々に服薬が不規則となり、また着る服が決まらず何度も着替えるということが始まった。ある日Cは、「ただならぬ気配を感じ、家のドアに吸い込まれそうになり、最後は地球がこわれて点になる」と思って、隣の家に助けを求めてそこの窓ガラスを叩き割り、二十二歳時再び入院となった。このときには、顔の表情で、この人はキリスト、この人は悪魔と見分けがついたと言う。

二回目の入院生活では精神運動興奮はおさまったものの自閉的な状態が続き、服薬の必要性の理解もおぼつかなかったので、二十三歳時われわれの病院へ転院を促して引き続き入院治療を継続した。しかしそこでもCは、めったに自室から出ない生活を続けた。Cは、「リビングに男の人がいると安心」と言ってみたり「男の人が怖い」と緊張して自室に引き返したりしており、性的な刺激を避けることと自室に閉じこもっていることが関係しているようであった。また、菓子類を大量に買ってすぐに食べてしまい体重も大幅に増加したためスポーツ活動へ誘ったが、最初だけ強迫的に頑張りそのうちさぼり始めるということが繰り返された。Cはしばしば、「お菓子は食べていません」と面接で答えたあと、たいした間もなく、「かりんとうを三袋食べましたけど」と独特の笑いを浮かべて述べた。薬も、「常日頃からきちっと飲んでいます」と答えてすぐ、「外泊中に飲まずに貯めた薬が二十袋あります」とくすくす笑いながら告白した。そして、「薬を抜けば徐々に薬がなくてもやっていける身体になるんじゃないかと思って」と語った。

決定不能は常に目立った。Cは転院時にどの洋服を病棟に持ち込むかで迷い続け、外泊中に自宅から買い物に外出するときにも、今出かけるのがいいのかと迷ってなかなかドアから出ることができなかった。Cはドアのところで出ようとしては引っ込み引っ込んだところでまた出るということを繰り返した。病棟でも歯を磨くか磨かないか、顔を洗うか洗わないかで迷いながら洗面所に二十分も立ち尽くした。決定不能への幻聴の関与は一貫して否定した。

Cは自分の決定不能について、世の中にはいい道と悪い道があると述べた。「AとBがあるとき、こっちを選べばいい道だなと思う。トイレへ行くにも、こちらから回ればいい道だとか悪い道だとか」。また、Cは買い物がうまくいくかということにこだわっており、外出のときに迷うのは、いい時刻に出れば、ぱっと開けていい買い物ができるからだと述べた。そこで、いい道を選べば大丈夫なのかと尋ねると、Cは、「いい道だと思ったら実は悪い道だということもありました。それでいったん選んだ洋服を返しに行ったこともありました」と答えた。さらにいい道とはいったいどのような道なのかを問うと、「神様の御心にかなった道」と答えたあとに、唐突に、「いい結婚ができると思います」と述べた。

Cは、自分がいつも買い物に行く百貨店、自分が入院した病院などが、「選ばれている」とも述べた。Cは、以前の精神科病院もこの時の病院も「選ばれた」病院であり、自分は前の病院で歯を三回磨いたとかきちっと顔を洗ったとかがかわれて今の病院に連れてきてもらったと考えているようだった。

〔小括〕病歴を通じて性的な事柄に過敏さをもつ患者が、買い物に今出かけるべきか、トイレへ行くのにどちらを回るべきかなどの選択で決定不能に陥っている症例である。患者は、これらの点での正しい選択がいい結婚につながると考えているようである。

症例D　入院時二十六歳、女性

父は芸術を愛好する分裂気質よりの人。母は大人しい性格で、姑との関係で結婚当初からかなり苦労した。一時期摂食障害に罹患した姉がいる。

Dは小学校で学級委員、高校で水泳部員、大学でバンドのヴォーカルとして活躍し、家人、周囲からはよくしゃべり活発と見られていた。しかしDによれば、これは見かけだけのことだったと言う。Dの対人関係は緊張の連続で、しかもDはそれを、決して家人に相談できない問題と思っていた。Dによれば、Dは中学のときには自分の女性性に自信がなくそれがコンプレックスとなっていたために、さるマンガのボーイッシュな主人公を自分のモデルとして振舞った。高校の部活も、女性としての欠陥を埋めるために根性で頑張っていた。大学にはいってからはむしろ自分を女性らしく見せようとしたが、バンドも、楽しむというよりは、音楽を勉強することで対人関係についていけるようになろうとしてやっていた。

Dは、幼少期からずっと、「人の目」、「父の目」で生活してきたと言う。Dは二十歳のときそれでは駄目だと思い、家を出てボーイフレンドと同棲を始めた。ところがDは、その頃から人の行動の裏ばかりを読み始めた。つらくなったDは同棲を解消して自宅へ戻ったが、今度は「三歳以降の友人全員の顔が浮かんできて自分を責める」ようになった。大学卒業後Dは某企業に就職したが、そこでも仕事のやり方を他人に尋ねられない、ほとんど口をきけないと悩んだ。その一方Dは、率先して職場の電話を取り次いでいるうちに自分の地位がひとつひとつ上がっていくような気になり始め、さらに、自分は隣のデスクの男性と結婚し、その男性が将来社長に自分は社長夫人になると思い始めた。

結局Dは対人緊張を苦にして退職、その頃から集中困難、意欲の低下なども出現した。Dはこれらを主訴として二十六歳時われわれのもとを受診、われわれは入院治療を試みた。当時自分の洋服を突然大量にバザーに出すなどの奇行も存在した。三年を経た時点でも、症状は軽減されているもののDは対人関係に依然として自信がもてず、長期外泊を繰り返しながらではあるが入院生活を継続している。

入院直後のDは、男性他患と週末病棟に残るだけでこの人と結婚しなくてはならないと思ったり、尿を全部出すと身体の水分がなくなると心配するなど、奇妙な思考が目立った。「まとまった概念が浮かんできます、事実に対して思い浮かぶタイトル、私は今スーパーウーマンに見られているんです」といった連合の弛緩した発言も見られた。また、「プロになるためにヴォイストレーニングをしてきた。自分は歌手になるのか、作家になるのか、はたまた先生（医者の意）になるのか」と誇大的でもあった。

このような症状がおさまってからは、抑うつ感、易疲労性、さらに風景が目に飛び込んでこない、満腹感がない、自分が自分でないなどの離人症状が前景に立つ無力的な状態に陥った。離人症状は急激になおるときがあり、そのときDは、首の神経、骨が細くなっていたのがつながってそこから上が広がると述べた。

この頃より、洋服などを買うときの決定不能が目立ち始めた。Dは赤いコートを買おうとすると色違いの別のコートの方がよくなり、そちらにしようとするとまた赤い方がよくなって決まらず、長時間店員を悩ませた。Dによれば、あるとき手帳を買おうとして選ぶ手帳の色で自分の将来が決まると思ったのが、決定不能の始まりだった。Dは、このような決定不能のもとにあるものとして、やはり自分の女性性に対するコンプレックスをあげた。Dは、自分は周囲の女性のような大人の女性ではないと訴えた。そして、自分を大人の女性に見せようとしてカタログなどで流行を見定めて洋服を買いに行き、そこで決定不能に陥ると述べた。彼女はさらに、そうして周囲の人と同じになろうとしているうちに、やたらと先走って気取ってしまうこともあると述べた（この気取りは病棟でも、ややわざとらしい立ち居振舞い、場違いに凝った洋服などとして観察された）。頭の中に友人の顔がつぎつぎと浮かんできたときも、その友人たちの非難は、Dが小学校で学級委員だったときに、その役職に乗じてDが気取って強く他の生徒を指導したことに向けられていた。

入院して一年目に、Dの抑うつ感、離人感は急に消失した。患者は爽快感を覚え、今まで迷っていた衣類、化粧品などの買い物がパッパッと決まり、「すべてがラッキーという感じ」となった。しかしDの格好は厚化粧と不自然に派手な洋服の取り合わせで、グロテスクな感じを与えた。買い物での出費も急激に増えた。Dは店で、絶対にカタログに書いてあるのと同じ商品を出せと要求し、店員がいい加減に応対していると、販売店の組織全体に不信感をもった。店員にはっきりと「ないものはない」と言われたときには、Dは、自分の欠陥を暴かれたという感覚をもった。

一カ月ほどでこの状態がおさまると、再び離人症状、決定不能、抑うつ感があらわれた。Dは、音楽を聴いていても実感がわかず、メロディラインを研究するみたいになる、本を読んでもただ紙の上に活字が並んでいると訴えた。洋服選び、化粧品選びでの決定不能は続き、さらにDは、この決定不能を克服して買うことのできた商品を、奇妙に貴重品扱いした。患者は、せっかく買った洋服を病棟に置いておくと外泊中に病棟が火事になってそれが焼けるのではないか、せっかく買ったバッグがタバコの箱を入れただけで重みでこわれるのではないかなどと心配した。

さらにDは病気を治すためには具体的にどうしたらよいかということで迷い始めた。朝眠いときにも無理して早起きした方がいいのかむしろ午前中は寝ていた方がよいのかと悩み、そのことを執拗に治療者に尋ねた。Dはまた、遅く起きると自分の根性で早起きすべきだったと後悔し、早起きを試してみて疲れが残るとまた治療によくないと後悔した。しかし、治療者がどちらかを勧めたところでそれに従うわけでもなかった。

Dはたえず感じている「人の目」について次のように述べている。「何かをやろうとするときに他人の目が介入してくるので躊躇する。漠然と人の視線に監視されている。自分の内側が外の人の目に曝されてしまう。ときには看護師に集団で操られていたり、非難されているとも思う。ものを見るときにも、〝母の目〟、〝父の目〟で見て判断していると きが多い。自分はこのような人の目に支えられているとも思うので、それがまったくなくなるのもこわい。自分はその目なしに自立してやってはいけない。今は昔と違い母に何でもしゃべっているが、そういう私は親離れしていない。病棟では自分を作って大人のように振舞っている」。さらにDは、自分のこのような症状、女性性に関するコンプレックスなどの原因を、両親、特に母との関係の中で何かしら大人の女性になるために必要なものを受け取りそこなったからではないかと探索することがしばしばだった。

〔小括〕以前から自分の女性性に関するコンプレックスを抱いていた患者が、それを補うために大人っぽい洋服を買おうという地点で決定不能に陥っている症例である。気分高揚時には決定不能は消失し患者はどんどん服を購入したが、特にその間は、患者が病棟で着る洋服は、不自然なほど凝った派手なものとなっていた。

四　考　察

1　診断について

症例A、B、Cについては、従来診断によってもDSM - Ⅳ(1)に依拠しても、統合失調症の診断で問題がない。病型について見ると、症例Aでは、患者は、フィクション中の人物などになることを期待しながら病棟生活を送り、特定の個室以外のトイレの個室にはいれず洗面器に放尿するなど、行動の解体が著しい。症例Cは、初回入院、再入院時は、緊張病性興奮の病像だった。しかし現在の状態からは、欲動統制失調を考えさせる菓子類の過食の継続、くすくす笑いながら怠薬を打ち明けるような行為などに、人格の解体がうかがえる。両症例とも、DSM - Ⅳでは解体型、従来診断では破瓜型の診断が適当であろう。

症例Bは、他患への被害関係妄想と幻聴へのとらわれが中心的症状で人格、行動の解体が著しくないことから、妄想型と言えなくもない。しかし、症状と関係した主体の関心のあり方という点に注目して、症例Bを、症例A、Cと同じく破瓜型とすることも可能と思われる。症例A、B、Cのいずれにおいても、患者が、妄想世界の入り組んだ組織における自分の位置づけに関心をもつという、妄想型に典型的な形式は見られない。羽根ら(18)は、破瓜型では主体の存在を位置づける枠組みが勝ち負けかというような二者択一となる傾向にあることを論じた。われわれの症例においても、患者の関心は、大岡越前のおかみさんなどになれるか否か（症例A）、よい買い物ができるか否か（症例C）といった、成功、失敗の二者択一に置かれている。この点は巨人ファンの他患Eに対する妄想が広島の勝ち負けへのこだわりに結びついている症例Bも同じである。

症例Dでは、奇妙で連合の弛緩した発話のなされる状態が入院後二カ月ほど続いたので、その後の病像の基調をなす無力状態を陰性症状ととらえれば、DSM-Ⅳでは統合失調症残遺型と診断される。ただしこの症例では、妄想的な訴えは、社長夫人になるにせよ看護師に操られるにせよ萌芽状態にとどまった。無力状態も、いわゆる無為とは異なり、決定不能、離人症状、首の神経、骨に関する体感症状などが、意識される内省性(11)によって繰り返し訴えられる状態だった。またこの症例では、抑うつ的な無力状態の中に、一カ月ほど、決定不能が消失して洋服の買い物が頻回となり患者自身も爽快と感じた時期があり、明らかに気分変動が存在した。もっともこの時期の患者の爽快感は、典型的な躁病のそれのように周囲に放散されることがなく、患者が購入し身につけた服も、明るいというよりも奇抜でややグロテスクだった。気分変動の意味については後述する。

Dの訴えの人間学的特徴からは、ブランケンブルク（Blankenburg, W.）の症例アンネ・ラウ(6)が参照される。アンネの特徴のひとつとして、「自立」の成立にかかわる超越論的次元の欠損に対して、それを経験的次元で補おうとしていたという点があげられる。症例Dでは、患者の述べる「女性性に関するコンプレックス」、「大人の女性になれない」などの訴えが、実は超越論的次元の欠損の表現と考えられる。症例からは、これらが、外界を「人の目」でしか見ることができないということと関係した根本的な自立の不成立の表現であることがわかる。この「人の目」は、Dが何かをしようとするときに介入してくるものでもあって、それはDにとって、比喩ではなく実体的なものだった。Dの大人っぽい洋服へのこだわりは、この欠損に対する成功しがたい経験的次元での補償の試みと言うことができよう。欠損の起源を母との関係の中へと遡及的にたどっていくところも、アンネとDに共通している。

2　決定不能にまつわる事象の記述的総括

次に、四症例から、決定不能にまつわる事象の特徴を、七項目にわたって取り出してみる。項目によっては二、ないし三症例のみでしか明らかではないが、その場合は、当該項目がどの症例に認められるかを記載する。ただし以下は、呈示症例が決定不能の周辺事情について指し示している全体像を描写することを目的としている。

(1)決定不能が出現していることの確認：決定不能は、盆踊りのときにどの浴衣を選ぶか、買い物のときにどの洋服を選ぶかが決められない（症例A、D）、売店、トイレなどに行くときにどちらの道を通って行くかが決められない（症例B、C）という形をとる。また決定不能は、ある時点で買い物、売店などに行くべきか行かざるべきか（症例A、B）、歯磨き、早起きをしたものかしないものか（症例C、D）が決められないという形でもあらわれる。前者の決定不能は、患者があることを実行しようとしたときに、並列的な選択肢に遭遇したところであらわれている。後者の決定不能は、患者があることを行おうとしたところで、それを実行するべきかやめておくべきかで迷うという形で出現している。

(2)決定不能が生じている選択の些末さ：決定不能はきわめて些末なところで生じていて、われわれの目には、なぜその選択が患者を決定不能に陥らせるような重大な選択なのかが、それどころか、そこで選択に迷うということにそもそも意味があるのかが理解しえない。Bがその前に佇んでどれにはいるか決めかねている三つのトイレの個室も、Aがベッドの上に並べている規格化された既製品の浴衣も、実際はまったく同じものである。だから、どれを選ぼうかとそれらを吟味することには、意味がないはずである。Cのトイレに行くのにどちらの道を回るかという選択も、それに意味があるとは思えない。この点に関して異なっているのは症例Dである。Dは、決定不能に陥っているときのことを尋ねられれば、どの色の洋服の方が自分に似合っているか、どの化粧品の方が自分の肌に合うかなどを考えて迷うと、一見意味連関の成り立った回答をした。Dの選択も実は正常な連関のもとにないことについては、後に論じる。

(3)決定不能が生じている選択の患者にとっての重大さ：同じ状況を患者の側から見ると、この選択は、無意味であるどころかきわめて重要な選択である。患者は、その選択を乗り切ることであることが自分に実現されると期待している。この患者の期待には、患者にとって重要なテーマとなっている心的内容がかかわっている。女性症例A、C、Dでは、それは、結婚ないし女性性にかかわる内容である。Aは、何か行動を起こすたびに、そのつど何らかの人物になることを期待しているのだが、それは大岡越前のおかみさん、美智子様などであるとともに、「お嫁さん」とも述べられる。Cも、「正しい道」を選べば「いい結婚ができる」、つまり幸せに既婚婦人になれると期待している。Dの洋服選びは、Dが周囲の女性はそうであり自分はそうではないと考えている「大人の女性」になるためのものである。現実の病棟生活でも、A、C、Dはいずれも、異性の存在に過敏だったり唐突に結婚の話題を出す傾向にある。症例Bの場合、患者が実現を期待しているのは、端的に「広島が勝つ」ことであるが、これは、他患からの当てつけを常に感じているBが、他患に対する優位を確立することと関係している。

(4)決定不能をめぐる患者の行動の常同的反復の様相：患者は、このようにして、あることの実現を期待して、選択の地点にさしかかる。患者がこの関門を乗り切る場合もあるらしいことは、たとえば、Aがときに得意満面で買い物を終えてくることからうかがわれる。しかし、患者はほとんどの場合、どれを選ぼうとしてもそれでは駄目だと幻聴に言われたり、迷ったあげくにどれにも決められなかったりして、この関門をくぐり抜けることができない。それにもかかわらず患者は何度でもある実現を期待してこの関門に立ち戻るので、患者の行動は常同的な反復の様相を帯びる。

(5)決定不能における「まさにしようとするときに」という時間性：決定不能は、患者が、まさにある行為を始めようとしたとき、まさにある選択肢を選ぼうとしたときに、その行動をやめておいた方がいいのではないか、別の選択肢を選んだ方がいいのではないかと決められなくなるという時間性を特徴とする。典型的な例は、Aが浴衣を選んで「大岡越前のおかみさんになろう」というまさにそのときに、幻聴に「うぬぼれるな」と言われてその浴衣を選べなくなるというものである。Aは誇大的、妄想的に自己の期待を実現しようというときに、幻聴に「うぬぼれ」を指摘されている。この例にも見られる、患者が、「出すぎた」地点、患者自身の行動が演技的で尊大な色彩を帯びる地点にまで至ろうとし、そこで症状を介して非難されたり、脅されたりするという傾向は、直接決定不能に関係ない場面でも、症例中に随所に見られる。Aは、高貴な美智子様になろうと他の人のようには食事をしない境地にまで至ろうとしたところで、拒食を貫くと院長に殺されると脅える。Bは、優位に立って他患を見下すような境地に立とうとするが、「広島の勝ち」が続いて実現すると、幻聴に脳腫瘍になると脅される。Dは、学級委員として気取って他の生徒に強く指導をしたという過去に対して、友人の非難する顔がつぎつぎと浮かんでくるという症状を蒙っている。

(6)決定不能に関与する幻聴、「人の目」、実在の他者と患者の関係／騙し合い、依存、依存の不能：症例A、Bでは決定不能の地点で幻聴が関与している。この幻聴は、患者がある行為をしようとした一寸の間隙をついて注釈をしてくるもので、シュナイダーの「行為に注釈をもって寄り添う声」に属し、しかもその注釈はほとんどが、ブロイラーが述べたようなその選択は駄目だという注釈であったり、前項で触れたような患者を非難するものであったりする。幻聴に介入されるのと類似の形式が、症例Dでも認められる。Dは常に、自分が何かをするときに「人の目」が介入することを感じていた。また、決定不能に陥っている患者を前に、治療スタッフなど実在の他者が、こちらを選べばと介入することになる場合も存在する。このような決定不能に関与するものと患者の関係を見ると、まず、患者は幻聴の介入に悩まされ、幻聴と騙し合いをすることにより幻聴を出し抜こうとしている。Aは、一方の浴衣をとるふりをしてもう一方の浴衣を選ぶことにより、幻聴を出し抜こうとした。Bも幻聴に隙を与えずさっとものごとをやってしまおうとした。しかし患者は、幻聴の介入を苦痛と感じるのみではなく、ときに幻聴を頼りにもし、また、「人の目」、選択について助言を与える実在の他者を頼りにしている。Bは、幻聴はいろいろのことを教えてくれることもあると言い、Dも、「人の目」に自分は支えられているとも思うと言う。Aは、こちらの浴衣にしておけばよいなどと言ってくれる看護師の助言をとても嬉しく思う。さらにしかし患者は、自分を導く幻聴、他人を安心して頼りにしてもいられない。Aは、こちらの浴衣にしておけばよいと助言してくれる人に従っていると、地獄に落ちるのではないかと思う。Bにおいては、広島が負けたという事象は偶然に帰されず、幻聴の言うことに従ったのに自分が騙されたという経験に組み込まれる。類似の現象は、幻聴の介入を認めない症例Cにも認められる。Cは、「いい道」、「神様の御心にかなった道」を選んだつもりなのによい結果が実現しなかった場合、「いい道」と思ったものが実は「悪い道」だったのだと解釈している。

⑺決定不能が治療状況と関係してもあらわれること：Dは、早起きをするか遅くまで寝ているかにこだわり続ける。臨機応変に調節すればよいと思われるこの選択は、Dにとって、治癒実現の過程の上に関門としてあらわれた絶対的な選択となっている。そのためにDは、正しい方を選ぶとこだわり続けて決定不能に陥っていく。身体を清潔にすることができなくなったCは、前病院で看護スタッフから、顔を洗う、歯を磨くなどを指導された。Cは、これらの指導にしたがったために、現在の「選ばれた」病院に来ることができたと思っている。しかしCは、その洗顔、歯磨きをするべきかどうかで決定不能に陥っている。おそらくそこでCには、洗顔、歯磨きの指導に従うことが、実は治癒の実現につながらない地獄への道ではないかという疑いが生じている。

以上の総括にかかわる症状を抜粋して**表1**にまとめた。

3　決定不能が生じる地点の同定と考察に用いる2つの方法論

次に、患者がどの地点で決定不能に陥っているかを押さえ、そこから以下の考察に用いる二つの方法論を導いておく。われわれの患者は、ある「期待の実現」を目指すという形の心的内容を抱いており、日常の些細なことを行うことを、その期待の実現と結びつけている。決定不能の生じる地点は、そのような患者が実際に行動の第一歩を踏み出そうとした地点、あるいは、選択肢からひとつを選んで行動を進めようとした地点である。大人っぽい服を着ることを「大人の女性になる」という期待の実現に結びつけているDは、どの大人っぽい服を実際買うかという地点で決定不能に陥る。

表1 決定不能をめぐって各患者に生じている諸現象

症例	性別 最終回入院時年齢 (ただしCについては転院時年齢)	決定不能の内容とそれに結びついた患者の期待 日常生活での決定不能とそれに結びついた患者の期待		治療状況での決定不能とそれに結びついた患者の期待	
A	女性 25歳	買い物に出かけるか否か。 どの品物を買うか。	→お嫁さんになる。		
		図書館に出かけるか否か。	→若草物語のメグになる。		
		どの浴衣を着て盆踊り大会に出るか。	→大岡越前のおかみさんになる。		
		焼き魚を食べるか否か。	→美智子様になる。		
B	男性 25歳	売店へ行くか否か。 売店へ行くのに1階を回るか地下を回るか。	→巨人ファンの他患に対抗するという意味で広島の「勝ち」が実現する。病棟の人間関係の頂点に立つ。		
C	女性 23歳	今買い物に出るか否か。 トイレに行くのにどちらの道を回るか。	→いい結婚ができる。	歯磨き，洗顔をするか否か。	→すぐに結婚に至る治癒が実現する。
D	女性 26歳	どの洋服を買うか。 どの化粧品を買うか。	→大人の女性になる。	早起きをすべきか遅くまで寝ているべきか。	→治癒が実現する。

表１　決定不能をめぐって各患者に生じている諸現象（続き）

症例	性　別 最終回入院時年齢 (ただしＣについては転院時年齢)	決定不能の地点での幻聴，「人の目」，実在の他者（治療スタッフ）と患者の関係	
		幻聴，「人の目」との関係	実在の他者との関係
A	女性 25歳	幻聴は，うぬぼれるなと患者の行動に注釈，そうだやれやれと患者の選択を応援。患者は幻聴と騙し合いをする。またあらかじめ計画を立てることで幻聴の介入を避けようとする。	看護師のこちらの浴衣にしておけばよいという助言を非常にうれしく思うが，それを信じられない。
B	男性 25歳	幻聴の言うことを聞いて売店に行ったのに広島が負けたと幻聴に不信を向ける。幻聴に隙を与えずさっとやろうとする。しかし幻聴に頼ってしまいもする。	
C	女性 23歳	幻聴は確認されない。ただし「いい道」と思っていたら「悪い道」だったという構造は幻聴にしたがっていたら悪い結果になったという構造と同じ。	洗顔，歯磨きをすべしという前病院看護師のメッセージにしたがうべきかしたがわざるべきかで迷う。
D	女性 26歳	何をやるときにも「人の目」が介入する。自分は「人の目」に支えられてもいる。	早起きをすべきか遅くまで寝てよく休むべきかと執拗に治療者に尋ねる。

Bにおいては、売店へ行く道を選ぶことが、「広島の勝ち」、ひいては他患に対して優位に立つことの実現に結びつけられており、それゆえどちらの道を回るかを決めようという地点で決定不能があらわれる。

患者が自己の将来に向けてどのような期待を抱き、それをいかに実現しようとしているかという問題は、患者の投企のあり方についての問題である。これは今までにも、現存在分析などにより、人間学的に扱われてきた。一方、われわれが実際に行動をするときには、いくつかの選択肢からひとつを選んでそれを実行するという形で、日常生活を分節化している構造と不可避にかかわる。患者にはそこで困難が生じている。この点に関する検討は構造主義的考察によってなされるべきものである。われわれは以下に、期待の実現へ向かおうとする患者の動きの特異なあり方を人間学的観点から、患者が実際に行動に移るところで出会う困難を構造主義的観点から考察し、その過程で、記述的総括に述べた諸特徴の意味を明らかにしていきたい。

4　期待の実現へ向かおうとする患者の動き

まず期待の実現へ向かおうとする患者の動きについて、人間学的知見を参照しながら考察を進める。

この動きが、特に女性症例A、C、Dでは、「自分が～になる」ということの実現を期待して開始される動きであること、それがいずれも、女性性、あるいは結婚にかかわるものであることは、記述的総括(3)ですでに述べた。この動きは、症例Dでは、自己の欠損の自覚とそれに対する補償の企てという形であらわれている。Dは、「大人の女性」ではない、「自立」していないとしか表現されないが通常の自己性格の未熟さの自覚とは異なる欠損感を抱いていた。彼女のこの欠損への対処法は、雑誌のカタログから自分に似合う服を選びそれを購入することで「大人の女性になる」という方策であった。経験論的自我による超越論的自我の任務の肩代わり(7)は、決して個別的な具体策の積み重ねで達成されえない審級の欠損を個別的に補おうとする具象化傾向（Konkretismus）とならざるをえない。

症例の中でもうひとつ欠損の補償の企てとしてあらわれているのが、治癒への期待、すなわち病人という欠損状態から「健康人になる」という期待である。ここでも、これを実現しようとする患者の関心事は、Cの洗顔、歯磨き、Dの早起きをすることないしは遅くまで寝ていることというように、きわめて具象的となっている。この具象化はまた、患者が個々の行動を実行する、しないを治癒に至るための重要な関門とみなし、そこで決定不能に陥ることと関係している（記述的総括(7)）。

ところで、この治癒への期待の中には、実は、われわれが現実的に考える治癒とは異なった治癒への期待が存在し、それが特に症例Cにあらわれている。Cは、服薬をしないですぐに結婚に至るような治癒を常にどこかで望んでおり、服薬を確認する医者を出し抜いて薬を飲まないことがしばしばだった。それについてCは、「薬を抜けば徐々に薬がなくてもやっていける身体になるのではないかと思って」と弁明した。これは、正常人にもありがちな、長期に服薬、療養を必要とする重篤な疾患にかかった患者がその事実を否認していたり薬物に対して無理解であったりすることととれなくもない。しかしCの治癒への期待は、服薬を要する疾患にかかったという自己の歴史的事実とそれを裏づける他者の「服薬を要する」という規範的要請をすりぬけて、「服薬を要しない完全な健康人になる」というものである。そこでの拒薬には、木村(17)が、統合失調症患者の拒薬に、既在的現在を性急に切り離して未来先取り的に自己実現を図ろうとする「思い上がり（Verstiegenheit）」(2)を見たことが当てはまる。Cが望む完全治癒は、Cの現在までの歴史から見れば、一種「出すぎた」地点に位置している。これは、われわれの他の症例にもあらわれている、「出すぎた」地点にまで至って自己にある実現を期待するという患者の動きの一例なのではないだろうか。

自己の欠損を補おうとする企ては、いわば、平均的他者一般の水準に自己が達していないことを補おうとする企てである。しかし、このような企てのすぐ延長上に、「出すぎた」地点にまで至ろうとする企てが存在する。Dが「大人の女性ではない」という欠損を補おうとして行っている雑誌のカタログを見て洋服を選ぶという行為は、場違いなまでに凝った洋服を身につけて気取ってしまうという「出すぎた」行為と隣り合わせである。この「出すぎた」地点にまで至ろうとする動きは、症例Aの、大岡越前のおかみさんになる、美智子様になる云々の中にも存在している。Aの「自分が～になる」ことへの期待は、うぬぼれた地点、他人とは異なる高貴な地点にまで達してはじめて実現するのである。頽落した現存在の様式として内的生活史の中でとらえられた「思い上がり」は、このように破瓜病性のばかばかしさとも表現されうる妄想形式の中にも見いだされる。

引き続いて、この、「出すぎた」地点にまで至って期待を実現しようとする患者の動きについて、そこにあらわれる三傾向を取り上げ検討を加える。

まず、「出すぎた」地点というのがいったいどの程度の高さの地点なのかと考えてみると、患者には、自らをいちばん高いところまで引き上げようとする傾向があると言えよう。Bは、他患Eとの妄想的ライバル関係を最大の問題とするが、そのような関係で上に立とうとして、結局他患全員に対して優位な「頂点（B自身の言葉）」に立とうとする。「出すぎた」地点にまで至るためには、他者よりもさらに上にのぼらなければならず、結局いちばん上までのぼらなければならない。決定不能とは直接関係のない場面であるが、Dもまた、自分が仕事をどんどんしていくうちに、ひとつひとつ地位が上昇していくという感覚を抱き、職場で、社長というもっとも高い地位の人の妻になるという感覚を抱いた。ビンスワンガー（Binswanger, L.）[3]は、「思い上がる」人が、序列秩序の構造を知らずにますます高い方へのぼると述べている。われわれの患者は、すでに妄想的となった世界との関係の中で、戯画的に強調された序列の梯子をいちばん高いところまでのぼろうとすると言えるのではないだろうか。

次に、患者の「出すぎた」地点にまで至ろうとする動きが演技性を帯びる傾向について述べる。この演技性は、統合失調症患者が自分の欠損を補償しようとしているときにも、すでにあらわれているものである。「大人の女性」として自然に振舞うことができないことを内省するDは、大人っぽい服のような「大人の女性」をあらわす具体的なものを自分が取り入れるべきモデルとする。このようなモデルを取り込んでの振舞いは、おのずと演技的にならざるをえない。同じく欠損を内省するタイプのアンネ・ラウの訴えにも[8]、「何もかもが人工的（künstlich）になってしまう」というくだりがある。この「人工的」も、普通はあたり前のこととして人が身につけている自然さを欠くためにアンネが陥る、演技的なぎこちなさを示していると言えるであろう。ところで、このように自らの欠損を意識している患者においては、演技性は、振舞いに本来の自然さを欠くところに、それを埋めるものとしてあらわれている。しかし、「出すぎた」地点にまで至ろうとする動きが明らかになるにつれ、演技性は、欠損している自然さに対する補償という性格を失っていく。D、Aが演技的に、派手な洋服を着て気取ったり美智子様になると言って食卓にすわったりするとき、演技的であることがまさに「自分が~になる」ということが実現するための本来の姿となっている。このような形態に演技性が至ったとき、われわれは患者のわざとらしさ（Manieriertheit）を指摘することができる。ビンスワンガー(4)も、「高みへのぼる」という要素を含む点に、「思い上がり」と「わざとらしさ」の共通点を見ている。Aの期待するのは、ドラマ、書物の中の人物になるという、演技でしかありえないことの実現である。そこにはメディアと日常空間の等質化(16)が存在するが、それは、彼女がテレビドラマの殺人事件を実際の警察に報告に行ったときにすでに始まっていたものである。

最後に、患者が「自分が~になる」ということの実現を期待するとき、あるときは~になる、あるときは~になるというように、行き先がそのつど異なってくる傾向に触れておく。Aは病棟生活の中で買い物に行く、盆踊りに行くということのたびごとに、それがうまくいけば「自分は~になる」ということが実現すると期待していた。しかも自分がなろうとしているものは、おそらくは女性性、結婚といった心的内容とかかわっているという共通項はあるものの、さまざまな、多くは虚構の人物であって、それは、Aが新たに行為を始めようとするたびに異なっていた（記述的総括⑶）。Dも、洋服を選んで大人の女性になるということのほかにも、入院直後には、プロの歌手になる、作家になる、医者になると、誇大的に、複数化した目標に向かって「自分が~になる」ことを期待していた。

以上の三傾向は、それぞれを項目的に取り出してみる限り、統合失調症に特異的な傾向だとは言えない。常に状況に合わせて演技的に振舞い、その背後にあるはずの本来の自己が希薄な神経症患者、境界例患者は存在する。躁病患者は、さまざまな将来のプランの実現可能性が同じ水準であらわれるために(24)、誇大的に、あれも実現する、これも実現すると主張し始める。本論で言えるのは、三傾向のいくつかが、われわれの症例に、ときに組み合わさって見いだされるということである。すべてが出そろえば、患者は、出すぎた地点、最高の地点にまで至って、演技的なもののみが本来の姿であるような世界の中で、さまざまな目標に向かって「~になろう」とするであろう。それは、ブランケンブルクが破瓜病患者の演技的なものの意義に触れた症例ハンス・ヨアヒム(5)に範例的に見ることができる。この患者は発病の頃、以前からの自己不確実感を克服しようとしているうちに、いちばん高い山にのぼる、英語で最高点をとる、チェスの名人になる、バイオリンの名手になるなどを企て始め、さらにヨガの練習をするうちに、演技することによって何でも実現することができる、統合失調症患者であることも演じられると主張し始めた。ブランケンブルクはそこで、異常な行動へと患者が強制されていることと、その行動を演技で行う自由を患者が有していることの弁証法に注目している。ここでの文脈ではむしろ、患者に、演技に対立するものとしての本当のもの、自然なものが存在しなくなっている点が注目される。ドゥルーズ（Deleuze, G.）[12]は、ニーチェの永遠回帰を、極限、過度にまで至ったものだけが演劇的世界の中でのみ還帰するような生成と解釈している。この生成を、「～になる」ということの実現に至ろうとする統合失調症患者はなぞろうとしていると言ってもよい。

5　排他択一的選択と決定不能の生起

このように、期待の実現へ向かおうとする患者の動きは、特異なあらわれ方をしている。しかも症例の患者のもつ関心は、かなりの程度において、期待が実現するか否かに集中していると言ってよい。患者の存在の位置づけが、期待の実現か、実現の失敗かという「勝ち」か「負け」かの二者択一に置かれていることについては、診断の項でも述べた。患者の生活の時間的側面を見ても、患者は、期待が実現すればまた「自分が～になる」を目指し、実現しなければやはりはじめから「～になる」にとりかかるという常同的反復に陥っている（記述的総括(4)）。個人の歴史を、主体が環境との関係の中で決断を行うことにより順次形成されるものと考えるならば、この常同的反復は、そのような歴史を形成していないように思われる。

決定不能は、患者が自己の期待の実現を目指して、実際の行動の第一歩を開始しようという地点、選択肢からひとつを選んで進もうという地点で生じている。この地点での選択が、われわれにとってどのようなものとして存在し、患者にとってどのようなものとして存在しているのかが問題である。それは、われわれにとっては些末な、それどころか迷うべき意味の連関のない選択である（記述的総括(2)）。ところがこの選択は、患者にとっては重大な選択である（記述的総括(3)）。この点を理解する上で重要なのは、B自身が、自らの選択を「くじびき」にたとえていることである。選択は患者にとって、選択肢の意味に基づいて決断を行うものとしては存在していない。選択肢は、彼らにとって、Cの言葉を借りるならば、「いい道」かあるいは「悪い道」として存在しており、選択は、自らの期待の実現へと直接結びついている「いい道」を引き当てるためのくじびきのようなものとなっている。症例Dの場合、Dの選択の迷いは自分により似合った服を選びたいがために生じているとわれわれは意味連関をつけることができるし、D自身も理由を問われればそう答える（記述的総括(2)）。しかしDの場合にも、選択の課題は、やはり他の症例の場合と同様の性格をもっていると考えられる。Dは、より自分に似合う服を選ぼうとして迷っているように見えるが、実は、自分を「大人の女性になる」ことに導く完全に似合う服を「いい道」として選択肢の中から見つけようとしていると言った方が真相に近い。その証拠に、Dは、たまたま洋服を選ぶことができるとそれを特別な貴重品とみなし、それが火事で焼けるのではないかといった奇妙な心配のしかたをしている。

したがって患者には、人が行動において選択という構造に出会うということそれ自体において、問題が生じていると考えられる。この点については、構造主義的観点からの考察が必要であり、その考察は、患者と歴史性との関係の問題にもかかわってくる。

患者が出会っているのは、排他択一的選択(13)の課題である。Aが同じ浴衣三枚を前にして選択に迷っている場面を例にとってみる。これらの浴衣は、同じ浴衣ではあるものの、浴衣一、浴衣二、浴衣三というように、序数表示ができる形で存在している。この浴衣一、二、三は、そこでAが浴衣一を選んだら同時に浴衣二、三を選ぶことはできないという意味で、排他択一的に存在している。一般にわれわれがこのような選択を行うときには、選択肢の条件が異なるならば、その差に対応して必然的に選択によって生じる結果も異なると考え、その差を考慮して決断するであろうし、選択肢の条件が、浴衣一、二、三のように同じであるならば、そのうちのどれかを選択することで後に好都合、不都合が生じたとしても、それはその選択とは必然的な関係をもたない偶然と考え、どれかひとつを選んでおくであろう。このような必然、偶然の概念の区分けをともなった選択の決断のしかたは、われわれが受け入れている考え方の枠組みである。通常はこのような枠組みのもとに特定の浴衣が選ばれ、選択行為は完了したものとして過去に組み込まれ、ある根拠、判断のもとに他の浴衣ではなくその浴衣を選ぶ決断をしたという歴史がわれわれに残される。しかしAはほとんどの場合、排他択一的選択の場面で、このような枠組みにそった決断はせず、あくまで自分を大岡越前のおかみさんになるように導く浴衣を選ぼうとする。

この点については、症例Aの他の二つの場面からも示唆が得られる。Aが、他人のように食事をしない高貴な美智子様になると言って、食事に手をつけないまま食卓にすわる場面がある。この「出すぎた」地点にAが至ったとき、Aには院長に殺されるという想念が浮かぶ。Aがその想念に屈服して焼き魚を食べようとすると、今度はその焼き魚の下に「死」の文字が浮かんでAはそれを食べることができない。「死」の文字は、他人と同じように食事をするという規範にAが従おうとし、そこで「美智子様になる」という可能性がまさに消滅するというときに出現している。ところでもうひとつAに「死」の文字が浮かぶ場面があり、それは、Aが自力で浴室に持っていくタオルをどれにするか決めようとしたときである。同じ構造的状況のもとで「死」の文字がAにあらわれていると仮定するならば、この場面は、Aが、われわれが決断をするときに基礎としている枠組みに規範的に従ってどちらかのタオルを選んでおこうとしたまれな場面であり、それはまた、タオルのどちらか一方を選ぶことがそのまま自分の期待の実現につながっているという可能性を、Aが放棄しかかった場面であると言ってよい。そして「死」の文字を前にして、患者はこの可能性を放棄してしまうことができず、二本のタオルの前に佇み続ける。

うつ病患者が、他の可能性を捨て去ってひとつの選択をし前進することが困難なのに対し、われわれの患者は、排他択一的選択を、それに付随する枠組みに基づいて行い、直接自分を期待の実現に導く選択肢があってそれを選ぶという可能性を放棄して進むことができない。それができないところに、決定不能が生じ、また、幻聴、「人の目」、実在の他者が介入する。この観点から、それらと患者との間に結ばれる独特の関係（記述的総括(6)）について、再度論じておく。

まず、患者は選択の際に、自己の誇大的な期待の実現に直接つながる選択肢を選ぼうという「出すぎた」地点にさしかかる。そこで、幻聴は、患者のしようとしている選択、行動を「駄目だ」、「うぬぼれだ」と注釈してくる。患者は、自己の「出すぎた」ところに対する指摘、非難を、幻聴という症状を介して蒙ると言えよう。Dも行為をするときに、漠然とした「人の目」、ときに実際の看護師が、自分を監視したり非難したりする感覚を抱いた。患者は、このようなとき、幻聴によりせっかくたどり始めた期待の実現へ向かう過程が頓挫させられることを恐れ、あらゆる状況を予測して自分のとる一連の行動をあらかじめ決めておくことで幻聴の介入する間隙を縫合しようとしたり（A）、さっと行動をすることで幻聴につけいる隙を与えまいとしたり（B）する。Dの気分変動にともなうおもな症候的変化は、その選択でいいのかという考えの侵入を許す間隙が、高揚期には自然に消滅した点にある。そのとき患者は抵抗なくパッパッと洋服が決められるようになったが、このとき、患者は、決して健常な選択をしているわけではなく、自分の期待の実現に直接つながる選択をどんどんすることができていると感じているだけであって、それに対応して客観的には、場違いな服を着て気取る傾向がひどくなった。

一方で、排他択一的選択は、患者にとって、期待を実現しようとする過程の上にあらわれた、患者が自力では通過することが困難な関門である。そこに、患者の幻聴に対する依存が生じる。患者は、幻聴がこの関門の通過のしかたを自分に示し、自分を正しく期待の実現へと導くことを期待する。ときに、「こちらの浴衣にしておけばいい」と言ってくれる看護師などが、幻聴と同じ位置に立って患者に頼りにされる。Dも、「人の目」を、監視するものととらえるだけではなく、ときに「父の目」、「母の目」となって自分ひとりではできない判断の基準を与えてくれるものととらえていた。

しかし、選択の際にそれに付随する枠組みに従っていない患者に対して、幻聴は、選択の課題にさしかかった患者を恣意的に振り回す、気まぐれな存在としてあらわれる。幻聴は、「いいぞやれやれ」と患者をそそのかしたり、「あっちへ回れ」と患者に行動の変更をせまったりする。患者にとっての幻聴の特徴的な性格は、自分を正しく期待の実現へ導くような顔をしていながら実は導かない（地獄に落とす）という性格、「騙す神」[20]としての性格である。患者は、自分にこちらの浴衣の方がいいと教える看護師のこともこのような「騙す神」ではないかと思うので、結局はその助言に従うことができない。Dも直接不信を治療者に表明することはなかったが、自分の生活態度が治療上適切なものかを執拗に治療者に質問しておきながら、実際に治療者が具体的かつ指導的にかかわるとその助言を受け入れないことがほとんどだった。

このようにして決定不能は、「まさにしようとするときに」という時間性（記述的総括(5)）を特徴とすることになる。患者は、ある行動、選択を、自分の期待の実現に直接つながるものとして選ぼうとした瞬間に、幻聴によってその「出すぎた」ところを指摘されたり、別の選択でなければ駄目だと振り回され始める。幻聴の介入がなくともそこで患者自身が、それが本当に期待の実現につながるのかと決められなくなる。一方、幻聴、他者などに促されてある行動に踏み出そうとした場合も、その瞬間に患者は、それに従うことが本当に期待の実現につながることなのかという疑念を抱いて決定不能に陥る。

この決定不能の時間性の特徴は、うつ病患者の時間の停滞にともなう煮え切らない決定不能と質を異にする。ある行動を実行しようとしたところで突然逆の観念が浮かぶという特徴からは、むしろ強迫神経症患者の取り消し（Ungeschehenmachen）が想起される。しかし取り消しは、典型的には、愛と憎悪などの情動面の両価性が、抑圧や反動形成と手をたずさえて、自己の行為の結果を宙づりにする現象であり[15]、そこでは、選択ということに付随する構造自体が問題となっているわけではない。

以上の検討から臨床上注目されるのは、具体的な行動に患者を促す医療スタッフが、必然的に「騙す神」となってしまうことがあるという点である。たとえばCは、現在の病院を、自分に結婚の実現をもたらす「選ばれた」病院ととらえ、そのルートにのることのできたきっかけを、前病院で歯磨きをするなどの看護師の具体的な指導にしたがったこととととらえていた。しかし歯磨きを指導するような規範を導き入れる他者は、同時に、Cが期待するような「出すぎた」治癒の不可能を示す他者でもある。その構図が見え隠れするために、Cは歯磨きをするという規範に従うのがよいのか、むしろそれを出し抜いてしまった方が自分の期待の実現につながるのかという迷いに陥り、決定不能となる。結局患者は、個別の行動を自分で決定できずその判断を他者に委託しておきながら、実際に他者がそれに応じて具体的な指針を指し示すとそれに反発する[29]。ここに、具体的指示的治療介入がぶつかる困難が存在している。

6 「～になる」という患者の動きの論理

このように、患者の選択の課題に対する立ち向かい方は、われわれが選択の決断をする際に従っている枠組みとは相容れない。それならば、患者の動きを規定している論理は、単に、われわれの生活とは無関係な論理、ないしは非論理なのだろうか。最後に、患者ともの、環境との結びつき方に注目して、患者の動きの側の論理がどのようなものなのかを追究しておきたい。

選択に際してわれわれは、他のものよりこちちの方がよいと思われるのでこちらにしようと選択の前に言う。また他のものよりこちらの方がよいと思われたからこちらを選んだと選択の後に言う。ある選択肢が他の選択肢と対置し、それとの差異とともに存在しているという構造は、ものを選ぶという行為の時間的前後にわれわれが立つことを可能とし、その行為をわれわれの歴史の中に組み入れている。しかしわれわれの患者は、別の選択肢との対置においてある選択肢を選ぶことができない。

患者Dの高揚期は、患者の体験から、患者を決定不能に導く間隙が消滅した時期である。この時期には、期待の実現へ向かおうとする患者の動きが、排他択一的選択の地点にさしかかること自体によって押しとどめられることがなくなっていた。したがってそのときの状態には、患者の動きの論理がもっともあらわになっていたはずである。この時期患者は、パッパッと洋服を買い、派手な洋服を着て病棟で過ごした。その際に、選ばれた洋服が、他の類似の洋服とくらべて、よりよい性質をもつ洋服として選ばれていたとは、先にも論じたように考えられない。その洋服は、Dの一回一回の買い物、着衣のたびごとに、Dと結びつき、Dの「大人の女性になる」の実現を招来していた洋服だったと考えられる。

患者の動きの論理として想定されるのは、患者の一回一回の期待の実現へ向かおうとする動きのたびごとに、患者とあるものが結びつき、そこで「～になる」が実現されるという論理である。この動きは、通常の歴史性の外部にある動きであり、それに対応して、そこにあらわれるものも、他のものとの対置において患者に選ばれそれぞれにより患者の歴史を構成するものではなく、「それそのもの」（ヘッケイタス）としてあらわれるものである（注1）。

（注１）主体が行為をするということを、その行為の前後から主体の歴史に組み込まれるものとして記述する限り、そこに関与するものは、他のものと対置しているという様態でしかあらわれない。しかし、一般にも、当の行為をするという出来事をそのただなかから見た場合は、そこに関与するものは、そのような対置とは無関係で出来事に内在的な「それそのもの」という様態であらわれるであろう。ドゥルーズとガタリ（Guattari, F.）(14)は、このような出来事に内在するもののあり方を、ドゥンス・スコトゥス以来のヘッケイタス（このもの性）の概念に結びつけて論じている。さしあたってわれわれの通常の生活の一面に対する見方として呈示されているこの出来事の論理が、臨床的にとらえられた統合失調症患者の論理といかなる関係に置かれるべきかという問題は、今後の課題である。

しかし、このような患者の動きは、通常は、実際にものを選ぶ地点、すなわち、排他択一的選択をしなければならない地点にさしかかるところで、抵抗を受け、決定不能に導かれる。そのような抵抗にもかかわらず患者がなおひとつのものを選んでその関門を通過した場合、そのものは、特別な結びつきを患者との間にもつことになるであろう。Ｄが決定不能の地点を通過して購入し特別に大切にしている洋服はこのようなものと考えられる。選択されるものに限らずとも、患者の環境をなすものの中に、患者と特別な結びつきをもつものが存在する。決してＡがそこから動こうとしない病室、Ｃによって「選ばれた」と表現される入院中の病院がそれである。おそらくＡ、Ｃは、その病室、その病院と結びつくことで、自分たちの期待が実現されると考えている。実際Ｃは、その病院に対して、そこでの治療がすぐに結婚につながるような治癒を自分にもたらすという期待を抱いている。このような環境との結びつき方も、通常の論理と異なった患者の動きの論理のあらわれと言えるであろう。

五　まとめ

ささいな日常生活の選択の場面で決定不能が生じておりその生起に患者の心的内容がかかわっている四症例を取り上げ、統合失調症患者にあらわれる決定不能の特徴を把握することを試みた。

(1)症例では、決定不能は、ある期待の実現へ向かおうとする、心的内容に担われた患者の動きと結びついていた。この動きが、実際にある行動を開始するに至る地点、排他択一的にひとつの選択肢を選ぶという課題に逢着する地点が、決定不能の生じる地点であると考えられた。

(2)人間学的観点から期待の実現へ向かおうとする患者の動きの特徴が考察された。これはまず、患者が自らの欠損を具象化された方法で補償しようとする動きとしてあらわれていた。たとえばそれは、大人の女性ではないという自分の欠陥を大人の洋服を買うという方策で補おうとする動きとして、病気であるという状態を健康になるための具体的方策を実行することで補おうとする動きとしてあらわれていた。しかしそれは同時に、出すぎた地点にまで至って、演技的に、自分がさまざまなものになろうとするという傾向をもっていた。たとえば、患者は、場違いに凝った服を着て気取った大人の女性になろうとしたり、病棟の人間関係で他患に対して優位な頂点に立とうとしたり、フィクション中のさまざまな女性になろうとしていた。

(3)構造主義的観点から、このような動きが決定不能に陥る様態が考察された。患者の動きの論理は、期待の実現へ向かおうとする歴史性の外部にある一回一回の動きにおいて、患者自身とあるものが結びつき、そこで「自分が〜になる」ということが実現するという論理であると推論された。この論理では、あるものは、他のものとの比較、対置のもとにはない、「それそのもの」として存在している。しかし患者は実際には、排他択一的選択の地点にさしかかり、ある選択肢ではなく別の選択肢を選ぶという形でものとかかわり、そこで歴史性の中にはいることを要請される。選択の地点で、われわれは、選択肢をお互いに対置するものととらえ、選択肢間の差異がわれわれにもつ意味を考慮して選択をする。しかし患者は、選択肢の中に自分の期待の実現に直接つながるものがあるとして、あくまでそれを選ぼうとする。そこから患者の決定不能が生じてくると考察された。

(4)この、患者が自力で通過することのできない選択の地点で、幻聴や実在の他者が介入した。この場合、幻聴、他者は、患者が行動を起こそうとするときにその行動の「出すぎた」ところを指摘するので、患者はその行動を起こすべきか起こさざるべきかで決定不能に陥った。あるいは、幻聴、他者は、患者を助けて期待の実現に導くような顔を見せながら実は導かない騙す存在としてあらわれるので、患者は、幻聴、他者の言うことに従うべきか従わざるべきかで決定不能に陥った。

(5)それゆえこれらの患者の決定不能は、患者が実際の行動の第一歩を踏み出そうとしたまさにそのときに、それを実行すべきか否かで決められなくなるという、あるいは、いくつかの選択肢の中からひとつを選んで前進しようとしたまさにそのときに、その選択でよいか悪いかが決められなくなるという時間性を特徴としていた。

(6)臨床的、治療的には、患者に対して具体的指示的なアプローチをする人が、患者にとってこの騙す存在の位置を占める可能性があることを指摘した。

文献

（1）American Psychiatric Association（1994）*Diagnostic and Statistical Manual of Mental Disorders, Fourth Edition.* The American Psychiatric Association, Washington DC

（2）Binswanger, L.（1956）*Drei Formen missglückten Daseins.* Niemeyer, Tübingen. 宮本忠雄監訳、関忠盛訳（一九九五）『思い上がり　ひねくれ　わざとらしさ――失敗した現存在の三形態』みすず書房、東京

（3）Binswanger, L.: *Ibid.*（邦訳一一頁）

（4）Binswanger, L.: *Ibid.*（邦訳一四九頁）

（5）Blankenburg, W.（1965）Verhalten und Befinden beim Hebephrenien. *Nervenarzt,* 36: 460–462

（6）Blankenburg, W.（1971）*Der Verlust der natürlichen Selbstverständlichkeit: Ein Beitrag zur Psychopathologie symptomarmer Schizophrenien.* Enke, Stuttgart. 木村敏・岡本進・島弘嗣訳（一九七八）『自明性の喪失――分裂病の現象学』みすず書房、東京

（7）Blankenburg, W.: *Ibid.*（邦訳一七二頁）

（8）Blankenburg, W.: *Ibid.*（邦訳七三頁）

（9）Bleuler, E.（1911）*Dementia Praecox oder Gruppe der Schizophrenien.* Deuticke, Leipzig. 飯田眞・下坂幸三・保崎秀夫・安永

浩訳（一九七四）『早発性痴呆または精神分裂病群』医学書院、東京、六一頁
（10）Bleuler, E.: *Ibid.*（邦訳一三二頁）
（11）Conrad, K.（1987）*Die beginnende Schizophrenie. 5. unveränderte Auflage.* Thieme, Stuttgart, 124
（12）Deleuze, G.（1968）*Différence et Répétition.* P. U. F. 財津理訳（一九九二）『差異と反復』河出書房新社、東京、七七頁
（13）Deleuze, G., Guattari, L.（1972）*L'Anti-Œdipe: Capitalisme et Schizophrénie.* Minuit, Paris. 市倉宏祐訳（一九八六）『アンチ・オイディプス——資本主義と分裂症』河出書房新社、東京、九六頁
（14）Deleuze, G., Guattari, L.（1980）*Mille Plateaux.* Minuit, Paris. 宇野邦一・小沢秋広・田中敏彦・豊崎光一・宮林寛・守中高明訳（一九九四）『千のプラトー——資本主義と分裂症』河出書房新社、東京、三〇〇 - 三一三頁
（15）Freud, S.（1924）Bemerkungen über ein Fall von Zwangsneurose. In: *Gesammelte Schriften von Sigmund Freud.* Internationaler Psychoanalytischer Verlag, Leipzig. 小此木啓吾訳（一九六九）「強迫神経症者の一例に関する考察」『フロイド選集』16、日本教文社、東京、一 - 一一四頁
（16）花村誠一（一九九六）「中核ないし解体型における分裂病性記号過程」花村誠一・加藤敏編『分裂病論の現在』弘文堂、東京、一一五 - 一四六頁
（17）木村敏（一九八一）「分裂病の時間論」『自己・あいだ・時間——現象学的精神病理学』弘文堂、東京、一二一 - 一五〇頁
（18）羽根晃・西岡和郎・小出浩之（一九九一）「破瓜型（非 - 妄想型）分裂病の諸段階」『精神神経学雑誌』93、九三三 - 九五〇頁
（19）Huber, G.（1966）Reine Defektsyndrome und Basisstadien endogener Psychosen. *Fortschr. Neurol. Psychiatr.*, 34: 409-426
（20）Lacan, J.（1981）*Le Séminaire, Livre III: Le Psychose.* Seuil, Paris. 小出浩之・鈴木國文・川津芳照・笠原嘉訳（一九八七）『精神病（上）』岩波書店、東京、九七頁
（21）松本雅彦（一九八六）「精神分裂病と強迫——慢性分裂病者にみる常同、強迫、途絶症状の意味」高橋俊彦編『分裂病の精神病理』15、東京大学出版会、東京、一四七 - 一七二頁
（22）Minkowski, E.（1953）*La Schizophrénie, Psychopathologie des Schizoïdes et des Schizophrènes.* Desclée de Brouwer, Paris. 村上仁訳（一九五四）『精神分裂病——分裂性性格者及び精神分裂病者の精神病理学』みすず書房、東京、一七三頁
（23）宮本忠雄（一九七七）「躁うつ病者の妄想的ディスクール」宮本忠雄編『躁うつ病の精神病理』2、弘文堂、東京、一 - 三〇頁

(24) Mundt, Ch.（1991）Endogeneität von Psychosen: Anachronismus oder aktueller Wegweiser für die Pathogeneseforschung? *Nervenarzt*, 62: 3–15
(25) Simko, A.（1968）"Pseudoneurotische Schizophrenien" im Lichte einer strukturellen Psychopathologie. *Nervenarzt*, 39: 242–250
(26) Schneider, K.（1962）*Klinische Psychopathologie*. Thieme, Stuttgart, 98
(27) Süllwold, L., Huber, G.（1986）*Schizophrene Basisstörungen*. Springer, Berlin
(28) Tellenbach, H.（1983）*Melancholie, vierte erweiterte Auflage*. Springer, Berlin. 木村敏訳（一九八五）『メランコリー（改訂増補版）』みすず書房、東京、二九六-三〇三頁
(29) 津田均（一九九四）「分裂病者の受苦と能動——慢性様態において力動の不安定化を生じた3症例の考察から」『臨床精神病理』15、一二三-一二八頁（本書の第一章に再録）

第三章　統合失調症患者と「社会」

大部分の統合失調症を病んでいる人は、狭い地域の中で、慎ましい生活を送り続けている。そのような彼らが、社会規模のことに大きな関心を払っていると言うと、一見奇妙に思われるかもしれない。しかしひとたび病棟の中にはいってみれば、たとえば大学内の医局制度や担当医の職階のような「社会的」事柄に妙に拘泥する患者にはすぐに出会う。またクランツ以来、躁うつ病患者の場合にくらべて統合失調症患者の妄想の方がその当時の「社会」を反映していることは、よく知られている。

「社会」との関係を考える上では、統合失調症患者の場合よりも、まず、一般に健康に生活している人の中で分裂気質よりの人の場合を考えてみるのがよいかもしれない。循環気質の人の対外的関心が、自己の身体の延長のような身近な人々とのつき合いにおもに向かっているのに対し、分裂気質の人の関心は、しばしば、家や職場の制度的、儀式的な事柄に始まって、国家規模、世界規模の秩序にまで向かう。それはシステム的な社会への関心であり、自己の遠方までを射程にしている。しかもシステムへの愛着には、エロス的な色彩を感じさせることさえある。このようなことの多くは、すでにクレッチマーが指摘していた。方法論上の実証性に最大の価値を置く現在の精神医学は、クレッチマーの気質論をあまり評価していないかもしれない。フランスの辞書などにも、統合失調症発病前に分裂気質傾向を示す人の割合は四十パーセントしかないと素っ気ない記述が見られたりする。しかしクレッチマーの気質論には、詳しく読んでみれば、そのような雑駁な実証の対象とはならない臨床的深みが随所に顔を覗かせている。

この問題は、前章で指摘したビンスワンガーとドゥルーズ、ガタリの近縁性のもうひとつの例でもある。ドゥルーズとガタリは、非常に大胆なやり方で、統合失調症において社会野への備給が常に優先されていると論じた。しかし、それは、精神分析的家庭主義へ反発し、欲動の流れの全体を統合失調症化して歴史全体を俯瞰しようという目的で、狭義の精神医学とは別のところから現れてきたものである。その論をそのまま臨床精神病理の論文に引きずってきたのでは、無分別と批判されてもしかたがないであろう。彼らの論が臨床的にも意義をもちうるのかどうかは、目前の患者と、これまでの臨床論文によって示されなければならない。

しかしひとたび精神病理学の伝統に目を凝らしてみれば、この論につながる流れを見つけることができる。ビンスワンガーは「頽落世界化」という語で、統合失調症患者にときに見られる、足場を失って「社会」への関心のみが先走っていく傾向を指摘していた（この語はハイデガーを引き継いでいるが、その意味するところは、ハイデガーの哲学からはかなり変節している）。クランツは、その妄想論を端緒として、うつ病においておもな関心の対象となっているのは自己の自己に対する関係であるのに対して、統合失調症においておもな関心の対象となっているのは、世界の自己に対する関係であることを述べていた。最後にマトゥセックは、晩年の論文において、躁うつ病患者においては「私的自己」が過剰に備給されているのに対し、統合失調症患者においては「公共的自己」が過剰に備給されていると結論するに至った。

もちろん、精神病理学には、躁うつ病患者における（過剰な）同調性と、統合失調症患者における自閉を対比させる議論が、大きな伝統として一筋流れている。しかしその伏流には、躁うつ病患者が自己のことにのみ関心を奪われて他者を失うのに対して、統合失調症患者は社会に過剰に開かれてしまうという対比も存在しているのである。

ところで、病的な世界にはいり込むにつれて「社会」と自分との関係が過剰に気にかかってくる患者の例が実際に集まってくるにつれ、もうひとつの事柄が私の興味を惹くようになった。それは、彼らが日常のことでつまずくことがきっかけとなって「社会的」関心へ吸い込まれていくのがしばしば見られたことである。これは、ある意味「心因」によって生じている事態であるが、もちろん、通常精神医学で言われるところの心因反応ではない（第七章も参照されたい）。ある出来事がきっかけとなって、患者が日常の文脈からそれとは別種の「社会的」文脈に移行してしまうような、統合失調症に特有の反応といった方が当を得ている。このことは、まずは、常識的な精神療法的配慮として、患者にとって安心して住まうことのできる日常が確保されていることが治療上いかに重要であるかということを示している。しかしまた、この移行のところで生じているのが、「生気的」な事態、身体的にも大きな生理的変動が生じていることが想定されるような事態であるという認識も重要であると思う。この移行がある程度以上の勢いで起こり始めてしまうと、あらためて、急性期、ないし再発時の用量を用いた薬物療法に患者を導入しなければならないことが多い。

もちろん統合失調症において生じている現象の全体に、広く生理学的基盤があると言ってよいであろう。しかしその中でも特に大きな生理学的変動が生じていることを感じさせる臨床局面がある。ここに述べた移行の局面は、そのような局面である。残念ながら、その生理学的対応事象がこれまでの研究で示唆されているわけではない。個人的文脈から社会システム的文脈に飛び移るというような変化に対応する脳の生理学的変化を探索するということ自体に無理があるかもしれない。このような問題については、神経生理学と精神病理学の共同作業の発展を待たなければならないだろう。

一　はじめに

精神科医は、「社会性」という用語を用い、分裂気質者を、循環圏の人との比較において「社会性」に乏しいと評価することがある。けれども、このような評価が下されるとき、「社会性」という語で何が含意されているのかは吟味しておく必要があろう。

まず、この「社会性」は、人とじかに触れ合い、つき合う能力を示しているように思われる。しかし分裂気質者のつき合いにも、少人数との間に親密な関係を結ぶ面、周囲の状況に容易には流されない面、ときに情熱的に理想に向かって燃え上がる面など、肯定的にとらえられる面は少なくない。また循環圏の人のつき合いの方が、感情的深みに欠ける(18)という面もあろう。とすると、はじめの「社会性」の語は、世俗的な意味で、一人二人の特定の少人数とではなくある程度の人数とうまくつき合う能力を意味していると考えられる。「社会性」はまた、人とのつき合いにおいてわれわれの行動を規定している常識、ルールなどをふまえた行動をするということを意味していよう。しかしこの場合も、自分の属している集団にかかわる作法のすみずみにまで習熟するというような感覚はむしろ分裂気質よりの人の感覚であろうし、彼らの中には、周囲のならわしに自分を表面上合わせることによりそつなく人とつき合うことに長けている人も少なくない。したがって、はじめの「社会性」の語がルールのようなものにかかわっているとしても、そのルールは、おおむね、循環圏の人の場合ならば、世俗的人間関係を円滑に維持するために、暗黙のうちに心情面にまで吸収、同化しているようなルールのことだと考えられる。

しかし一般に「社会」という場合、その語は、ここに述べてきた「社会性」という語にかかわる事柄とは異なった範囲の事柄をもカバーしている。国家や企業の組織、さまざまな法制度、氏族、民族の歴史などは、「社会」の重要な構成要素であるが、それらは、人々のつき合いの直接の延長上にあるわけではなく、それ自体のシステム、系譜を形成している。また、企業、国家、民族といった「社会」集団も、個人同士のつき合いが形成する集団の直接の拡大とはいえず、それ自体の属性をもっている。そしてこのような「社会」に対しては、分裂気質者はむしろ親和性をもっているとはいえないだろうか。クレッチマー（Kretschmer, E.）は、分裂気質者の一部に、明瞭な職業意識、階級意識、官僚性への志向を示すものがあることを述べている。これらは、われわれが直接に対人関係を結ぶ範囲を超えて存在するシステムや集団にかかわる意識である。もちろんこの意識は、個人的な人間関係を結ぶことが苦手な人によって防衛的に作りだされている面があろう。木村も、「分裂質（シツォイート）」が自己の内面的な薄弱さに対する外面的補強材とするものとして、学力、容姿などとともに、地位という社会的要素をあげている。しかし、彼らが家系や社会組織における自己の位置づけに対してときに示す強い関心、愛着をみると、それを単に防衛と解釈するのは不十分と思われる。そこには、社会組織的なものが個人に対してもつ吸引力と、それによって個人の内部に産み出される独特の感情が存在している。

社会を、直接の対人関係によって構成される側面と、それが及ぶ範囲を超えたところで組織、システムに支えられている側面とに分ける考え方は、社会学領域にも見いだされる。ここでは、ルーマン（Luhmann, N.）による「信頼」に関する議論(4)をあげておきたい。ルーマンは、信頼を、無定形な世界の複雑性が縮減されることによって成立するものという観点から、二つに分けて論じている。そのひとつは、日常世界に慣れ親しむことによりそれが間主観的に構成されることを土台とする信頼である。日常世界の間主観的構成は、その構成過程がわれわれの洞察に対して覆い隠され叙述されえないような性質のものであるが、人間関係を含めた日常の自明さはそれをもとにしている。この土台の上で信頼は個人的な他者に向けられ、他者の行動の不確かさが縮減される。しかし、ルーマンによれば、信頼は、世界の複雑性が増すにつれて、経済機構、社会組織などのシステムに向かうシステム信頼へと移行する。システム信頼の対象は、組織図であれ法文であれ叙述されうるものなので、この移行は、個人に向けられた感情的信頼からシステムに向けた叙述拘束的（darstellungsgebunden）信頼への移行でもある。

ルーマンの信頼概念を用いてここでの議論を述べるならば、分裂気質者では、個人的信頼よりもシステム信頼の方が優位となる傾向があるということができよう。ただし、そのときに、叙述拘束的なシステム信頼にもそれに呼応した感情的要素が存在するのではないかという留保が必要である。先に述べたように、システム自体が個人に対してもつ吸引力、それに応じて個人に生じる感情が存在すると考えられるからである。

以上の議論は統合失調症問題にはどのような意味をもつだろうか。明らかにルーマンのいう個人的信頼の方は、統合失調症における自明性の問題と密接な関係にある。統合失調症でその喪失が問題となる自明性は、間主観性の成立にかかわり個人的信頼の土台ともなっていながら、決して叙述的に明示されない位置にあるものだからである(5)。それでは、統合失調症患者において、健常人においては併存している個人的信頼とシステム信頼両者の間の関係は、どうなっているのであろうか。あるいは、直接的な人間関係を介した外界へのつながりと、システムや集団の特性を介した外界へのつながりとの関係はどうなっているのであろうか。

本論ではこの問題を、統合失調症のいくつかの断面を取り上げて検討してみたい。

二　発病後のいくつかの断面にあらわれる「社会」的要素

はじめに、発病後のいくつかの断面を取り上げて、そこに、「社会」的要素がどのようにあらわれているのかをみたい。

まず、妄想の内容面を取り上げる。統合失調症の妄想発展において、家族、職場の同僚、近隣の住民など、身近な人間との間に関係妄想が成立する場合は存在する。しかし、患者はしばしば、単に職場の人間関係ではなく職場の組織をめぐる問題に没頭し始めるという形で、社会システムにかかわるようになる。さらに妄想が進展すると、社会事象の諸要素が取り込まれる。さまざまな民族、政党、宗教団体の名、天皇家や徳川家の系譜などは、妄想における頻出事項である。クランツ（Kranz, v. H.）(16)は、三十年の間隔をあけた三つの時代の統合失調症妄想の内容を調査し、それらがそれぞれの時代の社会事象を取り込んでいるために、病歴から容易に症例がどの時代のものかを推論できることを示し、うつ病妄想の不変性と対照させた。このことは、超個人的ではあるが時代の動勢を反映した社会事象が、統合失調症妄想の重要な構成要素となることを示している。

叙述拘束性という点でも、社会システムと妄想との間に類似性が存在する。妄想は、さまざまな事象の間につながりが見いだされていくことにより、叙述可能な形で徐々に体系化されていくものにほかならない。このつながりの中で、もっとも患者にとって重大な意味をもち患者に感情的要素を励起するのが、自己と世界とのつながりである。妄想患者は、さまざまな系譜や組織と自己とのつながりの部分において、自分がどのようにその系譜や組織との関係に置かれているのかということにかかわる強い感情を抱いている。

幻聴においても、そこに「社会」的要素を指摘することが可能である。患者に語りかけてくる幻聴の声は、しばしばある集団の独特の語りくち、たとえば、今どきの口さがない高校生ことば、やくざや不良の言い回し、裃を着たような武家ことば、とりたてて野卑な女郎ことばで語り、ときに患者自身の発語にもその口調がのりうつる。幻聴の内容よりも幻聴の言いまわしやイントネーションの執拗さの方が気になるという患者も存在する。このような現象を松浪(22)は、バフチン(Bakhtin, M. M.)を参照しながら、言葉のジャンルという観点から論じている。バフチン(2)の言い方にならえば、抑揚や口調は、とりわけ集団のイデオロギー的性格の物質的表現形態として重要な役割を果たしており、幻聴体験では、それが突出してくるということができるであろう。

この突出はどこか、マトゥセック(Matussek, P.)による本質属性の突出という議論を思い起こさせる。本質属性の議論は、純粋知覚における属性の突出が広く知られているが、実際にはマトゥセック自身がすでに、本質属性の問題を、治療関係にあらわれる対人的認知に関して、しかも集団的、「社会」的要素との連関の中で論じている(23)。彼は、患者において、医者の目つき、容姿、声の調子、家柄、仕事の経験年数、社会的地位などが、本質属性として医者の具体的存在を覆い隠してしまうという。しかも、ここで声の調子が言及されているのは、ある医者のなまりがそのなまりをもつ人の集団的性格特徴を患者に呼び起こし、その特徴で医者が認知されるという意味である。したがって、対人的認知における本質属性の突出という構想には、直接の対人関係をもとに把握されるべき具体的人間像が背景に退いてその人の属する社会集団がもつ集団的属性の方が前景に立つ事態を示すことが、射程にはいっているといってよい。

「社会」との関係は、衒奇性やひねくれと呼ばれる現象からも垣間みられる。衒奇性は、ビンスワンガー（Binswanger, L.）[3]が述べているように、人間学的方向性としては高みへのぼる方向にある現象であり、高地ドイツ語（Hochdeutsch）を使う傾向（高地ドイツ語はほぼ標準ドイツ語のことであるが、一般日常会話でこれを使うと気取った感じになる）、高貴な人の仕草をわざわざまねる傾向などと例示される。本邦では、山の手上流婦人のざーますことばの誇張した使用などと表現されうるであろう。このような表出においても、われわれはある集団の類型的マナー、語り方の戯画的な突出を見いだす。一方今ひとつのタイプとして、ドゥルーズ（Deleuze, G.）とガタリ（Guattari, F.）がカフカ論において論じた、直接の人間関係の近さを儀式的仕草、口調によってすりぬけ、遠ざける衒奇を、臨床上も指摘しうる。たとえば、特定の場面で医者に土下座をしたり家族に馬鹿丁寧なことばを使う患者は存在する。このとき、身近な人間として、しかしおおむね患者に対して優位に立って語りかける他者は、衒奇的仕草を介在させることによって敬して遠ざけられている。

一例を呈示する。

症例1　初診時二十歳の女性

父は某企業のエリートサラリーマンだが、弱々しい感じのする人。母は口調など活発だが、鈍感なところがあり、人の心情的機微は解しない。二歳違いの弟がいて、患者と対照的に社交的である。

患者はもともと口数少なく、反抗期らしい反抗期がなかったが、短大生活を送るうちにますます口をきかなくなり、家でも大学でもほとんど与えられた課題をこなすだけとなった。この状態を親戚の人たちは心配していたが両親はあまり憂慮していなかった。たまたま父の転勤にともない一家が引っ越した頃から、患者は、急に家中の蛇口を回して水を出しっぱなしにしたり、占いに凝りどんな行動もその結果に従おうとしたりするようになり、両親に連れられ精神科を受診した。このとき患者は、昏迷状態であったが、質問に対して肯定、否定の合図を送ることはでき、自分のするべきことを教えてくれる「声」に従っていることがうかがわれた。母は、患者の異常行動をあげるが患者に自然な発語のないことなどには関心を示さず、診察室でも、患者に、きちんと挨拶しなさい、少しはからだを動かして家の手伝いもしなさいと述べた。数回目の外来面接でも母はこのようなことを患者に述べていたが、それに対して、患者はやおらマリオネットのようにお辞儀をして「おかあさま、おかあさまの仰せのとおりにいたします」と応じ、周囲を驚愕させた。

このようにみてくると、発病後のいくつかの特徴的な症状や認知、行動パターンにおいて、社会システムや社会集団的属性の方が前景にあらわれ、直接的な人間関係の方は背景に退くか遠ざけられているということがいえそうである。それでは、発病前や寛解期の患者の生き方においては、この二つの側面はどのようなあらわれ方をしているであろうか。

三　発病前の患者のあり方にあらわれる「社会」的要素

統合失調症患者が、病前から直接的交流によって作られる人間関係からの疎外を蒙っており、その分、「社会」的要素との関係の中に置かれているという論点は、いくつかの先行研究において見いだされる。

まず、先に分裂質の人の特徴として地位などで自己を補強するという側面に触れたが、そのような人が実際に発病に至ったような症例には、この論点が当てはまるといえよう。彼らは、肩書きとして「社会」的に通用するものを自分が外の世界と交渉していく上での拠点とするような生き方を、病前からしてきたと考えられる。

マトゥセック(24)(25)は最近になって、長年の精神分析的精神療法の経験から、内因性精神病に対する新たな定式化を打ち出しているが、その結論もこの路線上にある。彼は、クランツ(17)が妄想内容の時代変遷の研究から導いた、より自閉的であって社会に対して開かれていないのは統合失調症患者ではなくて躁うつ病患者の方であるという見解を引き継ぎ、かつ前精神病期、寛解期の患者の存在様式をおもな対象にすえて、自己を私的自己（privates Selbst）と公共的自己（öffentliches Selbst）の二側面に分けてみた場合、躁うつ病患者では前者が、統合失調症患者では後者が自己愛的に過剰備給されていると論じる。彼によれば、躁うつ病患者はなるほど公共的役割に同一化しこれを模範的にときに疲弊するまで遂行しようとするが、これは実は表面上のことであり、長期に治療をしていると徐々に、彼らがむしろ私的な関心に従って生活したいと思っていることが明らかになる。そしてこちらの方が実は躁うつ病患者の一次的なあり方である。これに対して、統合失調症患者は、常に公共的評価に引き渡され、また自らを公共に向かって演出しようとしており、これが彼らの一次的なあり方である。職やパートナーを得ようというときにも、彼らは、公共に認知される能力、肩書きといったものを前面に押し出す。自閉は、公共との交渉において自分の未熟な私的自己を防御する必要性から二次的に生じてくる。

以上のマトゥセックの論旨は、ビンスワンガー(4)の、統合失調症患者はもっぱら社会との共同世界的交際、交渉にかかわりそれが肥大するという議論をも引き継いでいる。ビンスワンガーはこのような様態を頽落世界化（Verweltlichung）、現存在の世界への頽落（Verfallen）と呼んだ。この頽落の語の用いられ方は、そこでビンスワンガーが依拠しているハイデガー（Heidegger, M.）の哲学における用いられ方とははなはだ異なっている。ハイデガー(9)は、頽落によって、現存在が「ひと（das Man）」として日常性の中に没頭している様態を指し示しているので、ときに日常生活の基盤をなす自明性の喪失までをも訴える統合失調症患者に対しては、ブランケンブルク（Blankenburg, W.）(5)も述べているように、むしろ頽落できないことの方が問題にされるべきであろう。しかしこのような用語の問題をひとまず脇に置けば、ビンスワンガーは、統合失調症患者が、健常な人には存在する日常的交際の可能性という緩衝帯を欠いて、もっぱら「社会」的な関係として外界とかかわる場合があることを正しく指摘しているとも考えられる。

実際には統合失調症を発症する前の患者のあり方を構成することには困難がつきまとう。それを、患者が周囲の人間との間にもつ関係のあり方や周囲が患者に対して下す評価をもとに構成する方法は、正当な客観性をもつが、それのみでは、患者自身がひそかに抱いていて発病後のある時期に堰を切ったように語るコンプレックス、葛藤が取り逃がされる。しかし、患者の主観的回想の方を患者の病前史の構成の中心にすえればいいともいえない。発病という事態を経て、しかも、医者という訴える相手を得て語られた回想が、そのまま過去に実際に患者が抱いていた葛藤の等身大の報告であるという根拠はない。患者はそのような葛藤を抱いていたことはまったくなかったにもかかわらず、発病の影響で、昔からそのような悩みをもっていたと言うようになったという可能性さえ考慮しなければならない。いくつかの症例では、この可能性を否定することができる。患者がすでに発病前にぽろっと家族などに悩みを漏らしていたことが判明するからである。けれどもそのような場合でも、その時点で患者が、発病後に患者が報告したような明瞭さでコンプレックスを体験していたかどうかという点には疑問が残る。

ここで一例を取り上げ、このような問題を考慮に入れながら、そこで患者におそらくは病前から存在した「社会」的要素との関係のもち方を検討してみたい。

症例2　初診時十七歳の女性

父親は常識的な対応をする会社員。母親は服飾関係の仕事をしているが、人とつき合うということをほとんどせず、医者と話をするときも、こちらがコミュニケーションをしているという感覚にはならない人である。患者が四歳の頃から父の愛人が家庭に出入りしている。この人は、母親よりも、教育、文化程度が高い。

患者は、修学旅行先で、担任教師に拒否的な態度をとったり、別の教師に際限なく話し続けるなどで事例化し、母と父の愛人の両方に連れられて精神科外来を初診した。そのときの患者の応答はかなり支離滅裂であったが、「私の中にもう一人の私がいて何か言っている、たくさんの声が私の頭の中にはいり込んでくる」などの症状も確認された。フルフェナジン一日量3㎎程度の薬物療法で、興奮状態は鎮静化したが、その後何回かの面接で患者は、「小学の頃から母のことが嫌だった、母はきちんと料理もできない、頭が悪い」などと母に対する嫌悪、批判を舌鋒鋭く語ることが続き、「おばさん（父の愛人のこと）」の方を頼ってきたと述べた。「おばさん」も、また母自身も、母が養育に無関心な方だったこと、患者が「おばさん」の方を頼ってきたことを認めた。しかし、このような母への攻撃はさらに数回の面接の後には影をひそめた。

患者は、外来通院をしながら短大受験に挑戦したが、受験勉強中に、「雨のぽとぽと落ちる音がすごく気になり、声も聴こえてきて」断念した。その後は、アルバイトをいくつか行ったり、ときにボーイフレンドとつき合ったりしながらの生活を送っている。やや表情にしまりがなく仕事場でもそれを指摘されるなど軽い欠陥の存在がうかがわれるが、ここ数年間の生活はおおむね安定している。外来での薬物維持量は一日量でハロペリドール9mg、クロールプロマジン150mgである。しかしその間にも、「自分が性的なことを考えていることがまわりの人にわかられてしまう、育ちが本当は悪いのに付け焼き刃でお嬢さん的に振舞っていることを皆が知っている」という自我漏洩的(7)な症状の出ることが何回かあった。このような症状の発現に至るパターンはほぼ決まっていて、失恋をしたりつき合っている男性に不満をもち始めると徐々に母親への恨みが初診時同様に強く語られるようになり、本人の言うところの「お嬢さん」がいくような大学を受験しようと無理な勉強を開始し、その頃から薬物の服用も不規則になってきて症状を訴え始めるということの繰り返しだった。このようなときに語られる葛藤は、要約すると次のようになる。

「自分は母親から世の中を生きていくための常識のようなものを教えられてこなかった。おばさんからはいろいろ教えてもらっている。電話のかけ方ひとつでも、世の中の女性としての身だしなみというものがある。自分には男の人にやさしくしてあげるとかそういう自然な感情が出てこない。お嬢様だったり大学を出ていたりするとそういう感情が出てくるのだと思う。でもおばさんに今からでも社会的に上流の人はどうするとかを学べば間に合うかもしれないと思う」。患者は、このようなことを述べるときに、診察室でも、わざとらしい「お嬢様的」な語り方を試みることがあった。しかしアルバイトを続けるなどの生活に戻ってしばらくすると、このような訴えもたまにしか語られなくなるのが常だった。

この症例をみると、患者は、世の中へ出て生活していく上での「常識」を母から与えられていないという欠損意識のもとで、自らの関心を、この欠損を補って「社会」へ出ることにもっぱらふり向けている。そのときとっかかりとされるのが、「おばさん」の具体的な教えである。患者にとってその教えを取り入れることは、「上流の人」、「お嬢さん」のマナーを身につけることという社会階層的意味をもっていた。さらに、そのような人たちがはいる大学に自分も入学するということが患者の究極の目標となってゆく。

このような人生航路や目標設定には、この患者の統合失調症という疾病とかかわる問題は何もないという仮定もひとまずおいてみなくてはならないであろう。患者が育った環境は特殊であり、患者はその環境を生き延びるためにこのような人生設定を抱くようになったという考えも成り立つようにみえる。母が教育に無関心でそれを父の愛人が補ってきたというのも、本人ならず当事者全体が認めるところである。

それにもかかわらず、このような患者のあり方の中に疾病とかかわる要素が含まれていると考える根拠は、次の二点にある。

そのひとつは、人に対して配慮する感情や行動が自然に出てくるというような彼女が「常識」と呼ぶものが、社会的に上流の人のマナーを獲得することによって得られるという論理の奇異さである。確かに、物質的、教育的な社会基盤が整ってはじめて、よりよい心のもち方という中身が形成されるという考えはありえよう。しかし、彼女の論理は、人間関係を築く上での基礎という一般的なものを、ある社会階層のマナーを身につけることによって獲得しようというものである。本来個別の具体的な社会要素がかかわる問題ではないと考えられるところに、奇妙にも具体的な社会階層問題が混交してきている。

もうひとつは、欠損の自覚、母に対する攻撃、「おばさん」の教えへの期待という一連のものが、普段からうっすらとは存在しているもののあきらかに患者の表情などの悪化と連動して強くなるという点である。特に、大学への受験勉強を始めたあとには、必ず自我漏洩症状や幻聴の出現が待っていた。したがってここに論じてきたような患者のあり方の特徴は、統合失調症性の過程の勢いとパラレルに先鋭化していると考えざるをえない。ただし、だからといってその特徴が病前にはまったくなかったというわけではない。母を嫌い「おばさん」を頼りにするという構図は、発病前からあきらかに存在していた。

以上が、ここで抽出した患者のあり方が疾病と関連をもつもので、しかもそれが本人に明瞭な形で意識されていなかったにせよ病前からも存在していたと考える根拠である。

ここに取り上げた、具体的な社会事象が持ち出されなくてもよいと思われる事柄に社会要素が混交してくるという点については、さらに、ビンスワンガーの症例(4)を、患者の「社会」とのかかわり合いという観点から要約して補足しておく。

症例3 ユルク・ツュント

緩慢な経過をとる多形性精神病と診断されているこの症例の症候面での経過をたどると次のようになる。ユルク・ツュントは、十五歳のとき自慰のことで悩むようになった頃から、陰気に自分の健康状態を気にするようになり、またときに規律が保てずひどく攻撃的になった。二十三歳頃から彼は、自分の動作が他人の笑筋を刺激することを確認し、あらゆる人の笑い声を自分に結びつけた。さらに三十四歳頃から自分の勃起に人々が気づくのではないかという性的「強迫観念」に悩まされ始めた。その後の二回にわたる入院生活では患者の無為が徐々に進行している。

これとは別に患者の自己陳述からは以下の経過が浮かび上がる。ユルク・ツュントは、幼少時から、両親の居る階上の世界では安心感を覚えることができず、母の親戚の住む階下の世界でより安全を感じていた。これは、一方では、母がまったく予測不能な爆発的性質をもっているなどの理由から両親のもとで安心を得ることができなかったためであるが、一方では、彼が、両親が世間から批判を受けているのに対して母の親戚の方は世間から尊敬を集めているということを、強く意識していたためでもあった。さらにそこに、「母が強い社会的欲求、名誉心をもっている」ために、「名誉心の強い母の気に入りそうもない女と寝て、性的満足など得られようか」という考えが付け加わった。その後にあらわれた自分の勃起が人に見抜かれているという不安は、性的魅力のある女性の前で生じるものではなく、社会的に高貴な婦人の前で、その人に自分の勃起を見抜かれ、それにより自分が無教養なプロレタリアートと見抜かれるのではないかという不安だった。

この症例には、著書『精神分裂病』で取り上げられているビンスワンガーの他の症例のうちのいくつかと同様、典型的統合失調症症状を欠き中核群の症例として扱うわけにはいかないという問題があるが、少なくとも統合失調症圏の症例ではあるという見解をここではとっておきたい。本論との関係で注目したいのは、この症例で、勃起を見抜かれるという一般的な恥の感覚に、社会的に高貴な婦人にプロレタリアートと見抜かれるという具体的な社会階層問題が混交してきている点である。さらにここでは、「高貴な」という社会属性そのものが患者に性的に作用していることを指摘できる。これらの点は、患者が自分の家族、親戚のことを、特に世間からの評価という「社会」的関係において気にしていたという前史の延長に、位置している。

四　発病状況と症状発現状況にみる患者と「社会」の関係

以上の議論は、すべての統合失調症患者において発病後にも発病前にも「社会」的関係が優位であることを事実として取り出して確認できると主張しているわけではない。妄想についてみても、「社会」的主題ではなくもっぱら神話的主題に方向づけられている統合失調症妄想も多くあるし、そもそも妄想の存在は統合失調症に不可欠の要素ではない。病前の生き方をみても、「社会」ということをとりたてて意識せずに生きてきたようなタイプの人も多くいる。また、そのような生き方をしてきた人が発病後に「社会」的要素の強い妄想を呈する場合もあれば、逆に、社会的地位などにこだわる生き方をしてきた人の発病後の病的体験に「社会」的要素があまりみられない場合もあろう。けれども、これまでの議論が示すように、疾患の病理と密接にかかわった形で独特の「社会」的要素の取り込み方や「社会」との関係のもち方が認められる統合失調症患者は、少なからずいるといってよいと思われる。

今度は、患者と「社会」との関係の問題を、発病状況や症状発現状況との関連から取り上げてみたい。

統合失調症の発病状況や症状発現状況については、多くの議論がこれまでになされてきたが、それらを評価する上での方法論的困難もあって、統一的な見解には至っていない。脆弱性モデルや構造力動論(11)は、さまざまなストレス要因を非特異的に評価する傾向がある。一方人間学的観点からの状況論は、対人的出会いの失敗(23)や出立状況(13)、さらには「一念発起」や「不意打ち」(29)といった契機を発病状況として取り上げてきた。ラカン（Lacan, J.）(20)は、病前の生き方の特徴から発病状況、発症後の症状までを、特異的な構造的問題のあらわれとして論じている。これは、すでに広く知られているように、象徴的構造の要を作り掟を構成する父の隠喩が成立しない事態、排除（forclusion）という形で定式化された事態を蒙りそれを何らかの形で補うことにより生きてきた患者が、ある状況に置かれたときに発病し、幻覚、妄想の中で患者を恣意的に振りまわす他者の現前のもとに置かれるようになるという図式である。発病状況としては、「ある父」の役割を担う人物に出会ったり自分が「父になる」という課題のもとに置かれるなどによって自己の身分を問われる状況が、取り上げられる。

ラカンが示す発病状況は多くの症例において見いだされ、またしばしば患者自身の回顧によっても裏づけられるが、人間学的に取り出された状況の方が適合する症例もあり、さらに、特に発病状況ではなくて症状発現状況については、より些細で特異性の低い負荷が症状を引き起こしたと考えられる場合がある。しかし、このことは、互いに異なる仮説の間の矛盾を示しているわけではなく、ある程度統合的に理解されうるものである。以下にこの点を、先に呈示した症例2と、次に呈示する症例4の二症例で検討する。その際、やはり、患者と「社会」的事象との関連という点に注目して考察を進めたい。

症例2では、患者が特定の社会階層のマナーを取り入れることによって人間関係を築こうとする傾向が病前から存在したと推測された。次にあげる症例は、発病までは「社会」的要素は本人に意識されず発病後に「社会」的要素が本人の思考や妄想主題に侵入してきたと考えられるという点では、症例2と対照的な症例である。

症例4　入院時二十四歳の男性

患者は、父母からみると明るくて責任感が強く、皆のリーダーにもなるタイプだったという。中学時代に学級委員を務めていたことがある。

患者は高校卒業後電気補修の仕事についていたが、支社に移った頃から「会社をやめたい、けれどもやめると殺される」などと悩み始め、結局二十一歳のときにこの会社をみずからやめた。その後自宅に閉じこもって生活をしていたが、二十三歳時より、頻回に、自分の小学時代の担任に電話をする、足利尊氏の子孫だと口走る、歴史、政治の本を読みあさるなど奇異な行動が出現した。両親はこのような行動を叱責したが、患者は、両親が自分を鍵っ子にしてほったらかしたからこうなったと怒りをあらわにし、母親に罵声を浴びせ、父親に殴りかかった。このことをきっかけに患者は両親に促されて精神科病院を受診、入院した。

入院後しばらくの間患者は寡言、寡動であったが、一カ月ほどして突然妄想を詳述し始めた。「自分は両親にあまりに『愚直』に育てられた。社会には、自分の属していた小さな会社でも、何々財閥系列だとか、労働組合をやっているのは何々党だとかそういうことがある。それを自分は知らなかった。自分はこれまで進路を決めたりするのも何となく両親の言うことをきいてわからないまま従ってきたくちですよ。そんなふうだから、自分は『教団』に『当てられた』のに対抗処置をとれなかった。小学三年のときから自分は何回か『教団』に『当てられて』いた。担任の教師が、おまえ学級委員になってクラスをまとめてみろと言ったり、別の教師が足利尊氏の本を読むようにと自分に言ったりしたのがそれだった。こうして自分は『教団』に当てられ、皆の魂は生き残るのに自分のだけは煙にされる。こうやって精神科病院に入れられたのも『教団』に社会の藻屑にされるってやつですか」。そう言いながら、患者は、断食をしたり掃除をしたりすれば「教団」組織から自分にポイントが与えられるのかと、病棟内で急に食事を抜いたり自分のベッドのまわりの掃除に励んだりした。また患者は治療者を「教団」の一味とみなしておきながら、治療者に「教団」に対抗するのに協力してくれと頼んだりもした。患者は、職場で調子を崩したきっかけについては、労働組合にはいるかどうかということで先輩に詰問されたことをあげた。

妄想は約四カ月でほぼ消退し、治療は外来に移行した。その後の数年間に、患者は、仕事、アルバイトなどを数回替わった。仕事をやめるきっかけは、ほとんどの場合、職務で困難にぶつかり上司に叱責されたときなどに、自分は足利尊氏の子孫でそれだから「教団」に当てられたんじゃないか、そのことに日本中が巻き込まれているんじゃないかなどの考えに吸い込まれて、職場に出られなくなるというものだった。このようなときに外来待合室での患者の様子を観察すると、視線が下を向き、鼻息が荒かった。診察では、どうしても「教団」のことに自分の考えがはいり込むことがあり、そうすると息が荒くなり、あとでぐったり疲れると語った。

ここでまず、症例2の方において、患者が、世の中で生きていくための常識の欠損を訴えていることを再び取り上げる。これは、本来は叙述されない位置にある基本的「ルール」の欠如が患者の内省にかかったもので、そこに掟の次元、父の隠喩の成立にかかわる次元の問題があらわれていると考えてよい。しかしこれはまた、患者において、この次元がまったく意識にのぼらないという形で排除されているわけではないということも示している。患者は、社会の中で人間関係を築く上での土台となる「ルール」はすでに家庭の中に折り込まれて自分に与えられていてしかるべきだったと主張している。一般に「自明性の喪失様の体験」と呼ばれるものの周辺にこのような訴えがさまざまな形であらわれることは少なくない。筆者の経験にも、「家族は自分の手の届かないところでしかものを言ってくれなかった」と治療者に述べた患者（第一章参照）、「もうおせーよ」といきなり親に怒鳴った患者などが存在する。ブランケンブルクの症例アンネ・ラウは、「私はそういうものを持ちそこなってきました」と述べている。ジュランヴィル（Juranville, A.）(12)によればラカンの用いた排除の語には法律的含意があり、それは、人がある期間執行を要求しなかったためにもはやある権利を行使できなくなるというものであるという。そこには、あることが自分になされるべきであったことを主体は知っているのだがそれは今からなされることはできず手遅れだということが含意されている。ここにあげたいくつかの患者の発言は、この構造をめぐっている。

ところで、この点に関して、症例2の患者はさらに、確かに手遅れかもしれないけれども今からでも「おばさん」を介してある社会階層のマナーを習得すれば間に合うのではないかという態度をとっている。このことが、患者を、おそらくは顕在発症以前から、特定の「社会」的要素を取り入れるという生き方に導いているものである。それはまた、患者を、大学入学を実現して特定の社会的マナーの取り入れを完成させるという方向へ「のぼりつめて」いくように導き、「出立」、「一念発起」という発病状況を構成せしめているものにほかならない。

これに対して、症例3では、患者は、進路の決断のような社会的身分にかかわる決断をこれまで「何となく」両親の言うままにしてきたと回想しており、そこからは、そもそも患者の病前のあり方には「社会」との関係という要素があらわれていなかったということが想定される。発病のきっかけは、そのような患者が労働組合にはいるのかどうかという決断を迫られたという出来事である。この発病状況は、患者にとって、自己の身分の選択に関する責任を問われるという、それまでには出会うことのなかった状況に置かれた「不意打ち」であるが、その状況は、具体的には、「社会」的要素へかかわることの必要性を突きつけられたという形であらわれている。

このとき以来、患者は、党と労働組合の関係、財閥とその系列にある会社の関係という「社会」的系譜の問題を考え始め、それと同時に、自分が「教団」に特別に「当てられている」という妄想を発展させている。この二つの事柄、すなわち系譜の問題と「教団」の問題の間には類似性が認められる。患者は、社会的系譜の問題を、あることに所属する上での正統性を獲得するためにはどの系譜の上にいなければならないのかという問題として考えている。「教団」との関係も、自分がどのような行為をすることが「教団」によってプラスポイントを与えられることなのか、あるいは自分の先祖が足利尊氏などとかかわるどのような家系にあることによって自分が「教団」に「当てられた」のかという問題として考えている。

けれども、「教団に当てられる」ことは、シュレーバー（Schreber, D. P.）[27]における「魂の殺害」と同様、本人が本来は存在すると主張する魂の永遠性を奪われて自分の魂が煙にされてしまうことを意味している。それゆえ、彼は、「教団」の到来に対して拒否を表明する。患者は、自分を「愚直」ではなく社会で生きていけるようにする何かがすでに与えられるべきであったが、あまりにも「愚直」に育ったので、昔「教団」がやってきたときにそれに応対できず「当てられて」しまった。これはもう手遅れなのかもしれないが、今からでもそれを拒否することができるのではないかと語っている。この時間的構造は、症例2にみられるものと同じである。

さらに、両症例でやはり同じように生じていると考えられるのが、症状発現のパターンである。両症例において、日常的なレベルでストレスになる出来事を蒙ったことをきっかけにして、患者が「社会」的関係の中での自分の位置を考え始めるということが生じている。症例2においては、ボーイフレンドとの間でいざこざが生じるとそれがすぐにも、自分が十分に上流の階級のマナーを身につけていないという悩みにつながっていく。症例3の患者は、仕事でつまずいてそれを上司に指摘されると、自分が自立して生活することのできない人間なのではないかという問題にぶつかり、それならば自分はどのように組織にはいるべきなのか、ひいては自分はどのような形で「教団」に当てられているのかという問題へと吸い込まれていく。ドゥルーズとガタリ(6)は、カフカの作品について、それをマイナー文学と位置づけ、メジャー文学においては社会が環境や背景をなす中で個人的事件が生起するのに対して、マイナー文学では個人的事件、家族的事件が直接に「社会」に、「政治」に結びつくと論じている。この、事件、出来事が直接に「社会」的事象に結びつくということは、実際にこれらの患者について生じていることにほかならない。このことをとおしてはじめて、取り上げた症例において一見非特異的で些細な出来事が症状発現状況を構成しているという現象が、理解される。

五　出来事の、日常的意味と、社会生成のピボットとしての意味

以上の症状発現状況の解明において、われわれは、冒頭から論じてきた、直接的な人間関係によって作られる社会関係とシステムとして作られる社会関係の両者が統合失調症患者にとってどのような形であらわれるかという問題に立ち返っている。分裂気質者のみならず統合失調症患者においても、前者の関係における困難と後者の関係への親和性が認められる場合があることは、次のような例にも示される。

症例5　初診時二十四歳の男性

患者は、某大企業に幹部候補生として入社したが、まず小さな支社に配属された。そこで患者は新人ということでお茶くみ当番となったが、それをそつなくこなすことができず、対人的なぎこちなさが、職場の、特に何人かの中年女性の非難の対象となった。そのうちに患者は、職場の健康相談室を昏迷様の状態で受診、自分が研修期間中の夜に風俗店に行ったことが職場で知れ渡っているようだとも訴えた。相談室では十分に休養をとることが勧められたが、二週間ほど休んだだけで、患者は意を決して再出社した。患者はそのとき、自分の企業では新人教育の一環としてお茶くみが何

十年にもわたって重要な役割を果たしてきたという事実を確認し、それで自分を納得させたとのことだった。

この例では、荒井ら(1)の指摘するように、企業内で直接的関係をお互いの間にもつ小集団に属することが、患者にとって「安全保障感」を与える被膜となるどころか圧迫となっているのに対し、自分が企業の新人教育の数十年にわたる歴史という系譜、システムに組み込まれていると想定することは防御的に作用している。しかし多くの場合は、ストレスとなる出来事が日常的な空間の中で引き起こされたことで、大規模なシステムの中で自分が特別な位置を占めるという観念が引き起こされ、そこで、患者は大きな不安を抱くとともに誇大的方向へも導かれる。このことは、次の例が示すように、必ずしも妄想とは断言できない患者の不安にも見て取ることができる場合がある。

症例6　初診時二十六歳の女性

職場での行き詰まりを感じ、また両親に勧められた見合いをした頃から、徐々に離人症状が進行するとともに、急に自分の洋服を全部捨てるなどの異常行動や支離滅裂な言動が出現して精神科を受診した患者。急性期を過ぎてから職場の「行き詰まり」について尋ねると、仕事のことなどわからなくて上司に尋ねなければならないと思うときに言葉が出なかった。ひとつ職場の中で失敗をすると、それで上司に迷惑をかけたとか怒られるとかいう気持ちよりは、これで自分の会社と取引のある何々会社に迷惑がかかる、自分の失敗のために自分の会社とその会社の経営が傾くとひどく心配になったと述べた。

さらにあきらかな妄想へ踏み込む患者は、日常的な負荷をきっかけとして、症例4の患者が自分が特別に組織に当てられてそれに日本中が巻き込まれていると述べているように、自分の周囲に社会システム全体、世界秩序全体が構成される過程が生じているという結論へ導かれる。ささいな日常的負荷が、自己の身体をめぐる問題であることもしばしばみられる。そのような場合には、自己の些細な身体的特徴それ自体、あるいはそれを身近な人に指摘されること、たとえばちょっとした腕の細さとか性器の形、大きさの特徴、およびそれを人にからかわれたことなどが、世界全体がそれをピボットとして構成されるような出来事として出現する。今村(10)は、レヴィ＝ストロースがコスモス生成の神話において不具者や病者のような負の刻印を帯びた人に社会生成のための積極的な役割が与えられていると指摘していることを引用しながら、第三項排除の公式のもとに、社会形成には有徴項が他者から受けた暴力の刻印を帯びてあらわれるという契機が存在すると論じている。患者が自らが置かれていると感じているのは、この有徴項の位置である。患者が自らの失敗や身体的特徴を身近な人間から指摘されたとき、そのことは同じ身近な人間関係の中では解消されない。そのとき患者は、自分が、自己の有徴性のために自己を中心に社会秩序が混乱し再び生成される過程の中にあると感じ始める。

けれども、そのような場合でも、患者にとって出来事の日常的意味の方が完全に失われているわけではない。したがってそこに、同じひとつの出来事について、日常的意味と社会生成のピボットとしての意味の両方が並存した状況が出現する。

このような横断面については、これまでにもいくつかの重要な議論がなされてきた。臺(28)は、妄想から「考えが引き返せるようになった」と反省する患者を取り上げ、それを、向精神薬の効果によるチャンネル変換としている。これに対して花村(8)はそのような自己言及的な反省意識が生じるためには何らかの精神療法的働きかけも不可欠だったはずであると論じている。河本(14)は、カフカの「審判」において日常システムと訴訟システムの相互浸透を論じ、主人公Kの過程（プロセス）を、訴訟システムが日常のすみずみまで境界をひくことにより日常システム固有の領域が消滅していく過程としている。河本の議論は、実質、本論で扱っている横断面にかかわっており、出来事の二つの意味の間のせめぎ合いを、出来事にそれぞれの意味を与えるシステムがそれぞれオートポイエティックに作動しているという観点から論じたものと考えられる。さらにカフカを題材にした議論を引用するならば、三原(26)は、カフカ自身が社会的場の中心へ引きずり出されそうになる誘惑からいかに引き返すか、「向きをかえる」かということをいくつかの「物語」に記していることを取り上げている（一方でドゥルーズとガタリ(6)はこれらと同じ頃に類似の方向性の上で書かれたアフォリズム群を、カフカのもっとも生気のない時期に書かれた慎み深い作品として、積極的に取り上げるべき作品のリストからわざわざ除いている)。

これらの議論は、「引き返し」は薬理作用単独で可能になるものなのか否か、妄想の方へいざなう誘惑に背を向けることこそが患者において有効な戦略なのかあるいはそれは消極的にすぎる戦略なのかといった重要な実際的臨床問題とかかわっている。しかしこのような争点に対して見解を示すという困難な課題は今後の宿題としたい。本論の主張は、患者においては、ときに、日常的出来事を蒙ることを契機に、自己が自己をピボットとして社会が生成される過程のただなかにあるという意識が湧き上がるということである。これは、患者においてある通路をなしており、その通路に踏み込んだ患者は、症例3の患者の「鼻息が荒くなる」場合のように、生理学的、身体的異質さを推定できる様態を呈することがある。もっとも、患者がこのときの状態を身体的実感として「どっと疲れる」と振り返ることができるのは、患者がこの通路より外に出てからである。いずれにせよ、この通路の存在には、患者における日常的かかわりと「社会」的かかわりとの間の関係という根本的な人間学的問題が関与している。

この両者の間の関係、均衡の問題は治療的にも重要であるが、ここではそれについて両義的な結論を述べるにとどめたい。統合失調症治療における治療関係は、少なくともいくばくかは、必ず、患者が精神医学という「システム」に「特別に」「当てられている」と認識するという要素をはらんだところから始まっている。したがって、この要素が徐々に減じて具体的な関係が回復されること自体が回復の指標であり、目標でもある。しかし、システム的な関係の方にも肯定的側面がないわけではない。ある患者は、薬物の服用のみは受け入れてそれ以外の兄弟や治療者のかかわりからは徹底的に距離をとるうちに、土地の売買、マンションの建設まで実行する自立性を示して驚くほどの回復を示した。このような場合、社会とシステム的な関係を介してつながる患者の能力が回復に重要な役割を果たしている。統合失調症患者の「ひねくれ」は確かに捻れた有用性(Verwendbarkeit)の論理により成り立っている(3)。しかし、捻れていない有用性の論理ならば、それは掟の統率のもとにはないすぐれて分裂気質的な論理であり、切れ味鋭い論理であるといえよう。しかもそれは、単に有用性にのみ従う乾いた論理のようにみえるが、ある種の人たちにとってはきわめてエロス的な論理である可能性がある。その論理の力が引き出されることが統合失調症の回復過程において有効に作用する場合もあるのだろう。

文　献

（1）荒井稔・永田俊彦（一九八九）「大企業のなかの分裂病者——その所属意識と『物象化』規制」湯浅修一編『分裂病の精神病理と治療』2、星和書店、東京

（2）Bakhtin, M. M. 桑野隆訳（一九八九）『マルクス主義と言語哲学——言語学における社会的方法の基本的問題』未来社、東京

（3）Binswanger, L.（1956）*Drei Formen missglückten Daseins.* Niemeyer, Tübingen. 宮本忠雄監訳、関忠盛訳（一九九五）『思い上がり　ひねくれ　わざとらしさ——失敗した現存在の三形態』みすず書房、東京

（4）Binswanger, L.（1957）*Schizophrenie.* Neske, Pfullingen. 新海安彦・宮本忠雄・木村敏訳（一九六〇）『精神分裂病——第1』みすず書房、東京

（5）Blankenburg, W.（1971）*Der Verlust der natürlichen Selbstverständlichkeit: Ein Beitrag zur Psychopathologie symptomarmer Schizophrenien.* Enke, Stuttgart. 木村敏・岡本進・島弘嗣訳（一九七八）『自明性の喪失——分裂病の現象学』みすず書房、東京

（6）Deleuze, G., Guattari, F.（1975）*Kafka: Pour une Littérature Mineure.* Minuit, Paris. 宇波彰・岩田行一訳（一九七八）『カフカ——マイナー文学のために』法政大学出版局、東京

（7）藤縄昭（一九七二）「自我漏洩症状群について」土居健郎編『分裂病の精神病理』1、東京大学出版会、東京

（8）花村誠一（一九九三）「脳と心の襞の科学——システム論的転回」『臨床精神病理』14、213頁

（9）Heidegger, M.（1986）*Sein und Zeit. 16. Aufl.* Niemeyer, Tübingen

（10）今村仁司（一九八二）『暴力のオントロギー』勁草書房、東京

（11）Janzarik, W.（1988）*Strukturdynamische Grundlagen der Psychiatrie.* Enke, Stuttgart. 岩井一正・古城慶子・西村勝治訳（一九九六）『精神医学の構造力動的基礎』学樹書院、東京

（12）Juranville, A.（1984）*Lacan et la Philosophie*. Presses Universitaires de France, Paris. 高橋哲哉・内海健・関直彦他訳（一九九一）『ラカンと哲学』産業図書、東京
（13）笠原嘉（一九八六）「精神医学における人間学の方法」『精神医学』10、5頁
（14）河本英夫（一九九五）『オートポイエーシス——第三世代システム』青土社、東京
（15）木村敏（一九七四）「妄想的他者のトポロジイ」木村敏編『分裂病の精神病理』3、東京大学出版会、東京
（16）Kranz, v. H.（1955）Das Thema des Wahns im Wandel der Zeit. *Fortsch. Neurol. Psychiatr.*, 22: 58
（17）Kranz, v. H.（1962）Der Begriff des Autismus und die endogenen Psychosen. In: *Psychopathologie heute*（Hrsg. v. H. Kranz）. Thieme, Stuttgart
（18）Kraus, A.（1977）*Sozialverhalten und Psychose Manisch-Depressiver*. Enke, Stuttgart. 岡本進訳（一九八三）『躁うつ病と対人行動——実存分析と役割分析』みすず書房、東京
（19）Kretschmer, E.（1936）*Körperbau und Character*. Springer, Berlin
（20）Lacan, J.（1981）*Le Séminaire, Livre III: La Psychose*. Seuil, Paris. 小出浩之・鈴木國文・川津芳照・笠原嘉訳（一九八七）『精神病（上）（下）』岩波書店、東京
（21）Luhmann, N.（1968）*Vertrauen*. Enke, Stuttgart. 野崎和義・土方透訳（一九八八）『信頼——社会の複雑性と縮減』未来社、東京
（22）松浪克文（一九九七）「分裂病性幻聴と『ことばのジャンル』」『臨床精神病理』18、58頁（日本精神病理学会第十九回大会演題発表要旨）
（23）Matussek, P.（1958）Zur Frage des Anlasses bei schizophrenen Psychosen. *Arch. Psychiat. Zschr. ges. Neurol.*, 197: 91. 長井真理訳（一九八一）「分裂病性精神病の誘因という問題について」木村敏編・監訳『分裂病の人間学——ドイツ精神病理学アンソロジー』医学書院、東京
（24）Matussek, P.（1992）Zur Rekonstruktion der analytischen Psychosentherapie. *Analytische Psychosentherapie 1 Grundlagen*. Springer, Berlin
（25）Matussek. P.（1997）Zur Notwendigkeit einer phänomenologischen Öffnung der psychoanalytischen Theorie. In: *Analytische*

Psychosentherapie 2 Anwendungen. Springer, Berlin
(26) 三原弟平（一九九八）「向きをかえるカフカの物語」『日本病跡学会雑誌』56、2頁
(27) Schreber, D. P. (1973) *Denkwürdigkeiten eines Nervenkranken.* Ullstein, Frankfurt. 渡辺哲夫訳（一九九〇）『ある神経病者の回想録』筑摩書房、東京
(28) 臺弘（一九九二）「精神分裂病の生物学的研究と精神病理」町山幸輝・樋口輝彦編『精神分裂病はどこまでわかったか』星和書店、東京
(29) 安永浩（一九七五）「心因論」横井晋・佐藤壱三・宮本忠雄編『精神分裂病』医学書院、東京

第四章　人間学的、構造主義的にみた基底症状

精神病理学の中で、記述精神病理学は、基礎、王道とみなされることがある。このことは根拠のないことではない。賢明で詳細な観察と記述は、解釈以前の事実として揺るぎない位置を占めるに値する。実際、クレペリン、ヤスパース、シュナイダーといった、記述から出発し哲学的文脈にはいり込むことに禁欲的であった学者の精神病理学は、生物学的研究者にも受け入れられやすく、現在も精神医学の礎として命脈を保っている。この系譜を引き継ぎ、患者に自覚される微細な欠損症状を詳細に調べ上げた研究者として、フーバーをあげることができる。

しかしここで考えてみなければならないことがある。たとえ記述に徹するとしても、その結果の総体は、結局、その記述の解釈を含んだ理論構築に流れ込む。そして、記述精神病理学的と呼ばれている研究は、この理論構築部分において類似の特徴を有しているのである。その特徴は、生物学的過程を統合失調症の基礎に置き、それが直接にあらわれた部分と、それがもとになって生じた心理反応的な部分を峻別する傾向である。この立場をはっきり表明しているのは特にフーバーと中安であるが、その素地はある程度シュナイダーにも遡れるのではないだろうか。そしてこのことは、理論負荷のかかっていない記述というものが実は存在せず、はじめにニュートラルな記述ありきという立場が、すでにあるタイプの理論構築と親和性をもっているということを示唆しているようにも思われる。

ところで、この生物学的過程と心理反応的部分を峻別するという見方こそ、本書が反対してきた見方なのである。つまり、これまでに注目してきた、「生気的」といっても、「生理学的変動が想定される」といってもよい現象、たとえば、力動のうねり、突然に行動が止められ決定不能に陥れられること、個人的文脈から社会システム的文脈に興奮状態を介して移ることなど、これらのすべてが、同時に、この疾患のもっとも「人間的な」部分を構成しているというのが、本書で主張してきた

ことである。そこで、この論文で私は、フーバーらが基底症状として取り出してきたものに対して、フーバーらとは異なった解釈を試みることにした。それは、一見純粋に神経心理学的な障害のあらわれのように見えるものが、人間学的な失調のあらわれであるという方向での解釈であり、フーバーらが示した解釈とは逆の向きをたどっている。さらにこの論文をまとめている間に、私は、患者が欠損症状を自覚的に認知しているかどうか、あるいはさらに認知していた場合それをどのような態度で打ち明けるかということが、患者が自分の欠損に対してどのような位置に立っているか、患者が治療者に対してどのような関係を結ぼうとしているのかということと密接に関係していると考えるようになった。

とはいえ、基底障害構想は、統合失調症全体を扱おうとする雄大な構想であり、それに対してはこれまでになされてきた議論も多い。私自身がここで試みた議論も、その構想がカバーしようとしている範囲の一部を標的にしているにすぎない。このような観点から、この論文では、基底障害構想と基底症状についての解説を冒頭に呈示したのはもちろんであるが、それらに対して他の立場の精神病理学からどのような議論がなされているかを、総説的に示した。

この論文については、さらに、執筆当時の薬物療法の状況について触れておく必要があろう。現在の精神病理学が対象としているのは、ほとんどの場合、すでに薬物療法を受けている患者の全体像である。この論文の執筆の頃は、第二世代の抗精神病薬が本邦に導入されたばかりであった。したがって、この論文は、第一世代の薬物療法を受けている患者の治療経験をもとに書かれている。このことは、基底症状を考える上では特別に重要である。フーバーは、前駆状態における基底症状が精神病期には精神病症状へ発展し、精神病状態が抑えられて残遺状態に移行すると再び基底症状があらわれると考えた。そして、精神病状態から基底症状を中心に訴える残遺状態への移行は、薬物療法によって促進されるが、その移行は薬物療法導入以前から存在していたと述べた。薬物療法導入以前の時代のことは、われわれはもはや直接知ることができない。現在残遺状態で基底症状としてわれわれが拾い上げることのできる症状は、疾病に由来する症状と薬物の作用とが混合したアマルガムでしかありえない。第一世代の抗精神病薬のもたらす鎮静作用は、基底症状類似の自覚症状を患者に生じるので、このアマルガムを疾病に由来するものと薬物に由来するものとに分離することは、とりわけその世代の薬物療法のもとでは困難である。

われわれは、そのときの手持ちの薬物療法に合わせた精神病理学を展開するほかないのであり、それはそれで十分有意義であると思う。「基底状態」が第二世代の薬物療法下では違った様相であらわれてくるのか、あるいはそこに大きな変化はないのかどうかは、おおいに検討してみる価値のある課題であろう。それは、統合失調症そのものの病理にも、「薬物療法の精神病理」とでも呼ぶべきものにも、寄与するところが大きいと思われる。この点については経験の蓄積を待ちたい。

一　はじめに

シュナイダー（Schneider, K.）は、統合失調症と躁うつ病が身体に基礎づけられる疾患であるということを、「きわめてよく支持されうる前提（Postulat）、確かな基礎をもつ仮説（Hypothese）である」[34]とした。現在盛んに行われている遺伝学的、生化学的、形態学的所見を集積する試みは、この前提、仮説を支持するデータを示そうとするものといってよい。一方、精神病理学の内部においても、症状把握を精緻に行うことにより、この前提、仮説の実体に迫ろうとする試みが存在する。統合失調症に関するこのような試みの中で広い臨床的基盤に裏づけられたものとして、フーバー（Huber, G.）の試みをあげることができる。彼は基底症状（Basissymptome）の知見に基づいて基底障害構想（Basisstörungskonzept）を打ち立てた。基底症状とは、前精神病状態および残遺、欠陥状態にある統合失調症患者が自覚する多様な症状で、おもに欠損としての性格をもつものを指している。これらの症状は、基底障害構想では、身体的基盤に近い症状という意味で、身体基質近縁の（substratnahe）症状と呼ばれる。基底障害構想は、基底症状を、神経化学的失調に起因する認知障害が直接あらわれた一次的な症状と解釈し、典型的な幻覚妄想症状を、基底症状が心理反応的に媒介されて生じたものとみなす。

このように、統合失調症患者にあらわれる現象を、脳障害が直接にあらわれた部分と、ヤスパース（Jaspers, K.）[20]の意味で発生的に了解される心理反応性の部分とに分割、還元する構想は、患者の存在様態の特徴や独特の発病状況を指摘する人間学とは相容れない部分が多々ある。実際基底障害構想は、患者の体験を拾い上げる記述現象学に徹することを言明し、存在様態の全般的な変化を主張する人間学的現象学に反対する。また、精神病症状の形式と内容（テーマ）を区別することの重要性を強調し、患者の生活史については、症状の内容との関連においてのみ意義を認め、症状の本質的な形式との関連においては意義を認めない[14]。症状の発現や悪化の環境要因としても、特別な意味内容をもった状況よりは、非特異的な負荷を重視する[16]。このような見方は、あまりに古典的な還元主義に見えるかもしれない。しかし、それは、現在主張されている神経心理学的モデルにもある程度共有されている見方であり、また、フーバーの構想を継承してクロスタケッター（Klosterkötter, J.）らによってなされた実証的研究[24][25]により支持されている見方でもある。基底障害構想の見方に抗して人間学的立場を擁護するためには、基底症状として明細化された症状およびその周辺に位置する統合失調症現象に対して、基底障害構想による解釈とは異なった人間学的立場からの解釈を示す必要があろう。

そのような議論は、これまでに十分になされてきたとは言いがたい。その理由のひとつには、人間学的議論が細かい症候についての議論にまでは降り立たない傾向にあることがあげられよう。しかし、ブランケンブルク（Blankenburg, W.）[3]はすでに、自明性の喪失について述べた際に、それと、基底障害構想に採用された概念である「習慣ヒエラルキーの喪失」との関係に触れている。木村[23]にも、同様の範疇の問題への言及がある。本論では、基底症状およびその周辺の現象の少なくとも一部については、構造主義的観点（注1）が付け加わることによってはじめて広義の人間学的解釈が可能になると考える。このことを、基底障害構想の基礎にある還元主義的な前提に内在する問題点を指摘しながら、具体例をとおして主張してみたい。そのためにまず、基底障害構想を要約して紹介しておく。

（注1）ここでは、構造主義、ポスト構造主義の名のもとに呼ばれる一連の立場[10][28]をこのように総称しておく。概略を述べれば、それは、言語が人間にとって他なるものとして存在していることを重視し、人間の行動が言語によって構造化されていることが人間が社会の中で規範に裏打ちされながら生活していることと直接に関係していることを主張する。この立場は、現象学的・人間学的立場のうち、特に人間と環界との生命的な接触を重視する立場とは異なるが、その差異については、本論では、基底症状の解釈という具体例において簡単に触れるのみとする。本論で、人間学的、構造主義的観点とひとくくりにしているのは、両者が、普段は露呈されないままにわれわれの生活の基盤を成立させているものが統合失調症という事態の成立にかかわっていると

考えるという点で、共通しているからである。

二　基底障害構想の概略とその今日までの発展

基底症状と基底障害構想については、すでに日本語での要約、紹介もなされている[27][39]が、多数例の長期にわたる縦断研究に基づいた成果を総覧するのは容易ではない。ここでは、後の議論に関係した点を中心に概略を示しておきたい。

フーバーは、純粋欠陥症候群（reine Defektsyndrome）について述べた論文[15]において、統合失調症は治癒に至らなかったときには脳疾患とは明確に区別される特異的な変化に至るというブロイラー（Bleuler, M.）の学説に疑義を表明するところから出発している。フーバーによれば、特に外来患者についての治療経験を振り返れば、多くの患者においても、シュナイダーの一級、二級症状、ブロイラー（Bleuler, E.）の基本症状さらにはプレコックス感も背景に退く。そこに残る、衝動、生命力、統合能力の弱まり、目的志向性、中心化の障害、感情や志向性の制御の障害、負荷に対する耐性の欠如、脱抑制、対人関係能力の不足などは、統合失調症性の解体よりも、器質性脳疾患に付随する精神症状としての弱力状態（Schwächezustand）に対応するものであるとフーバーは主張する。

そこでフーバーは、このような本質的には不可逆で統合失調症特異性のない欠陥を純粋欠陥と呼び、それを、産出性の成分しかなく本質的には可逆的な精神病（Psychose）に対置させる。欠陥成分があるが統合失調症的な異質性も残存している状態像は、この両極の中間に位置するとされる。

フーバーは、純粋欠陥状態にある外見上目立った異常のない患者の多くが、発病前にはなかった欠損を感じていてそれを訴えうることを重視した。統合失調症に特徴的な症状に乏しいが患者が欠損を自覚するような経過断面には、純粋欠陥状態のほかにも、精神病後の可逆的残遺状態と顕在発症に先立つ前精神病状態がある。この三つの状態は、そこにあらわれる現象が重なっているということから、後に、広義の基底状態（Basisstadien）と呼ばれることになった[12]。基底状態にある多数の症例から得られたさまざまな自覚症状は、基底症状として、BSABS（基底障害評価のためのボン尺度）[13]、FBF（フランクフルト病訴質問表）[36]にまとめられている。

異質性（Aliter）という特徴をもつ精神病状態と欠損（Minus）という特徴をもつ欠陥、ないし基底状態とは、フーバーによれば、対置されるべきものではあるにせよ別個のものではなく、お互いの間に結びつきがある。しかし両者のうち一次的であるのは非特異的な後者の方であるとされる。その根拠としては、フーバー学派は以下の点をあげている(12)(15)。

第一に、長期に経過を追えば多くの症例が欠陥の方へ移行してくる。また薬物療法により可逆的な精神病が解消されると基底の欠陥が明るみに出てくる。薬物療法導入以前に行われた経過研究は、精神病状態から非特徴的な欠陥病像への移行がすでにその頃から存在していたことを示しており、薬物療法の導入はその移行を早めたと考えられる。第二に、精神病の程度は後に生じる欠陥の程度と相関しないので、欠陥を精神病の結果であると考えるのには無理がある。第三に、前精神病期にも見られるような欠損症状から移行的に精神病症状が生じてくる。特徴的な幻覚、妄想などは、基底症状が精神力動的加工を経て生じてきたものと考えられる。第四に一級症状のような精神病症状の方も決して統合失調症に完全に特異的なわけではない。内因性精神病については鑑別類型学があるのみで鑑別診断学はないというシュナイダーの見解(34)は常に考慮されなければならない。

この主張には、統合失調症に非特徴的な症状の方が一次的であるという矛盾が生じているようにも見える。この点についてフーバーは、「非特徴的なものの中の特徴的なものを探求すること」を将来へ向けての課題として呈示した。

このような臨床知見と課題設定をふまえ、臨床的には基底症状から精神病症状への移行に注目し、理論的には基底症状の土台に認知障害を想定して作られたのが、**図1**のシェーマに要約される基底障害構想である(16)。それによれば、段階1の非特異的な症状は、ある程度独特な表現様式をもって訴えられる段階2の症状へ、さらに心理反応的加工、変形を経て統合失調症に典型的な段階3の症状へ至る。たとえば、「思考の導きの障害」は、段階1では、集中力の支障などとして訴えられる。これが、段階2では、途絶や促迫などある程度特徴的な思考の障害として自覚される。段階3になると障害の自覚の可能性は減じ、客観的に滅裂思考などが見られるようになる。このようにして、症状は、欠損の方向のものから異質性を示すものへ移行する。段階3の症状は、心的構造の変形にともなう固定化(19)が生じない限り、段階2、段階1へと戻りうる。

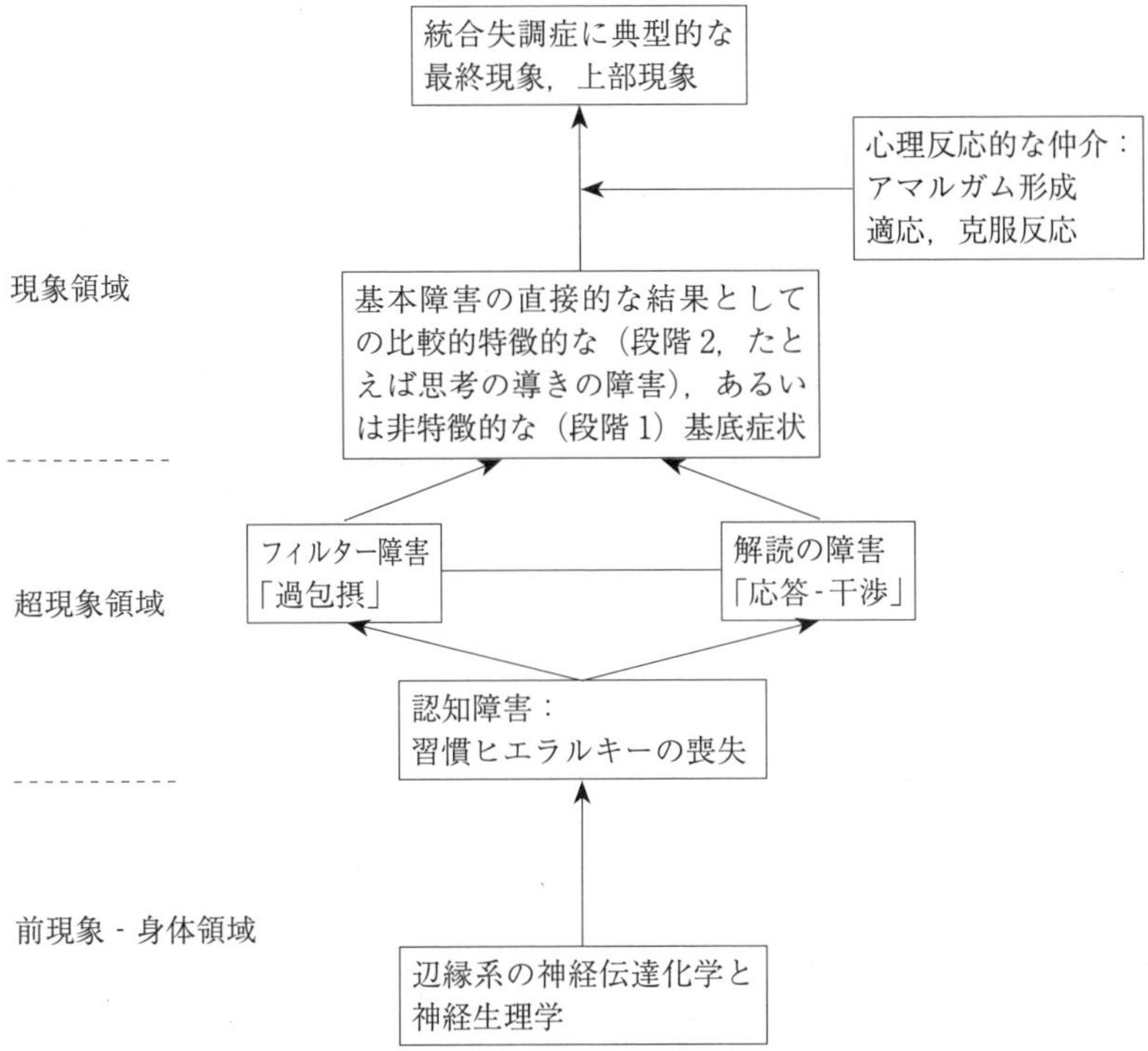

図1　基底障害構想（文献16より翻訳）

このうち，基底症状の範疇にはいるのは，患者が自覚的に欠損症状として訴えることのできる段階1と段階2の症状のみであるが，段階1，2，3は，同一の基底障害の現れであってその現れ方の度合と心理反応的要素の関与の程度が異なったものであると想定されている。その中で，フーバーは，身体基質近縁に位置するという基底症状の性質がもっとも純粋にあらわれているのは，「過程活動的」で一過性の段階2の症状であるとする。この段階2には，妄想気分や独特な異常体感の自覚なども含められている。フーバーらはこの一過性の段階2において，律動異常を特徴とする脳波変化が見られると主張している。

基底症状（現象領域）と神経化学的，神経生理学的身体所見（前現象‐身体領域）との中間領域に基本障碍として想定されたのが，「習慣ヒエラルキーの喪失」であり，これは認知障害であると把握されている。健常状態では、過去の条件づけに基づいて、流入刺激に対してもっとも高い習慣強度と結びついた傾向が現実化し、それ以外は逆に抑制される(7)。習慣強度のヒエラルキーが崩壊し平準化すると、不適切で競合的な反応傾向が生じる。この考え方に基づき、たとえば、ものや顔の表情に対する知覚の変容という基底症状は、刺激の選択が障害されて患者が部分のみを見て全体を見ることができなくなった状態であると説明される。また、自己関係づけは、経験のヒエラルキーの喪失により出来事に対するさまざまな解釈可能性（Deutungswahrscheinlichkeit）が平準化し、もっとも蓋然性の高い解釈を選択することが不可能になるためであると説明される。そのとき患者は、自分が世界の中心に位置するというプトレマイオス的態度(8)に陥るとされている。

三　基底障害構想の意義

次に、基底障害構想の今日的な意義をいくつかの側面から指摘しておく。

第一に、患者が多様な基底症状を区別して自覚し報告しうることを明らかにした、純粋に臨床的発見としての意義があげられよう。実際、目立たずひっそりと病棟にいる患者に基底症状の有無を尋ねると、つぎつぎとさまざまな項目に同意し、驚かされることがある。少数だが症状を自分で書き留めておく患者もいるので、これらの訴えを誘導によって引き出された産物であるとは考えがたい。

第二に、基底症状が組織的にまとめられることによって、いくつかの実証的研究への端緒が開かれたことがあげられる。クロスタケッターは、基底症状から一級症状への移行を追跡しえた症例群について、思考干渉、思考遮断、思考促迫などの基底症状(注2)から、思考遂行の自己所属性の減弱を経て思考吹入、思考奪取へ至る系列と、思考、聴覚表象、聴覚体験間の区別の減弱を経てコメント幻聴、対話性幻聴へ至る系列を確認している(24)。また、クロスタケッターら(25)は、基底症状の有無をもとにして、パーソナリティ障害、気分変調症、神経症などの診断を受けている患者の将来における統合失調症への移行を予測できるかという問題に取り組んでいる。調査の対象とされたのは、神経症、パーソナリティ障害、気分変調症などの診断を受けているが治療の進展が見られず、いったん大学病院へ紹介されて基底症状の評価を受けた患者である。この論文では、基底症状評価の時点から平均八年後の患者の予後が調査され、認知面の基底症状とされたもの[注3]の有無が後の統合失調症発症を予測できる可能性があると結論されている。断定が避けられているのは、予後調査に応じた患者群が特殊な集団で、数も限られていたためである。

（注2）思考干渉（Gedankeninterferenz）、思考遮断（Gedankenblockierung）、思考促迫（Gedankendrängen）は、それぞれ、不適切なことが思い浮かぶために自分の思考がそらされてしまう、自分の思考がときどき空白になる、多くの思考が湧き上がって頭が混乱するといった障害が自覚されることを指している[36]。

（注3）基底症状は、患者が自覚する欠損症状の総称であるから、そこには、易疲労性といった力動面のものも多く含まれている。クロスタケッターらの主張は、基底症状のうち、思考干渉、思考遮断、思考促迫などの思考の障害の自覚が、知覚の変容といった症状とともに、統合失調症への移行を予測させる因子を形成するというものである。彼らは、思考領域の基底症状も認知面の症状に属するものであると主張している。

第三に、ドイツ精神病理学の伝統の上にある基底障害構想とアングロアメリカ圏に由来する理論潮流との間に、対話、議論の端緒が開かれたという点があげられる。そのひとつは、基底障害構想自体が取り込んでいる認知心理学的理論との対話である。現在いくつかの認知心理学モデル[11][30]が、幻聴、一級症状を、目的、計画にしたがった思考の志向的生成が障害され、志向からそれた連合が他者由来のものとされることによって成立するとしている。クロスタケッターは、先に触れた症状の移行系列の研究がある程度このモデルを裏づけていると主張している。認知心理学的方向と基底障害構想は、患者の全体的な生き方の問題ではなく症状の器質的基礎を追究し、統合失調症類似の症状を示す脳器質疾患に注目するという点でも、共通の方向性をもつ。もうひとつはクロウ（Crow, T. J.）[9]による統合失調症の Type I, Type II への二分類、アンドリアセン（Andreasen, N. C.）[1]による統合失調症症状の陽性症状と陰性症状への二分類に対する基底障害構想の側からの議論である。欠損症状としての基底症状と産出性の精神病症状との間の移行を重視する基底障害構想は、このような二分類に組しない[注4]。

（注４）陰性症状と基底症状は、欠損（Minus）の方向の症状であるという点では概念的に重なっている。しかし、アンドリアセン(1)が現在引き継いでいるような陰性症状概念、すなわち、陽性症状とは独立でおもに客観的に観察される欠損を指す陰性症状概念は、基底症状概念とはかなり異なったものである。フーバーは、基底症状は本人に自覚される症状であり、かつ陽性症状へ進展する可能性をもった「発生期の陽性症状」であるということを強調しているに至っている(17)。もちろん、このことは、基底症状を訴える患者といわゆる陰性症状をもつ患者との間にある程度の対応があること(26)を否定するものではないが、欠損を自覚する患者と客観的な欠損の目立つ患者は必ずしも一致しない。

第四に身体疾患に対するリハビリテーションにならった治療原則を明確に打ち出した点があげられる。基底障害構想によれば、結局患者が克服できないのは、精神病ではなく、その前後を貫いている欠陥なのである(6)。したがって、治療は、この欠陥を悪化させるような過剰な負荷を避けることと欠陥の機能的回復に向けられる。注意障害の回復のために徐々に長い文が読めるように訓練するといったわかりやすい指針の提示は、欠陥の認知的、器質的基盤を確信することによってはじめて得られたものと言えよう。

まとめると、基底障害構想は、さまざまな症状のうち特に患者が訴える欠損症状を身体的基質の近くに位置するものとみなし、それを、認知論的な作業仮説を介して脳障害に結びつける。一方、欠損として自覚される症状は、心理反応的要素に媒介されて典型的な精神病症状へ発展すると考える。このような構想は、現在認知心理学的と呼ばれているアプローチと共通性をもつ。この構想はまた、微細な症状を客観的に把握することを重要視し、疾病の経過と薬物療法の効果を理論構成に組み入れている。

四　基底障害構想に対する人間学的現象学と構造力動論からのこれまでの討論

次に、基底障害構想に対してこれまでになされた討論を振り返っておきたい。ここでは、人間学的現象学（おもにブランケンブルクと木村による）からなされた討論(3)(4)(21)(22)(23)と、構造力動論（ヤンツァーリク（Janzarik, W.）による）

からの討論[18][19]を取り上げる。その際、（１）統合失調症に特徴的な現象をどこに見るか、（２）急性精神病以外の病期、すなわち、前精神病期、残遺、欠陥状態をどのように見るか、（３）フーバーらが基底症状として取り上げた症状の成立機序をどう考えるか、（４）どのような症状ないし現象に、特に、生物学的ないし器質的事象との直接的な関係を見るかの四点を取り上げ、基底障害論、構造力動論、人間学的現象学の三者三様の立場を比較しておきたい。

診断に有効で統合失調症に特徴的な現象としては、基底障害構想も構造力動論もシュナイダーの一級症状を重視する。基底障害構想は、統合失調症特異性という点で、残遺、欠陥状態に対して両義的である。フーバーは、そこで患者に自覚される欠損症状が躁うつ病や脳器質疾患にもあらわれるものであることを繰り返し述べている。しかし一方で、そのような症状の方が統合失調症の基本にある認知障害を直接に反映した身体基質に近い（substratnahe）症状であることを主張する（非特徴的なものの中の特徴的なものの探究）。さらに、欠損症状から統合失調症に典型的な症状への進展はひとつの生物学的過程を反映しているとし、それを基底過程（Basisprozeß）と呼ぶ。

単一精神病論としての性格が明らかな構造力動論は、穏やかな欠陥状態の中に統合失調症の基礎を見ることには懐疑的である。また、欠損症状の中から再発時に産出性の症状があらわれるからといって、基底障害構想が述べるように両者がひとつの共通過程の上にあるとは言えないと論じる。構造力動論は、発動性、感情性をおもな要素とする力動面と、心的領域において構成される構造との間の連関（構造力動連関）を重視する。それによれば、統合失調症患者において力動はしばしばすでに発病の前から不全であるが、それは、発病前は心的構造によってある程度代償されている。発病にともない構造が変形、狭小化を被ると、先行していた力動の不全があらわになり、さらに、変形した構造に見合う程度にまで力動が抑えられる。自覚される欠損症状はおもにこのような力動面の不全のあらわれであるというのが、構造力動論の考え方である。構造力動論はまた、顕在発症前の非特徴的な症状を、発病を確認した後回顧的に統合失調症の症状に含めることには賛成しない。一方基底障害構想は、前統合失調症期の前駆症、前哨症候群について、それらが、すでにそのときに始まっている病的過程を示すと考える。

人間学的現象学派の中でブランケンブルク[3]は、一般に統合失調症に典型的とされている症状だけでなく、非特徴的に見える単純型の経過、欠陥症候群にも、質的に特異的なものがあるのではないか、そこでは、広汎なアポフェニー症状が、点状の異質性（punktuelles Aliter）にまで収縮しているのではないかと述べている。さらに木村(21)は、統合失調症の急性期の症状はむしろ非特異的で、他の疾患にも見られることに注意を促している。この立場は、急性期の症状よりも一見目立たない残遺状態などの方に統合失調症に本質的な要素がよりあらわれていると考える点では、基底障害構想と共通である。統合失調症的なものの出現は顕在発症の時点をはるかにさかのぼることが多いという見解も、両者に一致している。ただし、人間学的現象学が注目するのは、認知障害ではなく患者の存在様式の超越論的、間主観的構造であり、顕在発症前に見て取られるのも、器質的障害に還元される「過程」の始まりではなく、「内的生活史」にあらわれる患者の生き方の特徴である。

基底症状として集められた症状の成立については、基底障害構想は、習慣ヒエラルキーの喪失を認知障害と考えこれに基づくと考える。これに対して構造力動論は、基底症状が異種のものの集まりであると批判する。それによれば、基底症状とされているもののうちの一部をなす発作性の知覚異常や異常体感、自己中心化傾向などは、欠損に基づく症状ではなく産出性の症状であり、力動の逸脱（dynamische Entgleisung）の方向にある。ヤンツァーリクは、これらの現象を、身体基質の異常な活動性に基づく、構造成分が関与して統合失調症に典型的な症状が出揃う手前にあらわれる現象であると考え、基体活動性の（substrataktiv）現象と呼ぶ。負荷に対する耐性の欠如、脱抑制といった症状は、心的構造に依拠して状況に結びついた力動を抑える働きである顕勢抑止過程（Desaktualisierung）の減弱に帰せられる。さらに、非特徴的な不全、欠損症状については、力動の不全にともない未来志向的エネルギーが乏しくなるため、さまざまな自己活動の障害が心気的症状の形をとって意識にのぼってきたものと考える。先に触れたように、ヤンツァーリクは、そのような欠損症状から産出性の症状へ向かう移行をすべて「基底過程」が直線的に進行した結果であると考えることには反対する。

人間学的現象学も、基底症状に相当する現象の一部に対して、いくつかの解釈を示している。ブランケンブルク(4)は、作業に携わる統合失調症患者の易疲労性について、活動の枠、基盤といったわれわれにとっては自明なものを見いだすことまでもが患者の仕事に含まれるという過剰出費を想定した。彼によれば、患者は、その過剰出費にともなう疲労を身体的疲労と区別できない。木村[23]は、統合失調症患者に見られる、部分を見ることができても全体を見ることができないというような傾向に、言及している。基底障害構想は、過去の個別の経験が形成する習慣ヒエラルキーを現在の全体把握のための条件とみなしている。これに対して、木村は、部分をいくら認知的に足し算しても、全体になるわけではなく、全体は行為や実践によってしかとらえられないものであることを強調している。この考え方によれば、統合失調症患者が全体の把握を困難とするのは、「生命の根拠との接触」が十分に働いていないことのひとつの現れにほかならない。

最後に各論が、現象と薬物療法、現象と生物学的事象との関係をどう考えているかを比較しておく。基底障害構想は、薬物の作用を、産出性の精神病症状を基底症状にまで抑える作用であるとしている。また、「基底過程」全体が生物学的事象と対応関係にあると想定されているが、特にそのうちの段階2において、基底過程の「過程活動性(Prozeßaktivität)」はもっとも強くあらわれ、それは脳波変化にもあらわれるとされている。構造力動論は、生物学的事象との対応と抗精神病薬の作用点を、主に力動の逸脱の方向の症状に対して想定し、構造成分の関与する部分には直接的な対応を期待しない。木村[22]は、端的に、薬物が有効なのは統合失調症の「症状」、ブロイラーの言う副次的症状[6]であって、統合失調症そのものではないと述べている。なお、「認知障害」の改善効果をうたう最近の非定型抗精神病薬の作用をこのような理論の中でどう位置づけるかという問題は興味深く、今後の重要な課題であろう。

以上に述べた対比は、**表1**にまとめられている。

五　人間学的、構造主義的観点からみた基底症状

われわれは、以下において、基底障害構想の内部で十分に吟味されないまま前提とされていると思われる見解を再検討しながら、症例断面を例示しつつ、構造主義的な方向性をもつ人間学的観点から基底症状の成立に関する解釈を示すことを試みる。基底障害構想で前提とされている見解として、まず、基底状態にある患者が自分の精神機能の欠損を客

表１　いくつかの論点における基底障害構想，構造力動論，人間学的現象学の比較

	基底障害構想（フーバー）	構造力動論（ヤンツァーリク）	人間学的現象学（ブランケンブルク，木村）
統合失調症に特徴的な現象	診断上はシュナイダーの一級症状を重視。	構造成分の自立化の現象（断片的な幻聴，滅裂言語など無統制な構造成分があらわれる現象）。シュナイダーの一級症状。	いわゆる陽性症状は他の疾患でもあらわれる。存在様態の全体的な把握を重視。
前精神病状態，残遺状態，欠陥状態の位置づけ	これらの状態は，現象としては非特徴的だが，そこにより身体的事象に近い欠損があらわれている。前精神病状態にすでに疾患が，新たなもの（Novum）として出現している。	前精神病期については先行する欠陥を指摘。残遺状態，欠陥状態については，不全な構造に相即して力動の不全が生じていることを強調。	これらの一見非特異的な状態に，疾患の「異質性」が点状にまで収縮して存在している。前精神病状態にすでに統合失調症的な生き方があらわれている。
基底症状とされた現象の生成基盤	認知障害としての集団ヒエラルキーの喪失。	力動の逸脱にともなう基体活動性の現象，力動不全，顕現抑止過程（Desaktualisierung）の減弱などが混在。	通常は常にすでに与えられている超越論的基盤をそのつど作り出すという過剰出費にともなう易疲労性。「認知」ではなく，「行為」の次元に属する全体の把握の困難。
生物学的事象との相関 薬物の作用	基底症状の基盤に辺縁系の異常を想定。段階2の独特の基底症状のあらわれと脳波異常との関係を指摘。薬物は典型的な統合失調症症状を基底症状へ移行させる。	主に力動の逸脱にともなう症状に生物学的事象との相関を期待。構造変形が固定化すると薬物は効力を失う。	症状に対しては薬物療法が有効であるが，統合失調症的な生き方は薬物の影響を受けない。

観的に内省し、それに対処しようとしているという見解を取り上げる。そして、内省の様態についての考察から、患者の内省の中に、主体の成立の困難を主体が内省の対象としているという側面があることを論じ、それに基づき、患者の対処行動に見られる特徴、残遺状態におけるいくつかの症状、幻覚妄想状態から残遺状態への移行がどのように新たに解釈されうるかを検討する。次に、基底障害構想がとっている立場として、患者の生活史や状況を、精神病症状の内容との連関においてのみ考慮するという立場を取り上げる。それに対して、患者の生活史に基底症状の基礎をなしている特徴と共通の特徴が見られる場合があることを論じるとともに、状況と症状の出現との関係を基底障害構想とは異なった立場から見る可能性に言及する。なおここで依って立つ見方が従来の人間学的観点や構造力動論とどのように対比されるかは、個々の場合について簡単に言及するにとどめたい。

1　内省の様態とその基盤

はじめに、基底障害構想が繰り返し主張する、基底状態にある患者が欠損を客観的に内省、報告できるという見解を取り上げる。これは、基底状態にある統合失調症患者においては、健康な主体が、機能の欠損を、主体の成立ないし構成の問題とは無関係な問題として振り返っているとする見解である。それはまた、統合失調症という病に見られる「異質性」を生理学的「欠損」へと還元する構想の前提をなしてもいる。

しかし、基底障害構想は、患者において欠損の内省が一般に考えられている以上に可能であると述べるばかりであって、患者の内省の様態について考察してはいない。確かに、身体疾患の患者が自己の身体状況を描写し専門家に報告するのとほとんど同様の態度で基底症状を内省し報告する統合失調症患者も存在する。しかし、そのような患者は、急性期を脱した患者のうちでも、決して大多数を占めているわけではない。したがってまず、基底状態にある患者が基底症状を報告し、訴える際の特徴が検討され、次にそのような特徴をもたらしている基盤が考察されるべきではないであろうか。統合失調症患者の内省については、これまでにも、内省痙攣(8)や同時的内省(33)といった形で、その独特の特徴を取り出そうとする試みが存在している。

その際に、われわれは、特に次の二つの臨床的特徴に注目する。

第一は、自らの精神機能の欠損を執拗なまでに訴える患者がいる一方で、客観的にみればさまざまな日常行為の遂行に障害を来していると考えられるにもかかわらず、自分の精神機能や行為遂行能力に欠損を感じない患者がいるという点である。このような対極的な類型はこれまでにもさまざまに指摘されてきた。包括的な類型記述としては安永(40)のF型とE型、ブランケンブルク(3)の内省的疎外と非内省的疎外の対比を、残遺状態、寛解過程に限定したものとしては、関根(35)の過敏内省型と情動麻痺型の対比をあげることができる。ただし、基底症状に関する臨床的経験からは、さらに少なからぬ患者の属する第三の型があり、その型の患者は、普段は自発的な訴えをほとんどしないにもかかわらず基底症状の有無を問われると多くの項目に肯定するということを付け加えなければならない。

第二は、患者が内省し訴える内容は、単に精神活動の具合、働きの欠損に限らないという点である。彼らは、あることをしようとしたところで、それをしてよいのかいけないのか決められないと悩むことも少なくない。たとえば、コンラート（Conrad, K.）が残遺状態の例としてあげている患者は、「店にたばこをとりに行こうとすると——自分は兵士なのでそれをしてはいけないのではないかという疑いが浮かびます」と述べている(8)。

さらに、とりわけ自らの欠損を執拗に訴えるタイプの患者の場合、欠損を負っている自分のことを、「未熟」、「基盤を与えられそこなった」といった強い言葉で表現し、そのような自己そのもののことを悩むことがある。しかも、その悩みを主治医に打ち明けることによって、主治医がこの「未熟」な状態から自分を脱出させてくれるのではないかと期待することさえある。

症例1　ある女性患者は、二十二歳頃に、被害関係念慮、誇大妄想、連合弛緩、自殺念慮をともなうシュープに陥り、その後、易疲労性、多眠、抑うつ感をともなう残遺状態が長く続いた。彼女は、残遺状態にはいって二年目頃から、徐々に、日常のこまごましたことについて、それをやっていいのかいけないのかということが決められないという訴えをしつこく主治医にするようになり、ときには、主治医にそれを決めてくれと迫った。同時に、そのようなことを尋ねなければならない自己のことを「幼い」、「未熟」と述べた。しかしさらに回復が進むにつれて、彼女は、「未熟」に見られたくないという気持ちから、ものごとを決められないということが生じても、それをそのまま主治医に打ち明けることはせず、まず母に尋ねてみるか、あるいは自分でどうにか処理しようとすることが多くなった。

基底障害構想ならば、残遺、欠陥状態にある統合失調症患者の内省とその報告にここに述べたような特徴があること、さらには、自己の精神機能の欠損をまったく内省しない患者がいることなどを、統合失調症という疾病と直接に関係してはいないその人の内省能力の問題に帰すのであろう。また、決定不能のような現象までをも「認知」の領域へ包含し、欠損をもった自己について生じた「未熟」、「幼い」といった訴えは、自己の機能欠損への内省から心理反応的に生じた二次的な産物と解釈するのかもしれない。

しかし、このような見解には、以下の点から疑問が投げかけられる。まず、患者の内省と報告のさまざまなあり方は臨床的な類型としてあらわれてきているのであるから、これを、疾病の外部に位置する一般的内省能力の多少の問題に帰すことはできないはずである。また、あることをしてよいのかいけないのかというような決定不能症状は、単純に精神機能の失調と呼ぶことのできない何らかの規範の次元にかかわる問題が内省の中へ流れ込んでいることを示しており、それをも認知の問題の範疇に招き入れるのは困難と思われる。さらに、ときに患者にあらわれる自己存在全体についての欠損感は、はじめから内省の中に組み入れられているという印象を与え、自分の蒙った機能的欠損から二次的に正常心理学的過程を介して湧き上がってきたものという印象を与えない。

そこで、このような患者の内省と報告の様態の基盤を考えることが必要になる。その際われわれは、基底障害構想にそった見方をひとまず離れて、基底状態にある統合失調症患者の内省は、ある行為をしている主体とそれを見ている主体という、結局は同一のものでありながらふたつに分かれた主体の間から生じているということから出発したい。

欠損という性質をもつ基底症状は、結局、日常的な行為、活動（思考することもこれに含む）が滞りなく遂行されえないという意識のことだと言ってよい。ここで、行為が滞りなく遂行されるということには少なくとも三つの意味が含まれている。第一は、行為が「自然に」行われるという意味であり、その滞りは、「逐一努力して考えなければ日常のことを行うことができない」というような基底症状としてあらわれる。第二は、行為が何らかの意味における規範的な枠の中にとどまっているという安心感がそのつどの行為の実行にともなうという意味であり、その滞りは、「――をしてよいのか決められない」といった決定困難や自信のなさという基底症状としてあらわれる。第三は、行為が目的地点、終着地点にまで到達するという意味であり、その滞りは、「途中で注意がそれてしまう」、「何をしようとしていたのかわからなくなってしまう」といった基底症状としてあらわれる。

そのいずれの場合にせよ、内省は、行為の遂行の滞りを蒙っている主体を、行為が滞りなく遂行されてしかるべきであるという知をもった主体が見ているところから生じてくる。もし、病態が、そのような知をもった主体があらわれないような病態であるならば、その患者には、行為の不全が客観的に目立つばかりで内省はあらわれないであろう（欠損を意識しない型）。一方、しかるべく行為を遂行することができないということを内省することが可能な病態に、患者が置かれていたとしても、その内省が、症状として訴えるべきものとしては患者の意識に析出してこない場合もあろう（問われれば基底症状の存在を肯定する型）。しかし執拗に欠損を内省するタイプの患者の様態を含めて理解することを試みるためには、ここでさらなる議論が必要となる。われわれは、通常、主体が時間的連続性をもって常にすでに存立していることを疑わない。しかし、正常な主体はひとつひとつの行為のたびごとに生成、成立してくるものであると考えることも可能である。実際、このような考え方に立ち、かつそのような主体の成立が困難に陥るような場合があることを想定することによってはじめて、とりわけ執拗に欠損を内省するタイプの患者においては、内省の対象が、行為の滞りであると同時に自己の欠損ともなるということが理解される。そのような患者の言明にあらわれる「幼い」、「未熟」といった自己についての欠損感の形容は、通常の意味の幼さでもなく、機能欠損を蒙っている自己に二次的に与えられた比喩でもなく、行為のたびごとに成立しそこなう主体のことをあらわしているのではないであろうか。

以上をまとめると、欠損の内省とその報告は、行為の際に宙吊りに置かれる主体と行為が滞りなく生じてしかるべきであるという知をもった主体との関係から生じてくると言うことができる。このような内省は、それ自体が、宙吊り状態にある主体を他者の助けを借りてでも何とか正常な主体にまで生成させようとする、執拗かつ達成困難な試みという性格をもつ。この性格は、とりわけ、過剰に内省し欠損を執拗に訴える患者において前景に立つ。ブランケンブルク(5)が内省痙攣ではもっぱら自己の構成が自己目的化されていると述べているのは、このような内省の特徴を示していると考えられる。視点を変えれば、ここからは、他者との間にベネデッティ（Benedetti, G.）(2)のいう治療的共生が成立していく通路が開けているとも言えよう。ただし、このような苦悩に満ちた内省も、適切な薬物療法と治療的関与のもとに回復過程の進行を待てば、ある程度まで自然と消えていくことが多いということも押さえておく必要がある。

ここで、基底状態にある統合失調症患者がその欠如に苦しんでいるような「行為が滞りなく行われる」とはいったいどういうことなのかという問題が残されている。

われわれは、その第一の意味として、行為が「自然に」行われるということを取り上げた。このことのうちに主体と外界との生命的な相即を見るならば、われわれは、とりわけ木村によって主導された現象学に近づく。一方、過去の学習の総体による現在の行為の制御を見るならば、基底障害構想が取り入れた学習理論に近づく。

しかしわれわれは、さらにそれらとは異なった構造主義的な観点に立った仮説を考慮する必要があると考える。それは、まずは、先に第二の意味として述べたように、行為が滞りなく行われるということのうちに、その行為の是非を問う規範の問題が含まれていると考えられるためである。さらに、第三の意味として述べた、行為が目的地点にまで到達するということが含まれると考えられるためでもある。この点に関して振り返っておきたいのは、行為が目的地点に降り立つためには、行為が、何らかの構造のうちにはいりながら、ある時間的な「長さ」をもって成立することが必要であるという点である。このことは、ひとつの文を作り上げるような行為において特に明瞭である。ひとつの文が作り上げられるためには、言語構造のうちで語彙が排他択一的(10)に選択されてつなぎ合わされていくことにより、まとまった意味をなすある「長さ」をもった文が成立しなければならない。同じことは、ひとまとまりの長さをもった意味のある行為をしようとするときにもある程度一般的にあてはまる(注5)。この点に、先ほど論じた、統合失調症患者において内省される行為の滞りは正常な主体の成立の困難にかかわっているという論点を、付け加えてみたい。すると、基底状態にある統合失調症患者において困難となっていることとして、「ある構造を通過することを介して時間的長さをもったひとまとまりの行為が成立することにより、その行為に対する規範的根拠を保持する主体が成立してくること」をあげることができる。

（注5）この種の行為が統合失調症患者で成立しなくなる場合を、筆者は本書の第二章(37)で、排他択一的な選択の地点に逢着するたびに決定不能に陥る患者を取り上げながら論じた。

次に以上の考え方を、より具体的に、残遺状態の症状、それへの対処行動、幻覚妄想状態から残遺状態への移行の問題に適応してみる。

2　欠損への対処行動

ここに述べてきたような欠損の内省に対する解釈からは、患者の対処行動の位置づけについても、基底障害構想に準拠する場合とは異なった見解が導かれる。

基底障害構想では、まず、欠損を受動的に蒙っているという認知が患者に存在し、次に、能動的に、患者はそれに対処しようとしたり、場合によっては機能回復訓練に従ってそれを克服しようとしたりすると考えられている。たとえば、患者は、集中の困難を蒙っていることを自覚するので、読書を避けることによってそれに対処すると考え、簡単な文章を読むことを再び始めることによって、集中の困難も徐々に克服できると考える。その際実際に疾病過程の内側に存在していると考えられているのは、欠損の存在のみで、欠損の自覚とそれへの対処は自我の健全な働きに帰せられる。しかし、ここに述べた解釈に従えば、欠損を蒙っているという受動的側面とそれを内省しそれに対処するという能動的側面は、疾病を蒙っている患者の中でお互いに分離されえない近さのうちに絡み合っている可能性があり、そのようなときには、能動的な対処行動の方にも病理性がつきまとうことになると予測される。

症例2　ある患者は、残遺状態において、集中困難のために読書をすることができなかったが、ときどき「試し」として本を少しずつ読んでいた。しかしその読み方を尋ねてみると、逐一語句を把握しながら読み進めるというような読み方で、能率が悪く、すぐ疲れるようであった。健康な人がするように、ときどき細部を把握しないままに読み飛ばして大意をつかむということができないようだった。患者が読書を自然に行うことができるようになったのは、離人感が消失し、「今の自分を生きている」という実感が出てきてからだった。

この実例においては、患者が集中力の困難を克服しようと行っている読書にも、やはり病理性——逐一語句を押さえていってはじめて文意を把握することができ、大意の把握が自然になされることがない——が見いだされる。したがって、その実行を単に健康な働きと考えることはできず、それを訓練として推し進めることを積極的に推奨することもできない。われわれが患者の「機能回復」を促そうとするときには、そこで患者がとる行為の遂行のしかたに不自然で病理的なものが混入していないかという点に注意する必要があろう。基底障害構想も、患者に過剰な負荷を与えることに警告を発する。しかしそれは、あくまで、過剰な負荷がもともとの欠陥を悪化させる可能性をおそれてのことであり、対処行動そのものに内在する病理性への目配りによってではない。もしそこに臨床的危険がともなっているとすれば、それは、基底障害構想が、患者の営みの能動的な部分に、病理とは独立した健康な働きの存在を過大に想定していることによると考えられる。

3　残遺状態における抑うつとセネストパチー

次に、基底状態にある患者がもつ抑うつ感をどのように解釈するかということについて考えてみたい。これは、いわゆる post psychotic depression の問題にもかかわっている。

基底障害構想の影響を受けて慢性患者に統計的な研究を試みたリドル（Liddle, P. F.）[29]は、基底症状を多くもつ患者ほど抑うつを生じる危険が高いことを示した。その際リドルは、このことの解釈として、次のふたつの可能性をあげている。ひとつは、基底症状を多くもつ患者は多くの症状を自覚してそれに苦しんでいるがために抑うつ的になっているという解釈である。もうひとつは、基底症状も抑うつ症状も統合失調症性過程のあらわれであり、この過程の強い重症の患者の方に、基底症状も抑うつ症状も強くあらわれるという解釈である。

しかし、本論における立場からは、基底症状をもつ患者の抑うつについて、正常心理学的理解でもなく、想定された器質的過程に原因を預けた説明でもない解釈を与えることになる。ここでの解釈によれば、基底症状を多く自覚する患者においては、それだけ頻回に、行為の不全にともなう主体の成立の困難が意識にのぼることになる。この意識が「抑うつ」としてあらわれるのではないかという解釈である。

ところでフーバー[15]は、記述的に、残遺状態において、気分変調、無力状態と並んでセネストパチーが多いことを指摘している。このような形であらわれるセネストパチーの存在は一般にはあまり注目されていない。しかし確かに、よく尋ねてみると、それほどの奇異さをもたない身体感覚までを含めれば、残遺期に体感異常を訴える患者は少なくない。たとえば、ある患者は、抑うつ的になるとくびのところが細くなってくるが世界が開けてくると太くつながってくるという。頭に石のようなものがつまっているというような訴えをする患者もある。丸田ら[31]は、このようなセネストパチーの背後に、しばしば、やはり、患者において個々の行為が不全に終わる、滞るということが存在していることを指摘し、セネストパチーと欠損症状の内的な連関を明らかにした。患者においてこのような行為の滞りは、基底症状の自覚という形で明細化されて報告されることもあれば、異質性を帯びた身体感覚という形で体験され訴えられる場合もある。本論の主張からは、さらに、この行為の不全と異常な身体感覚が主体の成立の不全にかかわっているということが付け加えられる。

4　誇大的な方向の幻覚妄想状態と基底状態の間の移行について

基底障害構想は、統合失調症に特徴的な一級症状や幻覚妄想状態は、基底症状において自覚される思考や行為の機能失調が外部の他者によってもたらされていると解釈されるところから生じてくるとしている。しかし、このような議論からは、他者から被害的な影響を受けているると患者が感じているようなタイプの症状は説明されても、誇大的な方向の幻覚妄想状態を説明することは難しい。本論では、単に機能の失調を表現しているように見える基底症状の訴えの中にも主体の成立の問題を読み取るべきではないかということを論じてきた。この観点を押し進めて、誇大的な方向の幻覚妄想状態を、欠損のない主体、ないしは自己が非現実的な形で成立している状態と考えることができるのではないかという点を論じておきたい。誇大的な方向をもつ幻覚妄想状態が薬物治療によって解消されたとき、欠損の自覚としての基底症状は、正常な主体の不成立ではなく、誇大的な主体の不成立を表すものとして現れる場合がある。

症例3　患者は、三十歳の男性で過去二回の入退院歴がある。彼は、高校のとき、友人からガールフレンドを紹介された頃に、頭が働かなくなったと言う。また、英語の勉強についていけなくなったので大人になれなくなったと言い、大人になるということは、新年会で酒を飲んだり、宴会芸をやったりすることですとも言う。彼は、二回目の退院後、しばらく通院せず自宅に閉じこもっていたが、急に、興奮状態、恍惚状態の中、病院に行くと言い始めた。自分は勉強をしすぎたので指が六本になった、友人にも手術をしたので友人は指が六本ある、自分は「ママ（母親のこと）」の最高医術を友人に施すのだとのことだった。入院後しばらく薬物療法を受けるとこの妄想は語られなくなり、頭が「ぼっと」してものを忘れて困るという訴えが主になった。この「ぼっと」するという感覚は、通常の頭が働きづらいという感覚ではなく、考えがかき消されてそれまでの考えを忘れてしまうということを指しており、独特の感覚をともなっているようだった。しかし、このような状態に移行してからも、ときに、「夜中に勉強していいですか」と尋ねることがあり、医学の勉強に関する妄想は潜行していて、もの忘れの訴えもそれと関係していることがうかがわれた。

この例では、自己が「大人になる」ことができない自己であることが、頭が働かないという欠損の自覚、すなわち基底症状とともに、患者において内省されている。この段階では、基底症状は、正常な主体の成立の困難に対応するものとしてあらわれている。ところで、この患者において、「大人になる」ことができないということの内実は、新年会で芸をやることができない、英語の勉強についていくことができないなど、きわめて具象的な「――ができないこと」としてとらえられている。これは、経験的レベルのもので超越論的レベルのものを引き受けようとする(3)傾向と言えよう。しかもそれにとどまらず、この患者においては、具象的、経験的レベルにある「勉強」を続けた先に、「最高医術を身につけた」自己がある。それは、誇大妄想の中で、六本目の指をもち、それを人にもつける自己としてあらわれている。

頭が「ぼっと」するという症状は、入院時のシュープの後にあらわれた欠損の自覚であり、現在のこの患者の基底症状を形成している。それは、誇大的な地点に至って最高の存在になる(37)という非現実的な主体の生成の運動、ここでは「最高医術を身につけた自己になる」という運動が、薬物療法によって潜在状態にまで抑えられたときに生じている。このときの基底症状の自覚は、誇大的な主体がもはや成立しがたいことに対応している。

このような症例は、また、ヤンツァーリクの言う力動の概念の重要性を示している。本例における薬物療法の効果は、段階3に属する誇大妄想から頭が「ぼっと」するという特異な体感をともなう段階2の基底症状への移行として、あらわれている。これはフーバーが薬物の作用として指摘したことにほかならないが、その移行が、誇大的な自己の生成へ向かおうとする力動が抑えられることによって生じてきているということを見逃すことはできない。一方で、本論で採用している構造主義的な観点において意味されている構造概念が、構造力動論における構造概念と異なるということも述べておく必要があろう。本論の観点からは、この患者の誇大妄想においてある構造が突き抜けられており、そのことが、妄想の中では、正常な解剖学的分節を超えた第六指の出現として示されると把握される。そこで意味されている構造とは、われわれの生活を、われわれが普段は気づかないままに規制していると同時に成立させてもいるような構造のことである。これに対して、構造力動論における構造は、むしろ、発達によって徐々に心的領域に獲得されていく構成要素の全体を指している。

5　生活史のもつ意義

ここで、基底障害構想で採用されている次なる基本的な見解の検討に移りたい。それは、ヤスパース、シュナイダーに依拠した、形式と内容の区別という考え方である。基底障害構想では、基底症状と統合失調症に典型的な症状の間に移行があるという所見をもとに、その移行について考察がなされている。そして、形式的な要素からなる欠損の自覚としての基底症状は、欠損が外部の他者に由来するものとみなされ、かつその由来の内容が患者の生活史や状況から与えられることによって、統合失調症に典型的な症状に至る(14)というシェーマが採用された。また基底障害構想では、前精神病期の生活史の中にも統合失調症的なものがあらわれているという見解は採用されず、顕在発症前の変調はすでに病的過程が始まっているためであり、そのことは患者に自覚されていることが多いとされた。つまり、基底障害構想では、基底症状から統合失調症に典型的な症状にまで通底する思考、知覚、行動の障害が形式とされ、統合失調症症状が具体化する上で題材を提供する生活史や状況が内容とされて、形式と内容の峻別が維持されている。

このような考え方に対しては、まずは、症状の発現に生活史上の意味をもった出来事がかかわっている場合をどう考えるかということが問題になる。先の例では、少なくとも患者の言明を尊重するならば、女の子を紹介されたという出来事は、頭が働かないという「形式的な」症状を引き起こしている。この点については後に戻ることにしたい。そのほかにも、次の二つの問題が指摘できる。第一に、生活史の特徴としてあらわれているものが症状の中にまで浸透している場合があること、第二に、患者の生活史の中に、基底症状の基礎をなす特徴と共通の特徴が認められる場合があることが、生活史と症状を分離して考えることの正当性に疑義を投げかけることになる。

第一の点を論じるために症例3を振り返ると、そこでは、大人になれないという悩み、英語の勉強についていくことを過大に気にする態度は、「ママの最高医術を身につける」という妄想にまで連続して流れ込んでいる（これはこのような悩みや態度が「原因」となって妄想が出現したと主張しているわけではない）。このような悩み、態度をもつ生き方は、従来から、社会性の獲得に際して過剰に勉強などの具体的なものに頼る生き方とされてきたものにほかならない。この患者においては、生活史上の特徴、生き方の問題は、妄想にまで、そして、それが押さえ込まれて出てきた基底症状にまで浸透しているということになる。

さらに第二の点を論じるために、統合失調症患者の生活史一般に目を向けると、そこではしばしば、目立った変化（無理な目標への挑戦といった比較的了解可能に見えるものから、突然の出奔、放浪といったより了解の困難なものに至るまで）が見られる。現象を発生的了解の及ぶ範囲と認知障害のあらわれとしての形式的障害とに区別する立場からは、このような変化を、通常の青年期心性の先鋭化か、すでに出現している病的体験の結果かのどちらかに帰すことになろう。しかしそのような生活史上の目立った変化の中に、基底症状の特徴を構成している問題と共通の問題を見ることができる場合もある。

症例4　ある女性患者は、精神科外来を受診する数年前に、遠隔地の大学に入学を決めたが、一年で中退してきた。その理由を尋ねると、不仲な親から脱出したかったから遠隔地へ行った、寮生活に疲れたから帰ってきたといった説明がなされた。しかし、特にその遠隔地を選んだ理由を本人ははっきり語ることができず、今でもそれは、周囲からは、やや唐突で不可解な選択とみなされている。また、寮生活についても、特に大きな問題があったわけではなく、そのときにすでに被害関係妄想が生じていたわけでもなかった。患者は地元で新たな大学に入学し直してしばらくは順調だったが、卒業の年になって卒論を書き始めたがなぜか途中でやめてしまい留年するということが繰り返された。そのうちに、何かをしていてもその最中には自分の抱いている感情がわからず、あとになってようやく自分がそのとき何を感じていたのかがわかるという症状と、自分がしていることや考えていることを全部知っている人がいて、その人がいろいろな人を操っているという妄想があらわれた。

この患者は、新たな人生決定をしたり人生上避けることのできない課題にとりかかったりはするのだが、それらは明瞭な理由のないままに中途で放棄されている。社会的に重要な決定を迫られたときに困難に陥るということは、さまざまな疾患に見られ、たとえば強迫神経症患者は、決定にかかわる権威に対する攻撃性とその抑圧から決定を先延ばしにする場合がある。後に統合失調症を発症している本例の患者の場合は、目的志向性がはっきりしないまま行動が開始されていつのまにか放棄されたり、いったん開始された行動が明瞭な理由なく頓挫してしまったりする傾向を、そのまま生活史の特徴として指摘しておくのが適切と思われる。そしてこのような生活史の特徴は、行為が終着地点にまで降り立たないという基底症状の特徴に共通している。

6　出来事による症状の誘発と過程活動性

次に、日常生活に生じた出来事が症状を誘発する場合について考察するために、単純な例をあげてみたい。

症例5　発症してすでに十年になる慢性男性統合失調症患者。普段から同年代の男性患者と仲良く話し相手になっていたが、あるとき急にさまざまな出来事を自分に結びつける被害関係妄想を訴え始めた。やや回復してから患者はそのときのことを、「あいつ（男性他患）のことが憎らしくなって殴ろうと手を上にあげた。そのとき世界が変わった」と述べた。

統合失調症患者が葛藤やコンプレックスにさしかかるときに症状が出現しやすいことは、さまざまに指摘されてきた。これを説明しようとするときに、基底障害構想のような立場では、症状を惹起した出来事の意味は、下部構造である神経機構に負荷をかけた非特異的なストレスに還元されがちである。けれども、日常生活の中で生じる出来事が統合失調症現象を惹起する上で特異的な意味をもちうることを考慮して論を立てるならば、意味内容をもった出来事がどのように患者に統合失調症症状を引き起こすのかということが、ひとつの同じ現象平面の上で論じられる必要がある。父の位置に立つ人に出会うことによってシニフィアンの体系全体に混乱が生じるとするラカン（Lacan, J.）[28]の発病状況についてのテーゼは、状況のもつ意味内容を症状の形式にまで結びつけた議論として、もっとも包括的な位置を占めている。しかし、何らかの出来事をきっかけに症状が噴出するということは、特に発病後になれば、多様なパターンで生じている。筆者も別の機会に、卑近なコンプレックスを刺激されたことをきっかけにして、特別な存在である自己を軸として社会全体が構成されていくという妄想が進展し始める場合があることを指摘した[38]。誘因となった出来事の意味を単なる非特異的な負荷に還元しないで現象を理解する試みは、さらに追究される必要があると考えられる。

最後に、この例についての議論をきっかけにして、基底障害構想の中核をなしている概念のひとつである「過程活動性」について検討したい。

基底障害構想では、段階1から段階3に至る症状の進展に一貫した病的「過程」を推定している。しかしフーバーはそれにとどまらず「過程活動性（Prozeßaktivität）」という量的な概念を想定した。そして、それがもっとも強いのは一過性の段階2であるとし、段階2の過程活動性は脳波変化にも反映されるとした。

この概念は基底障害構想にいくつかの矛盾を引き起こしているように見える。まず、なにゆえに一貫した「過程」の中間に位置する段階2で「過程活動性」が最大になるのかが不明である。さらに、基底障害構想は、「過程活動性」の高い症状が基底症状の中に含まれなくてはならないという理論上の要請から、妄想気分、妄想知覚や異質性の高い体感異常、知覚変容などを段階2に組み入れている。このため、いくつかの段階2の基底症状においては、「本人によって自覚される」という基底症状の定義はまだ維持されているものの、「欠損として自覚される」という定義の方はもはや維持されていない。一方で、フーバーらの主張した段階2での脳波変化は、今日の脳波学で一般的に認められているとは言いがたい。

以上の問題点にもかかわらず、この段階2の過程活動性の概念は、臨床的に興味深い視点を提供しているように思われる。統合失調症の患者においては、病的体験が形をなして析出する前に特別な質をもった体験に見舞われていることがしばしば見いだされる。それは、実存を震撼させる体験(32)であり、激しくあらわれる場合は緊張病の始まりや妄想気分のあらわれという形をとるが、ときにはわずかな途絶の出現といった些細な形をとることもある。いずれにせよ、それらは、異質な体感の到来、世界の変容といった独特の動きをもったものとして患者にあらわれる。基底障害構想における過程活動性の概念は、臨床的には、この動きの感覚に対応している。われわれは、患者が段階1に属する基底症状を訴えるような状態についても、単に、安定した基盤の上に立った主体が自らの機能の欠損を見据えて悩んでいる状態とは言えないのではないのかということを論じてきた。しかし、段階1での内省の様態にすでに存在している「異質性」は、あくまで「点状の異質性」である。患者は、そこからさらに、異質な世界に委ねられていく。一過性の現象である段階2の「過程活動性」において患者に自覚されているのは、その異質な世界に突入する際の変容感、動きなのではないだろうか。

先の例は、この異質な世界への突入――基底障害構想に従えば段階1から段階2への過程の進展――において、一般的には些細なことと思われる日常的な出来事がきっかけとなっている場合があることを示している。患者は怒りを珍しく他患に表明しようとしたその瞬間に、世界の変容を体験している。

六　要約と結語

残遺状態、欠陥状態、前精神病状態にある患者が欠損として自覚する症状である基底症状をもとにフーバーにより構築された基底障害構想に対して、構造主義的視点をもつ人間学的立場から討論を行った。基底障害構想が依拠している考え方のうちの二点に対して問題点を指摘した。第一に、基底状態では健康な自我が自己の精神機能の欠損を客観的に内省しそれに対処しているという考え方を取り上げた。それに対して、基底状態にある患者によって内省されているものが、行為の滞りであると同時に正常な主体の成立の困難でもあるという見解を呈示した。基底状態にある患者の内省は、ある構造を通過して行為が終着地点にまで到達することにより、その行為に対して規範的な根拠をもった主体が生成されるということが困難になっているところに生じてくると考察した。第二に、基底症状から統合失調症に典型的な症状にまで通底する障害を形式とし、症状の具体化に際して取り入れられる状況や生活史を内容と考え、形式と内容を峻別しようとする考え方に対し、疑義を呈した。まず、生活史の特徴と基底障害のような微細な症状の特徴に、共通の特徴――たとえばとりかかった行動が目的地点に降り立たない――が見られる場合があることを指摘した。次に、日常生活の中で生じる内容をもった出来事が形式的な症状を引き起こす場合について、これを、出来事が神経系に非特異的な負荷をかけたと解釈するのではなく、意味をもった出来事が形式的な症状の発現をどのように引き起こすのかを、ひとつの同じ現象平面で論じる必要があることを指摘した。

なお、このような試みは、あらわれた現象と生物学的な所見とに対応が存在することを否定するものではないことを付言しておきたい。一過性の段階2の現象と脳波所見とを対応づけるような試みは、今後より大きな成果をもってなされる可能性があろう。本論の意図は、主体の生成の問題があらわれていると考えられる現象を患者による機能障害の描写へと還元してそこから直接に脳障害の実質を推定しようと試みることの問題を指摘し、広義の人間学的精神病理学には、このような還元によらずに現象の論理を追究する道が開かれていることを主張することにある。

文献

（1）Andreasen, N. C.（1982）Negative symptoms in schizophrenia: Definitions and reliability. *Arch. Gen. Psychiatry*, 39: 784–788
（2）Benedetti, G.（1992）*Psychotherapie als existentielle Herausforderung.* Vandenhoeck & Ruprecht, Göttingen
（3）Blankenburg, W.（1971）*Der Verlust der natürlichen Selbstverständlichkeit: Ein Beitrag zur Psychopathologie symptomarmer Schizophrenien.* Enke, Stuttgart. 木村敏・岡本進・島弘嗣訳（一九七八）『自明性の喪失――分裂病の現象学』みすず書房、東京
（4）Blankenburg, W.（1970）Zur Leistungsstruktur bei chronischen endogenen Psychosen. *Nervenarzt*, 41: 577. 岡本進訳（一九八一）「慢性内因性精神病者における仕事の構造について」木村敏編・監訳『分裂病の人間学――ドイツ精神病理学アンソロジー』医学書院、東京、一八七－二二二頁
（5）Blankenburg, W.（聞き手　花村誠一・河本英夫）（一九九八）「現存在分析からシステム論へ」河本英夫／L・チオンピ／花村誠一／W・ブランケンブルク編『精神医学――複雑系の科学と現代思想』青土社、東京、八－四一頁
（6）Bleuler, E.（1911）*Dementia Praecox oder Gruppe der Schizophrenien.* Deuticke, Leipzig. 飯田眞・下坂幸三・保崎秀夫・安永浩訳（一九七四）『早発性痴呆または精神分裂病群』医学書院、東京
（7）Broen, W. E., Stroms, L. H.（1966）Lawful disorganization: The process underlying a schizophrenic syndrome. *Psychol. Rev.*, 73: 265–279
（8）Conrad, K.（1987）*Die beginnende Schizophrenie. 5. unveränderte Auflage.* Thieme, Stuttgart

（9）Crow, T. J.（1980）Molecular pathology of schizophrenia: More than one disease process? *Br. Med. J.*, 280: 6-8
（10）Deleuze, G., Guattari, L.（1972）*L'Anti-Œdipe: Capitalisme et Schizophrénie.* Minuit, Paris. 市倉宏祐訳（一九八六）『アンチ・オイディプス――資本主義と分裂症』河出書房新社、東京
（11）Frith, C. D., Done, D. J.（1988）Towards a neuropsychology of schizophrenia. *Br. J. Psychiatry*, 153: 437-443
（12）Gross, G.（1989）The 'basic' symptoms of schizophrenia. *Br. J. Psychiatry*, 155（suppl. 7）: 21-25
（13）Gross, G., Huber, G., Klosterkötter, J. et al.（1987）*Bonner Skala für die Beurteilung von Basissymptomen.* Springer, Berlin
（14）Gross, G., Huber, G.（1993）Do we still need psychopathology, and if so, which psychopathology? *Neurology, Psychiatry and Brain Research*, 1: 194-200
（15）Huber, G.（1966）Reine Defektsyndrome und Basisstadien endogener Psychosen. *Fortschr. Neurol. Psychiatr.*, 34: 409-426
（16）Huber, G.（1983）Das Konzept substratnaher Basissymptome und seine Bedeutung für Theorie und Therapie schizophrener Erkrankungen. *Nervenarzt*, 54: 23-32
（17）Huber, G.（1992）Konzeption der Einheitspsychose aus der Sicht der Basisstörungslehre. In: *Für und wider die Einheitspsychose*（Hrsg. Ch. Mundt, H. Saß）. Thieme, Stuttgart, 61-72
（18）Janzarik, W.（1983）Basisstörungen: Eine Revision mit strukturdynamischen Mitteln. *Nervenarzt*, 54: 122-130
（19）Janzarik, W.（1988）*Strukturdynamische Grundlagen der Psychiatrie.* Enke, Stuttgart. 岩井一正・古城慶子・西村勝治訳（一九九六）『精神医学の構造力動的基礎』学樹書院、東京
（20）Jaspers, K.（1913）*Allgemeine Psychopathologie.* Springer, Berlin. 西丸四方訳（一九七一）『精神病理学原論』みすず書房、東京
（21）木村敏（一九八二）「内因性精神病の人間学的理解――『内因性』の概念をめぐって」『自己・あいだ・時間――現象学的精神病理学』弘文堂、東京、二七八-二九九頁
（22）木村敏（一九九二）「分裂病について1」『生命のかたち／かたちの生命』青土社、東京、六一-七八頁
（23）木村敏（一九九四）「分裂病の現象学と進化論的思弁」村上靖彦編『分裂病の精神病理と治療』6、星和書店、東京、一-三二頁

（24）Klosterkötter, J.（1992）Wie entsteht das schizophrene Kernsyndrom? *Nervenarzt*, 63: 675–682
（25）Klosterkötter, J., Gross, G., Huber, G. et al.（1997）Sind selbst wahrnehmbare neuropsychologische Defizite bei Patienten mit Neurose oder Persönlichkeitsstörungsdiagnosen für spätere schizophrene Erkrankungen prädikativ? *Nervenarzt*, 68: 196–204
（26）Koele, K., Sauer, H.（1984）Huber's basic symptoms: Another approach to negative psychopathology in schizophrenia. *Compr. Psychiatry*, 25: 174–182
（27）古城慶子・平澤伸一（一九九〇）「Ｂｏｎｎ大学基底症状評価尺度（ＢＳＡＢＳ）」『精神科診断学』1、五八七‐五九七頁
（28）Lacan, J.（1966）D'une question préliminaire à tout traitement possible de la psychose. In: *Ecrits*. Seuil, Paris, 531-583. 佐々木孝次・三好暁光・早水洋太郎訳（一九七七）「精神病のあらゆる可能な治療に対する前提的問題について」『エクリⅡ』弘文堂、東京、二九一‐三五八頁
（29）Liddle, P. F., Barnes, T. R. E., Curson, D. A. et al.（1993）Depression and the experience of psychological deficits in schizophrenia. *Acta. Psychiatr. Scand.*, 88: 243–247
（30）Maher, B. A.（1988）Language disorders in psychosis and the impact on delusions. In: *Psychopathology and Philosophy*（eds. M. Spitzer, E. A. Uehlein, G. Oepen）. Springer, Berlin, 109–120
（31）丸田伯子・松浪克文（一九九五）「分裂病における身体違和感と陰性症状」（日本精神病理学会第十七回大会演題発表要旨）『臨床精神病理』16、六四‐六五頁
（32）Müller-Suur, H.（1962）Das Schizophrene als Ereignis. In: *Psychopathologie heute*（Hrsg. H. Kranz）. Thieme, Stuttgart, 81–93
（33）長井真理（一九八三）「内省の構造——病的な『内省過剰』について」村上靖彦編『分裂病の精神病理』12、東京大学出版会、東京、一八九‐二一一頁
（34）Schneider, K.（1962）*Klinische Psychopathologie*. Thieme, Stuttgart
（35）関根義夫（一九八八）「精神分裂病急性期経過後の一過性残遺状態、とくにその2類型について」『精神経誌』90、三九五‐四一三頁
（36）Süllwold, L., Huber, G.（1986）*Schizophrene Basisstörungen*. Springer, Berlin
（37）津田均（一九九八）「分裂病者の『決定不能』に関する一考察」『精神経誌』100、二九一‐三一一頁（本書の第二章に再録）

(38) 津田均（二〇〇一）「分裂病者と『社会』——症状構造、存在様式、症状発現状況の検討から」関根義夫編『精神分裂病——臨床と病理』3、人文書院、京都、二四七-二七三頁（本書の第三章に再録）

(39) 山岸洋・木村敏（一九九〇）「基底障害理論」木村敏・松下正明・岸本英爾編『精神分裂病——基礎と臨床』朝倉書店、東京、六六-七四頁

(40) 安永浩（一九八三）「分裂病の『記憶、想起』と『奇妙な思考』の問題点——Ａｆ-ＦとＥ-ｅＢの類型論」村上靖彦編『分裂病の精神病理』12、東京大学出版会、東京、二六五-三〇〇頁

第五章　壁を抜ける患者と治療者——病の経過と精神療法

私の臨床と理論的基礎を育んだのは東大の分院であり、そこの科長をされていたのは、安永浩先生であった。安永、飯田、中井先生らは、その分院の伝統を形作った師である。しかしこれらの人たちと医局員の関係は、一般に師と門弟というのとははなはだ違う関係だったのではないか、そしてそのような関係性自体が、安永先生自身と分院の風土の産物だったのではないかと思う。要するに、そこで学ぶ人たちにとっては、臨床の傍らでは、自分で自分なりの思索を続けることが課題だった。医局員が何かの体系的な理論を共有し、それを学びそれに従わなければならないというような雰囲気はまるでなかった。

このような風土の中では師にあたる人はどのようなあらわれ方をするだろうか。彼らは、通常出会うことのできない、含蓄のある一言を何かの瞬間に述べてはすぐ立ち去るというあらわれ方をするように思う。

そのような一言の例としてここにあげて失礼にあたらないことを願うのであるが、安永先生が初年度に述べられたことに、「精神療法は要するにねばり」というのがあった。以下の論文は統合失調症の精神療法を扱った論文だが、結局は、この「ねばり」の中身がどのようなものになるのかを書き連ねたものでしかない。ここに述べたことのほかにも、私が自分のはなはだ不器用な資質の許す範囲で身につけたより細かい治療技法上の引き出しがないわけではない。しかし本論はそのようなものの蓄積を示して読者の批判を待つことを目的とはしなかった。自発的でその人にとって自然なものにまでなっていない技法は、試みてもだいたい失敗するかよくて空振りに終わる。本論の目的は、あくまで、われわれがそこに赴くことを余儀なくされている「ねばり」が内包するところを描き出すことである。

そもそも私には、精神科医の役割というものに対してあるイメージがある。精神科医のイメージとしては、他人を洞察や成長に導くというようなものもあるであろうし、治療関係の中で湧き上がってくるものを逐一分析しながら、それによって人を根底から動かすというようなものもあるであろう。あるいは社会環境を大きく動かしてそれを患者が生きていく上で困難の少ないものにしていくというのも重要な役割であろう。この三つのイメージのうち最初の二つは、私に馴染んだイメージではない。三番目の役割に貢献することは非常に重要だと考えている。しかしいずれにせよ私のおもな精神科医のイメージはふたつの前提のもとに作られている。第一の前提は、人間一般にとって、この社会にはいること、この世の中に着床すること、そこに安定して居続けるということには、根源的な困難、不可能があるということである。第二の前提は、ある種の人たちには、そのことがとりわけ困難となるような、しかもその困難を自前で閉じることができなくなるような、「開いた」構造があるということである。このふたつの前提の上に立って見てみると、患者というのは、この世界にはいるときにすでにある程度閉じた形で保持しているのが通常であるはずの部分が開口したままで世界にはいってこざるをえなかった人ということになる。私のイメージする精神科医の役割は、この開口部分に身を置きながら、そこで生じる過程をともに乗り切るという役割である。

なお、本論文を執筆するときに与えられた課題が、統合失調症の精神療法であり、かつその自然経過とカップルになったものであったことは幸運であった。当然ながら、ここで論じた精神療法はさらに薬物療法ともカップルになったものである。内因性精神病の精神療法が役立つのは、自然経過と薬物療法を前提とした上での「ひと押し」、「ひと配慮」、「ひとねばり」であり、それで十分であると思う。その成否によって、その後の展開は変わってくる場合のあることが伝われば、本論を書いた目的は達せられている。

一　はじめに――多次元的なアプローチにおける精神病理学の意義

精神医学は、他の医学分野よりもはるかに強くそのときの学問の趨勢によって揺れ動いてきた。統合失調症についての精神医学は、その例外であるどころかむしろ典型であろう。学問は、疾患の示す現象の本質をどこかの場所に還元しようとする傾向をもつ。その場所として指定されてきたものは、あるときは脳であり、あるときは心理的な構造であり、あるときは狂気をそれと名指して排除しようとする社会の傾向であった。

永田(26)は、それぞれの主張が優勢であった時代の影響を受けて自己の治療スタンスが変化したのに呼応し、治療した統合失調症患者も示す姿を変えたという体験を報告している。このことは、統合失調症患者が治療構想からの刻印を独特のしかたで強く被る存在であることをあらわしている。しかし、このようなことが起こりうるということ自体は、また逆に統合失調症という疾患が実際多様な側面をもつものであって、それに呼応して精神医学がさまざまに揺れ動いてきたということを示してもいるのではないであろうか。精神医学においては、単純にある時代の学説や治療が否定ないしは改善されて、次の時代のより正しい学説や治療法が生まれているということはできない。このことは統合失調症についての精神医学についてもあてはまる。それぞれの時代に特徴的な学説や治療法は、統合失調症のもつ多様な側面の一部分を拡大し、そこに焦点を当てたものであるかもしれないのである。

このような可能性をまじめにとるならば、精神疾患に対する偏見を取り除くという表面的にはきわめてまっとうな理由から、精神医学を単純に医学の他の分野と並置することは正当であるとはいえないであろう。むしろ精神医学は、精神医学に固有の意味で広く人文系の学を含む諸科学に開かれた基礎学をもたなければならない。精神病理学の存在理由のひとつは、このような基礎学として精神医学に寄与することにある。

もっとも、統合失調症のもつ多様な側面に対応することならば、実践においてすでに昨今の生物 - 心理 - 社会的な多次元的アプローチの中で実現されているという主張もあろう。確かに、今日あるべき治療の姿が多次元的なものでなくてはならないということには異論がないであろう。しかし、現在の統合失調症臨床において、「生物学」や「心理」「社会」が当の統合失調症に十分内在的な文脈において取り上げられているとは言いがたい。

現在優勢な生物学的・生理学的理論である認知障害論を考えてみると、それは、器質性疾患や正常状態についての知見の進歩から類推され、移入されてきた構想によるところが大きい。けれども、統合失調症の場合、一見通常の意味における認知や記憶の障害にみえるものの中にも主体の成立や生活史の歴史性にかかわる問題の潜んでいることが臨床的に推論される(40)。このような問題にまで射程の届く生理学の到来は、将来に待たれている。

一方、心理的アプローチにおいては、過去の精神療法的経験の伝承が衰退してきていることをまず振り返る必要があろう。現在、以前の密度の高い精神療法から得られた統合失調症に内在的な心理についての知は抜け落ち始めているように思われる。

統合失調症に対する精神療法は、フロイト（Freud, S.）による神経症に対する精神分析を土台にしながら、その適用範囲を拡張しようとすることにより発展してきた。この拡張は単純に成功しはしなかった。多くの試みがなされ、統合失調症に対しても精神療法が決定的に作用して改善をもたらした例が報告されるようになった。けれども現実にはそのような例はかなりまれであり、いったん密接な関係を治療者ともった後、そこを離れた患者の予後が特に楽観できないものであることも明らかになった。

開花した精神療法への情熱は、今でも決して尽きてしまったわけではない。けれども、現在では過度の治療的接近に随伴する危険へ警鐘が鳴らされる一方で、効率を重視する傾向に拍車がかかっている。それにともない、心理的アプローチは薬理学的・認知論的な理解の及ぶ症状に対する教育的アプローチに限定される傾向にある。この限定は、「医学化」による安定とでもいうべきものを臨床にもたらしてはいる。しかし、そこでは「そもそも精神病状態にある統合失調症患者によって『認知』されているものは何なのか」というような問いはかっこに入れられたままであるか、たかだか現実認識における誤謬とされるにすぎない。また、ある程度経験豊かな精神科医ならば必ず共有していたような、生活全般にみられる統合失調症患者に特徴的な心理についての知が生かされる余地は少ない。

その結果生じていることは、統合失調症患者に特徴的な心理面への配慮が等閑にされがちになったということのみではない。患者を正常心理学的に解釈する部分が過大になるということも生じているように思われる。たとえば、認知論的立場は統合失調症患者が示す現象の形式面を器質的ないし認知的障害に還元するが、同時に多くの内容が正常心理学的ないしは発生的に[18]了解されること、心理反応的な部分が多く存在することを強調する[10][16]。しかし、このような態度からは、一見正常心理学的に類推されるようにみえる了解連関の中に実は統合失調症患者に特有の論理や心理が潜んでいる場合がある、という視点が抜け落ちる危険がある。

このような論理や心理を特定し、それについての理解を深めることにより、過去の精神療法的な実践をより有効性の高い方向に導くことは精神病理学の重要な課題である。本稿ではその可能性と、そして同時にそこにつきまとう困難について論じる予定である。

次に社会的アプローチに触れると、これは現在の政治的、経済的、社会的な制度や現在の社会が患者に対して示す態度を、患者の利益になるように誘導し活用することにより患者の改善を図ろうとするアプローチであるといってよいであろう。今日では好ましいことに、このような方向への関心はますます高まっている。

ただし、ここにも現在の実践の中で抜け落ちる傾向にある論点がある。それは、「統合失調症患者にとって『社会』それ自体がどのようにあらわれているか」という論点である。このような論点は、たとえば病名告知のようなありふれた問題を考える上で重要になる。確かにある病名を告知したことが患者に与える影響は、その病名に対して一般社会が現実にどのような態度をとっているかということにより決まってくる面がある（「いかなる社会復帰にとっても、大昔から心を病む者に背負わされてきた蔑視は、それだけですでに有害である」）[31]。しかし、特に統合失調症の患者には、社会から自分が何らかの病名とともに名指しされるということが生じたということ、そのものの影響がある。この影響は、もちろんこのような名指しが、病名の示すところについて本人に理解や納得のいかないまま行われたときもっとも強くあらわれるであろう。そのような病名告知は、患者にとってはまさに患者のあずかり知らぬところで語る[41]ディスクールによって突然に名指しされたという体験となる。しかし、ある程度病気に対する理解が可能になった段階で病名の告知がなされれば、告知からそのような意味がまったく払拭されるというものでもない。

このような問題の理解には、統合失調症患者が自分にかかわってくる社会的制度とどのように関係を結ぶのかということを検討することが不可欠である。これも精神病理学の課題であり、後にも触れる予定である。

以上の素描が示すように、学際的な基礎学としての精神病理学が多次元的な精神医学に寄与する[28]余地は広く開けている。多次元的な精神医学におけるそれぞれの次元が統合失調症に固有の文脈においてどのような意味をもっているのかを追究することは、精神病理学の課題である。

しかし、そのような試み自体が、決して直接に本論の主題である精神療法の可能性について楽観的な展望を切り開くわけではない。なぜならば、心理的な要素の強い現象においても、それが統合失調症に固有の問題に接近していればいるほど、そこに精神療法的なかかわりによっては容易に乗り越えがたいものが存在しているからである。患者の「心理」的・「社会」的側面が統合失調症に固有の文脈の中で「照らし出される」ということと、それらが実際に心理的・社会的な働きかけの中で「動き始める」ということは別の問題である。治療、特に精神療法を論じる上では、この機微に通じておくことが重要であるように思われる。

本稿ではこの点を論じるために、単純化のそしりを受けるものとは思われるが、統合失調症の疾病過程に対してモデルを設定し、疾病過程が寛解状態に移行していくことを阻んでいるものを「壁」と呼んでおくことにしたい。統合失調症が精神病状態から寛解状態に移るときには、この「壁」を越えなければならないと考える。もちろん現実の寛解過程は複雑であり、これは図式化されたモデルである。

この壁は、一方で生物学的な壁として想定されうる。この場合、それを中井[27]にならって「臨界期」に存在するエネルギー的なポテンシャルの壁とみることもできる。この生物学的な壁は、同時にある程度まで精神療法に対する限界としてあらわれる壁という性格をもつ。なぜならば、いまだこの壁の手前、精神病の側にいる患者に対しては精神的な働きかけに多くの効果と手ごたえを期待することはできず、精神療法のみによってそのような患者を壁の向こう側、寛解の側へ移すことは困難と考えられるからである。

他方で、統合失調症に特徴的な心理構造が作り出す構造的な壁も想定されうる。そしてこの壁も、精神療法に対する限界としてあらわれる壁という性格をもつ。なぜならば、そこではまさに統合失調症に固有の心理的な問題が、心理的なかかわりによっては容易に解決のつかないような形をとってあらわれるからである(注1)。

(注1) 多次元的なアプローチにおいて、生物的・心理的・社会的側面の相互関係をどのように考えるかということにかかわる多様な問題をここで詳細に論じることはできない。実際には「多次元的」に、それぞれの側面があたかも並列的に存在しているかのように議論をしていても、それらの間に階層関係が生物学的領域を土台にするという形で暗に想定されていることは多い。レオ

ンハルト（Leonhardt, M.）ら[23]は、ガウプ（Gaupp, R.）のパラノイア学説における多次元生成論に対して、これをこの階層性との関係から批判している。確かに生物学的側面をその他の側面の根底に措定すると、現時点で心理的了解が及ばないと解釈された現象すべてを生物学的領域の中に投げ込んで良しとすることになりかねない。心理的側面の理解において画期的な進歩を示したガウプの学説も、このような陥穽から抜け出ていないというのが彼らの批判である。花村[12]は、心的システム、神経システム、身体システム、社会システムの間の関係をオートポイエーシス論における「カップリング」の概念においてとらえることにより、階層構造論とそれに付随する還元主義を超えようとしている。このような議論が、薬物療法と精神療法との関係についての実践的な議論に結びつくことが期待される。

現実には、薬物療法が導入される以前の、症例が「自然史」をたどった時代においてすら、多くの症例がこのような壁を抜けて寛解の方向へ動いていったことは明らかである。薬物療法の発展はさらにこの壁の通過を容易にしたと考えられる（フーバー（Huber, G.）[15]は精神病状態から残遺状態――彼の言う基底状態――への移行は薬物療法導入以前から存在したが、薬物療法はこの移行を促進したことを確認している）。一方で、現在でも少なからぬ症例は、この壁のところに長期にとどまり不安定な病像の反復を呈するか、この壁を寛解の方向へ抜けることができず、壁に対して別の解決のしかたをとって慢性様態へ移行している。

精神療法の基本は、まずは患者がこの壁を容易に通過できるような背景条件を整えることにあり、さらに壁を抜け始めた患者と適切な関係を結ぶことにあろう。しかし、薬物療法の発展にもかかわらずこの壁を越えがたい患者が多くいるのも事実であるのだから、たとえその壁が本性上精神療法の壁としてあらわれるものであるとしても、何らかの精神療法が、患者が実際にこの壁を抜けていくことを援助する可能性はないかとも考えたくなる。それが成功したときには、それは治療という関係性の上で生じた出来事であるから、治療者もまた壁を抜けたと考えてよいであろう。

以下では、まずこの二つの壁についてもう少し考察を進めることにしたい。

二　精神療法に対する二つの壁

1　生物学的な壁

ムント（Mundt, Ch.）[25]は、すぐれた総説「妄想の精神療法」を、その表題が形容矛盾のようにみえるということわり書きから始めている。なぜならば、ヤスパース（Jaspers, K.）の妄想の定義には訂正不能という項目が含まれているからである。確かに「訂正」を精神的なかかわりによって妄想を軽減させることと読むならば、ヤスパースの妄想の定義には精神療法の無効を意味する内容が含まれていることになる。

本論の課題である精神病の自然経過と精神療法という組み合わせも、互いに相反するものが「と」で結ばれた組み合わせと考えられなくもない。やはりヤスパースの設定した枠組みがこの二つの間の背反を際立たせる。自然経過の語に含まれている「自然」の中にヤスパースの意味における生物学的に基礎づけられた「過程（Prozeß）」をみるならば、自然経過は精神療法の効果をはばんで立ちはだかるものを意味することになろう。

もっともこれに対しては、「過程」は「了解」の限界として規定されたものであって、精神療法の有効性の限界として設定されたものではないという反論がありうる。しかし、生物学的な「過程」が精神的な働きかけという実践に対して限界をなしているというテーゼは、それが「了解」という認識の可能性に対して限界をなしているというテーゼ以上に、容易には反論できない内容を含んでいる。

ここで一時躁うつ病に目を転じるならば、内因性ないしは精神病性のうつ病を日常的なうつ状態から区別するための指標として、ヤンツァーリク（Janzarik, W.）[17]は始まった抑うつが環境からの働きかけによってただちには回復しないということを重視する。ヤンツァーリクによれば、うつ病の開始は必ずしも自生的な（autochthon）わけではなく、そこに人格構造と関連した状況因が作用している場合の多いことは疑いえない。しかし、一度始まったうつ病は、生物学的事象としての自律的な（autonom）力動の逸脱という特徴をもっており、それは精神的な働きかけによっても、あるいはそれを引き起こした状況が取り除かれることによっても、すみやかに回復することがない。確かに環境の変化や精神療法的介入によってすぐに影響を受けるうつ状態に対して、その内因性を疑うことには十分に臨床的な根拠がある。

ここでヤンツァーリクは生物学的な事象として特に力動面を考えその自律性を強調しているけれども、認知・思考面の一見前後の状況から了解することが可能とみえる現象でさえも、実際には精神的働きかけによってほとんど動かず、結局薬物がそれらに対するもっとも効果的手段であるという場合は多い。「もうこの病気は治らない」というような、うつ病患者の認知はその典型である。その訴えは精神的支持によって軽減されず、しかし薬物が効果を発揮すると解消されてしまう。これを、うつ症状が長引いていることに対する不安がうつ症状の回復により解消されたのだと了解したのでは、事態を見誤ることになる。この訴えが、たとえこれまでにうつ病相の反復とその長期化にさんざん苦しんできた患者によって述べられ、その事情から考えてもっともな内容のものときこえる場合でも、それはそのような了解連関の中にある訴えではないと考えた方がよい。その訴えは、うつ病相において体験される時間性の変化に由来する主体にのしかかる特別な重さ、主体が未来に向かって展開する可能性の閉塞から生じたものであり、薬物はそれを解消するのに有効である。

統合失調症においても事情は似かよっている。発病の状況因はうつ病にくらべてはるかに特定しづらいけれども、その存在について示唆が得られることは少なくない。しかし、その後のシュープと呼ばれる独特の勢いをもつ状態像には、やはり環境からの精神的な働きかけによって頓挫させることの困難な力動の自律的な逸脱が存在する。それに対する精神療法的な働きかけには、直接的な効果を多くは期待できない。

また、統合失調症の場合も、一見了解可能な訴えに対しても薬物療法の方が精神的な働きかけにくらべて有効であるということが少なくない。

症例１　身体疾患に伴う葛藤をもつ患者

ある男性患者は、幼少時に罹患した疾患のため何度も集中的な内科治療を受けなければならなかった。その頃から患者は、この疾患の治療のために生活の上でいろいろと耐え忍ぶことが多いことを苦痛に感じていたし、また自分の病気のために家族が犠牲を払わなければならないことにも悩んでいたようだった。けれども、青年期にはいるまで人に言われたことをまじめに受け取って黙々と努力するタイプであった患者は、このような悩みを家族にも打ち明けることがほとんどなかった。彼は二十歳になって突然「不良仲間」とつき合うようになり、友人の間を泊まり歩き始めた。このときの反抗的で遊興的な生活の間に内科疾患のコントロールが不良となり、患者はそれによる入院を余儀なくされた。この入院先で、彼は「どうせ自分は皆に病気で迷惑をかけるだけだ」と言い、治療に対して拒否的で投げやりな態度をとっていた。これに対して病棟の治療スタッフは心理的援助を試みていたが、それにもかかわらず患者は突然自殺を企図した。これをきっかけに、患者は精神科に紹介されることになった。

精神科に転床後、患者の内科病棟での言動に、治療スタッフに対する関係念慮の存在を疑わせるものがあったことがわかり、中等量の抗精神病薬の投与が試みられた。しかし、患者の拒否的な振舞いは変わらず、「自分は幼少時からの病気のために人に迷惑をかけてきたからもう自暴自棄になっている」ということのみを訴え続けた。抗精神病薬の副作用のつらさも強く訴えられた。心理的なサポートをさらに強化する案と、抗精神病薬を増量する案が出され、まずは後者が選択された。その一週後から患者の表情は急速に改善し、同じ頃から「どこへ歩いて行っても周囲の人間は自分の存在に目をとめて不愉快になって迷惑している」ということが語られるようになった。さらにほどなく患者は、精神科の薬を飲む必要性についても、内科疾患の治療を受け続ける必要性についても受け入れ始めた。

この患者の抗精神病薬の服用を開始する以前の「人に迷惑をかけている」という訴えは、まったく生活史から了解されうる内容だった。しかし、そこに実は自己の存在そのものに行く先々の人が迷惑を被っているという形の、自己と世界との対峙が潜んでいた。患者はこのことをずっと以前から抱えていたのだが語ることができず、薬物の服用が患者がこのことを他者に語ることを可能にしたのかもしれない。しかし、あるいはまた薬物が、患者にとってある圧力のようなものでしかなかったものを、人に訴えうる輪郭をもったものに変えたのかもしれない。いずれにせよ、その内容が生活史から了解されるかのようにみえた悩みに対して、精神的な働きかけは少なくとも短期的にはほとんど有効ではなく、一方で薬物によってすみやかに患者がそれに対処できるようになったことは明らかである。

以上のような例が示す、精神的な働きかけに対する抵抗としてあらわれる壁が生物学的な壁であるという主張は、あくまで仮説にとどまる。この壁の前後にあらわれている現象は単純に生物学的な現象ということはできず、そこにはそれに還元できない人間学的な根があるようにも思われる。またこの壁に対応する生物学的所見、「マーカー」が見つかっているわけでもない。だが、この壁が次の二つの理由で「生物学的」であると推測することは許されよう。ひとつは、実際にこの壁を通過するときに生じる変化が身体に近い領域の全体的な変化をともなって現れるという点である。ヤンツァーリクが力動と呼ぶようなものの様態、睡眠状態、表情の硬さなどの全体的な変化がそこで生じることは否定しがたい。今ひとつは、この壁の通過に薬物療法が有効な点である。

2　構造的な壁

以上に、統合失調症の過程において「生物学的な壁」と考えられるものが存在し、それは精神的な働きかけに抵抗する壁としてあらわれるが、薬物療法によってすみやかに乗り越えられることも多いことを論じてきた。このような壁とは別のタイプの、精神的な働きかけに抵抗する壁が存在する。生物学的な壁は、精神的な働きかけによっては当の治療の標的となっている症状が変わらないという形であらわれる壁であった。次に述べる壁は、精神的な働きかけによって治療者と患者はある関係にはいるが、その関係が、膠着状態になるか、むしろ患者に症状を引き起こす方向に働くという形であらわれる。このような壁についての考察からは、患者の心理構造の中に特別な問題点の存在することが明らかとなるので、これを「構造的な壁」と呼ぶことにする。ラカン（Lacan, J.）の統合失調症についての議論(20)(21)はまさにこの問題点にかかわっているが、それが実際の治療場面との関係において言及されることは少ない。そこでここでは、別の機会(36)にも取り上げた例であるが、ラング（Lang, H.）がラカンの論の影響下に統合失調症患者に対して解釈を行ったときのことを考察したもの(22)を参照することから出発したい。

症例2　ラングの症例

その男性患者は、自分の父親について母親からまったく語られることなく育ったという。患者が六歳のときに継父があらわれたが、この人は患者にとって常に「外部者」にすぎなかった。ラングは、この患者では父というものが面接においてほとんど話題とならなかったこと、家族面接においてもタブーとされて触れられることがなかったことを確認している。

彼が面接で語ったところによれば、彼は十五歳の頃ある少女と恋愛関係をもとうとしたが、その後から学校に落第するようになり、当時流行していた大衆ＳＦ小説の主人公であるペリー・ローダンのことばかりを考えるようになった。そしてこの種の小説が提供する題材をもとにした妄想を発展させ、ついにはペリー・ローダンのことを神と考えるようになった。彼にとって、この神はまた彼の双数的結合のパートナーであり、同一化の対象であり、融合の対象でもあった。そしてこの神は、彼が入院している病棟の医長、ドイツ大統領、財務大臣、文化省大臣など、「下位の神々」の中に具現化していた。

彼は、面接で、母が自分をたいへん甘やかしていて、自分を王、皇帝のように扱うこと、その母を頼らず独立できるようになることが自分の課題であることなどを語り、続いて自分とペリー・ローダンとのことを述べた。さらに「私の人生の半分は、このペリー・ローダンを把握できるようになるための戦いだった。そこに、その小さな点に私ははまり込んでしまい、その小さな点が私をいらだたせた。——私は、女の子が好きだったのに、女の子と知り合うのに臆病だった。私は男の子と知り合いになりたかったのに、臆病でなれなかった。こうして自分は孤立し、ペリー・ローダンのことだけを考えるようになった」と語った。

治療者は、ここで患者の前日の行動のことを話題にした。患者は何度も、病棟で医者の部屋が並んでいるところを行き来しているのが目撃されていた。そこで患者の気にかかっていたのは、それぞれの部屋についている番号が医者の病棟でのヒエラルキーをあらわしているのかどうかということだった。ヒエラルキーのことが彼には非常に気にかかっており、それゆえ彼は病棟行事のときにも病棟医長のそばにいたがった。彼は、「もっともすぐれている人のもとでのみ、自分は安全、安心を感じられます。C教授は父です」とそのとき語った。治療者は、このことにつなげて次のような解釈をした。「病棟の医者たちへの関心、医者たちのヒエラルキーとその一番上に立つ人への関心、さらには、ペリー・ローダンに十年にもわたって魅了され続けていること、これらの背後には、そのもとでは自分が王であるかのように感じられるけれども、同時にそのもとでは自分が孤立し、子どものままにとどまることになってしまう母親との絡み合いを断ち切ってくれるような、ある父親、ある審級への希求があるのではないか」。

患者は「そうですね。私にはそのようなことがありますね」と語った。その後、彼は病棟の厨房へ行き、ものを飲み込む動作を始めた。何を飲み込んでいるのか尋ねられると、彼は「情報を飲み込んでいる」と答えた。ほどなく彼は病棟を立ち去ってそのとき行われていた講義に侵入し、マイクロホンを奪って宣言した。「ペリー・ローダンは私の精神の父です。相互放射の効果がわれわれの間にはあります。私は、過去、現在、未来です。私は神のような三次元です。私は自分が神だと思います」。

この例では、治療関係の中でなされた患者への働きかけが、患者に激しい症状（講義への侵入とそこでの妄想内容の宣言）を引き起こすという結果に至っている。

統合失調症患者において、外界からの刺激が症状を惹起したことを明らかに見て取れる場合がある。代表的な例として、コンプレックスにかかわる話題が治療で取り上げられた場合をあげることができよう。ブロイラー（Bleuler, E.）(5)は、多くの症状が、患者の思考がコンプレックスにさしかかったときに生じる傾向があることを指摘した。ラングも、この症例を考察する際にまずこの考えの上に立ち、さらにそれをラカンの「父の名の排除」の問題に結びつけている。ラング自身による症例の考察をまず振り返っておこう。

ラングはこの面接場面を考察する際に、特に患者がものを飲み込むという身体動作を行いながら「情報を飲み込んでいる」と答えたことに焦点を当てている。このエピソードは、ホルム‐ハデュラ（Holm-Hadulla, R. M.）(14)が統合失調症患者における具象化傾向（Konkretismus）の一例として報告したものでもあり、ラングもこれに比喩の欠陥

(metaphorische Defekt) という症候的な呼び名を与えてはいる。けれども、ラングの考察の眼目は、この現象を単独で切り出すことなく治療状況の中で考察することにある。彼によれば、この患者は、患者の様態を父の審級の問題に関係づけた治療者の解釈を、神経症患者がするように否認したわけではない。それをいったん受け入れることさえしたのである(「私にはそのようなことがありますね」)。しかし、それには情報を飲み込んでいるという身体動作の場面が引き続いたのだった。ラングによれば、この解釈は「父親コンプレックス」を取り上げたものであった。そして、患者においては「父の名の排除」が存在し、父の審級に関する事柄は象徴化を逃れているがために、その解釈は体内化(Einverleibung)の形で現実に身体的に飲み込まれるほかはなかった。父に関する話題が家族面接でタブーとなっていること、心理的な意味で男性的機能を要求される恋愛体験での発病、父性的な人物群への偽同一化などは、すべてこの構造を指し示していると考察されている。

しかし、この例のように何らかの刺激によって症状が引き起こされている場合には、さらに、そこで患者の構造的な欠陥を射抜くような客観的視点が患者に突きつけられているということを考慮する必要があると思われる。ラングの範例的な考察を踏まえて、同じエピソードをパトス的に、なるべく患者の側から読み直してみよう。

患者がペリー・ローダンのことを考えることから抜けられずそこにはまり込んだまま(stecken bleiben)になっているということは、結局ペリー・ローダンは患者にとって完全で透明な存在ではなく、謎にとどまる存在であることを示している。患者を診察に臨ませている当のものは、一方で患者の現実的な対人関係の困難さであり、他方ではこのペリー・ローダンの不完全性であろう(もしペリー・ローダンが患者に対して患者の存在や行動の根拠を完全に提供する存在として立ち現れているならば、ペリー・ローダンへの謎が生じないばかりか、患者自身の生活への不全感も生じないはずである)。

診察では、治療者から父の審級にかかわる解釈が与えられた。その解釈の内容は、患者のペリー・ローダンに対する関係から患者の対人関係の困難さまでをも包括する原理の呈示であった。それは、これらの事象を、われわれの側から、つまりは患者の外部の地点から俯瞰して得られた知である。患者はそれを、自らの陥っている状況を切り開く可能性をもつ知として受け取りはしなかった。さりとて、その解釈は患者に何の影響も与えずに終わったわけではない。それでは症例の経過は、この解釈が患者にどのように受け取られ、どのような影響を与えたことを示しているだろうか。

解釈は、患者にとって、患者の現在の行動、状態全体の基礎をなしている構造的欠陥を射抜く指摘として立ち現れ、それは症状の発現をもって退けられたとはいえないであろうか。ラングは、身体運動を行いながら情報を飲み込んでいると述べた患者の行動においては、そこで解釈が退けられたわけではないとしている。確かにこの患者の「飲み込む」動作は、たとえば解釈を耐え忍んで「飲み込んで」おきながら実際にはそれに一向に納得していないことを比喩をもって示しているとはいえない。この行為には「比喩の欠陥」がある。しかし、この身体行為において、すでに解釈のもつ力を封じ込めて退けようとする力が働き始めているということはできるように思われる。

ここで注目したいのは、この身体運動を巻き込んだ一種の衒奇症が、「情報を飲み込む」という言葉が存在しえてはじめて可能となるような性質のものであるという点である。この行動が、われわれにとって奇妙なものでありながらもまったく意味をなさないものとなっていないのは、「情報を飲み込む」という言葉の連関がありうればこそである。ドゥルーズ（Deleuze, G.）(6)は、言葉には通常の意味作用の領域とは別に、ナンセンス（無意味）やブラックユーモアを可能にする「意味」という領域があると述べた。それは「君が荷車と言うと荷車が君の口から出ていく」というようなパラドックスを述べることを可能としているような領域、意味不明というのとは異なった無意味というものを可能としている領域のことである。患者の動作は、情報の「体内化」というよりも、この「(無)意味」の領域の連関を身体に具現化することによって、解釈が本人に対してもつ致死的な力を吸収、無効化しようとしたものであるとは考えられないであろうか。この患者の行動は、どこかビンスワンガー（Binswanger, L.）(3)のひねくれ（Verschrobenheit）についての論述を想起させる。ビンスワンガーは、回診の折に自分の熱い頭を冷やすためといって冷たい舌肉を額にのせている患者を例示した。そして、この患者においては通常の日常行動の連関全体は顧慮されず、ひとつの有用性（冷たいものは身体を冷やすというような）の指示連関のみが極端にまで推し進められているとしている。しかし、ビンスワンガーによって例示された患者において、特に顧慮からはずされ棚上げされている連関とは、実は自分が精神科病院において自分の頭を冷静にするための治療を受けているという状況、そのことではないであろうか。これの類推において述べれば、ラングの患者は「情報を飲み込む」という(無)意味の連関を推し進めることにより、解釈を受け入れるのかどうかという形で自分に迫ってきた治療状況の連関を棚上げしているように思われる。

けれども、その棚上げの効果は一時的なものにすぎなかった。講義室での宣言の中で、解釈の呈示のうちに含まれていた患者に対する要請は明瞭に拒絶されなければならなかったのである。

このような例からは、精神病理学的な知がそのまま患者に送り返されたとしても、それは症状を惹起することで終わる可能性が高いということがわかる。そこに、患者への働きかけに抵抗する構造的な壁の存在が示されている。ラングもこの論文において、統合失調症について学問的に語るということ自体が本来象徴化を逃れて「穴」としてしか存在していないものを概念化しようとする試みであり、それは、自分のことを知の主体として構成したいというわれわれ自身の自己愛的要求を満たそうとするものにすぎないのではないかと問うている。これは、あまりに悲観的・自虐的な問いかけのようにもきこえる。統合失調症患者に構造的な問題点をみることは、少なくとも統合失調症患者が生活の中のどのような具体的局面において危機に陥るかを予測することに資するところがある。また、治療者は、診察室での会話がどの程度統合失調症患者の構造的な欠陥を突くことになるか、突くことになっても踏み込まなくてはならない場合とそれを避けるべき場合はどのような場合かを常に計りながら会話をしている。そのような間合いの取り方の目安を得る上にも、このような知は役に立つところがあろう。しかし治療において、病理の中心にさしかかればさしかかるほど、換言すれば精神病理学が追い求める知が現象の中に鮮明にあらわれてくればくるほど、そこに治療的に乗り越えがたいものが現れてくるという事実は見逃しえない。

次に、このような形で析出してくる構造的な問題は、解釈などを試みることなく自然な支持的立場を治療者がとったとしても、治療的な働きかけに対する壁として立ち現れる場合があることを示しておきたい。

そのために、まず、われわれの行為はわれわれが意識していない形で何らかの規範的な根拠に裏打ちされている(34)のだが、それが統合失調症患者では危うくなっているというテーゼを検討しておく。ただし、ここでいう根拠とは、決してその行為を保証している「このような規則、規範」として具体的な形で存在しているもののことではない。それは明示的に書かれてはいない（unwritten）[35]。それゆえ、それを単に基盤とか地平とかいった形で呼ぶことも可能である。けれども、それをそのように呼ぶと、そこからは規範的な意味合いが抜け落ちることになる。

このテーゼを正当と考える根拠のひとつは、もしもわれわれがわれわれの行為に対してその行為の理由や根拠を問われれば、ある程度他者が納得するような形でわれわれはそれに答えうるであろうが、統合失調症患者の奇妙で唐突な行為に対しては、このような応答を期待できないであろうということによる。アンスコム（Anscombe, G. E. M.）[1]は、ある行為がintentional（意志的、志向的）な行為であるということは、それが「なぜ」という問いが受け入れられるような行為であるということであるという議論を綿密に展開している。もちろんわれわれは、自分の行為に対するそのような申し開きを普段から厳密に要求されているわけではない。しかし、いったん狂気の存在が疑われたならば、それをすぐにも要求されることになる。

このときに、健常者が行為の理由を答えた場合にも、必ずしも述べられた理由と行為とが正しくつながっているとは思えない場合があるという反論があろう。自らの行為に対して本人には盲点となっているような動機が存在しているということは十分にありうる。それは、当人にとって無意識のものであったり、認知の暗点となっているようなものであったりするであろう。しかし、その場合、その隠されていた理由が何らかの形で本人あるいは周囲の人の中で浮かび上がってくるならば、そちらの方がより正当な理由なのではないかという議論をさらに続けていくことができる。また、どのように厳密に議論をしたとしても、「述べられた」理由と行為との間には必ずずれがあるという議論も正当であろう。しかし、ここで問題にしているのは、そのようなずれの存在のことではない。われわれの意志的な行為と呼ばれるものが、その理由づけを問われるような圏内に置かれうるということの規範的な意味なのである。

われわれの行為に規範的な根拠が付随していて、統合失調症患者にはそこに問題が生じていると考えるもうひとつの理由が、統合失調症患者にあらわれる、行為にコメントする形の幻聴である。患者の行動に対してコメントする声には診断的な価値が置かれてきたが[29]、それは診断にとどまらない重要な統合失調症についての知見を提供している。さらにそれはまた、われわれの通常の行為そのものの理解にも示唆を与えているように思われる。

そのような声は、たいてい患者の行動に対して患者がまさにそれを行おうとするときに「そんなことはするな」という命令をかけ、干渉するというような形であらわれる。あるいは、ある行為をしている患者のことを、「そんなことをして」と嘲弄、揶揄するような形であらわれる。このようなコメントは、患者のきわめて日常的な行動に対しても絡みついてくる。このことはとりもなおさず、このような統合失調症の患者においては、ありきたりの行動をするときでさえも、その行動を実行することの根拠が自己のうちに引き受けられてはいない形になっていることを示している。あるいは、通常の意味では倫理的な問題があるようにも、恥とすべきことであるようにもみえない行為を遂行しているときでさえ、それが法にはずれた行為ではないという安心が失われていることを示している。逆にいえば、健常者にはそのような根拠が明示されないまま行為に付随しているということになる。

第二の論点は、第一の論点と矛盾する、あるいは無関係とみえるかもしれない。なぜならば、統合失調症患者に、彼らが「声」からコメントを受けてしまっている当の日常的な行為についてその行為を行っている理由を尋ねるならば、通り一遍の答えが返ってくるであろうと一見推測されるからである。たとえば、箸の上げおろしにも声の命令がかかり、それをすんなりと遂行することができない統合失調症患者のことを考えてみよう。その患者に「箸の上げおろしを『なぜ』するのか」と理由を尋ねれば、やはり「食事をするため」と答えるであろうと、われわれもまずは推測する。しかし、しばしば患者の行為はこのような通常の理由づけの連関にはいないことが判明する。

症例3（本書第三章で示した症例）

ある患者は昏迷状態で入院し、それを脱した頃、ほかの患者を見習って自分の部屋の掃除を几帳面に始めた。しかし、彼は掃除を少ししようとしたところで身体の動きを止め、またそれを始めるという動作を繰り返していることが観察された。このときに彼は、その掃除を「しろ」、あるいは「やめておけ」というコメントを声から受けていた。彼には同時に以下のような妄想が存在していた。彼は一方で、もしも掃除を実行すれば、その行為がある組織に登録されて、組織からそのたびに善行のポイントをもらえるのではないかと考えていた。他方では、しかし、このようにある組織に自分が結びつけられてしまっていること自体が問題であり、掃除をしないことにより、そのような組織を押し返しておく必要があるのではないかと考えていた。

症例4（本書第二章で示した症例）

ある患者は食事の動作のたびに幻聴から命令を受けていて、その結果、ときどき完全な拒食に陥ってしまうことがスタッフを悩ませていた。この患者は、食事をしなければ自分が神聖で高貴な存在になるのではないかと考えていた。

もちろん行為に注釈してくる「声」を被っている患者に、必ずこれらの例にみられるような妄想が存在するわけではない。また、たとえ妄想をもっている患者でも、二重見当識により現実の連関の中に少なくとも片足は降ろしてはいると考えてよい。つまり、ここにあげた患者の行動にも、部屋をきれいにするために掃除をするとか、生理的欲求に従って食事をするなどといった連関がないわけではない。しかし、これらの患者の分析からは、「声」からのコメントを受けている当の行為が、彼らにおいて通常の理由のもとになされているわけではないことが明らかになる。それは、ある規範的な審級との関係において自らをどのような位置に置くかということを理由としている。

症例3の患者の例でみるならば、彼にとって掃除をするという行為を選択することには、ある組織が善とみなす行為をするためという理由がある。しかし、その組織に対してこのように応答をしておかなくてはいけない状態に置かれているということは、患者にとって不当に自己を蹂躙されているということなのである。掃除をしないということには、このような不当な蹂躙から自己を守るためという理由がある。行為のひとつひとつに、自分が良き存在として組織に登録されるように振舞うのか、あるいはそのような組織の不当な蹂躙を押し返しておくのかという、両価的な意味がつきまとう。

症例4の「神聖で高貴な人」は、ある時間にある場所で食事をするという病棟組織の規則に従わないことにより成立する主体のあり方をあらわしているものにほかならない。それは、不従順ゆえに成立する「傲慢な」主体であるが、患者はそれを「神聖で高貴な存在」と表現している。食事をしないということには、そのような主体になるためという理由がある。このことが「傲慢」であることについては、患者は幻聴によって「外」から知らされていた。この患者は、食事をしないでおこうというときに「うぬぼれだ」と言われてしまうと訴えていた。

ところで、このような妄想をもつ患者において、組織というような形で実体化して妄想の中にあらわれているものは何に由来するのであろうか。これは、先ほどから述べてきたように、行為を裏打ちしている規範的根拠が成立していないところから生じてきたものであると考えられる。精神分析、特にラカンによるそれによれば、このような根拠が自らの内部に置かれることを可能にしているものこそが「父の機能」である。組織のようなものは、父の機能の欠損を補うようにして規範にかかわる審級が実体的にあらわれてきたものであるといえる。

しかし、実際には、妄想の中にあらわれるのは現実の社会の中に存在する組織である。さまざまな宗教団体や政党の名などは、統合失調症の妄想の頻出項目である。ここに、統合失調症患者の妄想の中に、さらには関心の中に、うつ病患者の場合よりも、あるいは健常者の場合よりもはるかに過剰に社会的事象があらわれる[19][39]という例をみることができる。患者はそのような具体的な組織の名をあげて、それと自己との関係の問題に没頭し始めるのである。

けれども、それはより身近な社会的制度の反映でもある。「掃除をすれば」という症例3の患者の「掃除」は、病棟の中の慣習を反映している。症例4の患者の「食事をしなければ」というときの「食事」は、病棟の中の制度としての「食事」、一定の時間に集まって一定の場所で食べる食事である。こうして、社会的制度として病棟環境が、患者に、それにどのように応じるかという決定を迫るものとして両価的な形であらわれることになる。統合失調症患者に、入院状況の中で、入院生活の規則や制度にかかわる形で決定不能症状[38]が出ることが少なくないのは、このような事情による。入院患者にとって、病棟の制度は、それにどのように応じるかということで自己の規範的意味が決まってくるようなものとして患者の前にあらわれる。病棟では、患者のあずかり知らぬところですでにさまざまな制度や規則が決まっており、患者のことを語るさまざまなディスクール[ルビ省略]がめぐっている。このことと病名告知にかかわる問題については、すでに触れた。患者はこのディスクールの中に自己を差し入れようとすると同時に、すでにその中に組み込まれているということを不当なことだと感じる。入院するということの意味は、統合失調症患者にとって、単に通常の意味で新たな環境への適応を要求されるということにとどまらない。入院という事態によって、病棟制度が初めから患者との特別な関係の中に置かれることになる。行為の規範的根拠の問題は、患者にとってすでに行動の底に「構成ずみ」の問題として沈んでいるような問題ではない。それは、病棟制度を巻き込みながら、疾病の過程の中で常にアクチュアルな問題として存続する。

自然な態度で患者を援助しようとする医師や看護師も、この特別な関係の中に巻き込まれる。拒絶症のただなかにある患者に水分や食事の摂取を勧める治療者や治療スタッフは、単に患者に身体的な援助をしている人ということではすまない。それは、患者を、食事をするという制度の方に誘う存在である。患者にとってその方向に誘われるままになることは、不当に自己が蹂躙されることでもある。不当に蹂躙されるということは、もてあそばれて投げ捨てられるというほどの意味、あるいは好きなように実験台にされるというほどの意味である。ここで患者は、水や食事に毒がはいっていると感じることになる。このようなときに、患者を援助しようとしている他者は、患者にとって幻聴の「声」がしばしばそうであるように、自分をいいように振り回す存在となっている。

ここで注意すべきことは、患者は、スタッフに制度の方に誘われることを期待しているという面もあるということである。困惑状態にある患者は、どのように振舞うことが規範に沿うことなのか、普通に生活することなのかがはっきりしなくなっているために、スタッフの援助を自分の生活を通常の生活の地点にまで引き上げてくれる導きとも感じる。しかし、そのような導きに従うということは、すぐにも不当な自己の蹂躙を許すという意味に反転する。したがって、援助を期待された他者が援助をしようとすると、まさにそれが拒否されるということになる。患者の方からみれば、治療スタッフが自分を助けるようでいてもてあそぶという「ダブルバインド」が生じている。しかし、治療スタッフの方にしてみても、援助を求められていながら応じればすぐに拒否されるという「ダブルバインド」がやはり生じている。このような事情により、患者と患者を援助しようとする治療スタッフの間には膠着状態が生じる。

三　精神療法と統合失調症の自然経過に関する試論

1　巻き込まれていること

以上に、統合失調症患者が寛解に向かう上で壁として存在しているものを描写し、それがどのような意味において精神療法の壁としてあらわれるかを述べてきた。それでは、精神療法自体は、この壁を患者が抜けていくことを援助することはできないのであろうか。できなくはないとしたら、どのように精神療法は働きうるのであろうか。

ここではまず、前節の最後において明らかにしたように、治療者は否応なく患者の妄想の中に、また病理的な関係のもち方の中に巻き込まれているということに注目することから出発することにしたい。

「巻き込まれていること」は、一般に治療者にとって脅威であろう。また、治療全体に対しても悪影響を与えるものと考えられがちである。このように考えることには十分に根拠がある。統合失調症患者のもつ「異質性（Aliter）」には、それだけですでにそれに出会ったわれわれを狼狽させる要素がある。その「異質性」をもつ患者が投げかける関係の中に巻き込まれたとき、われわれはさらに狼狽せざるをえない。患者をいいようにもてあそぶ役を割り振られることを誰も好みはしない。しかも、経過の長い患者をみたときに印象づけられることであるが、患者の妄想の中に巻き込まれた人間関係の刻印は、たとえ寛解期には背景に退いたとしてもシュープのたびに蘇り、慢性化した患者にはほとんど永続的に残ることとさえある。統合失調症患者の中でこのような記憶は風化しない[36]。あるいはそれは絶えず幻覚となって現前化し続ける。巻き込まれるということは、患者に永続的な刻印を残すことにつながる可能性があり、しかもこのような刻印は、負の刻印として経過にも望ましからぬ作用をする可能性がある。

けれども、過去の密な精神療法的経験の中には、巻き込まれていることの中にこそ精神療法の端緒が存在すると述べている者が少なくない。統合失調症の精神療法のこのような側面をもっとも鮮明に述べているのはベネデッティ(Benedetti, G.)[2]であろう。彼によれば、患者が治療者を妄想の中に巻き込み始めたということは、まったく外界を拒絶している状態から、何らかの関係を外界ともとうとする方向へと患者が一歩動き出したことを示している。治療者を巻き込んだ幻覚や妄想には、このような積極的な意味がある。彼はこのような観点から、単なる自閉的な世界の中で形作られた妄想のような「退行的な（regressiv）精神病理現象」に対して、治療者との関係性の中で生じており、そこに回復への方向性がすでに孕まれている妄想のような現象を、「前進的な（progressiv）精神病理現象」と呼んで区別した。

本論での考察によれば、どのような妄想であれ、それは自閉的なものではなく、すでに患者と社会制度との関係を反映したものである可能性がある。しかし、特に治療関係を反映してそれが動き始めたときが、妄想が治療に対して積極的な意味をもちうるときであるということは首肯される。ベネデッティが述べているような精神分析的な精神療法経験を、どのように一般臨床で実行可能な精神療法に生かすかという点については、後に戻ることにしたい。ここで強調したいのは、われわれは、普通に考えられている以上に、少なくともいったんは患者の病理的な関係性――このように呼ぶことが望ましくないとするならば、いまだ特別な両価性と現前性のうちにあるが健康な関係性への芽をもってもいるような関係性――の中に巻き込まれているということである。先に論じたように、このような関係性に、われわれは単に支持的な立場に自らを置くだけでも巻き込まれている。それならば、どのようにこの巻き込まれている状態にあることを生かし、またどのようにそれを健康的で巻き込まれ方の少ない治療関係の方へ移していくかということの中に精神療法の可能性がある、と考えた方がよいのではないであろうか。そのことが実現すれば、そのときには患者と治療者はすでに先に構造的な壁と呼んだものを抜けているはずである。

巻き込まれていることの意味を、もう少し統合失調症患者の妄想を検討することにより探ってみよう。治療者が患者に巻き込まれていく過程は、患者の妄想構築の過程と対応している場合が多いので、妄想の構造の検討そのものは治療関係を考える上に役立つ。ここでは、簡単にシュレーバー症例にみられる妄想を概観してみたい。

症例5　シュレーバー（Schreber, D. P.）

シュレーバーは、一八八四年、四十二歳のときの秋に帝国議会への立候補を契機として不眠症に陥り、フレヒジヒ教授のもとで六カ月間の治療を受けた。このときは、シュレーバーによれば「超感覚的な領域に触れる出来事をすべて欠いたまま経過した」。その後の八年間は職業的にも安定した生活を送り、シュレーバーはドレスデンの控訴院議長に任命するという通知を受けた。その頃、夢うつつの状態で「女であって、性交されているならば本当に素敵であるに違いない」という観念が生じるのを体験している。シュレーバーは、一八九三年に控訴院議長となった後、膨大な仕事による過労が続き、再び不眠症に襲われ、しかも不眠の夜に何かが軋む音を繰り返し聴くようになり、フレヒジヒ教授の診察を受けることになった。そこで睡眠薬を投与されたが、それは奏効することなく、興奮して何度も自殺企図を繰り返す状態で精神科病院に送られた。一八九四年二月には「神経崩壊」を体験することになった。超感覚的な力との交流、「神経交流」の徴候があらわれ、そのときからフレヒジヒ教授は人物として現前することなしにシュレーバーに話しかけるようになった。

一九〇二年に書かれた回想録で、シュレーバーは次のように自分の体験を説明している。シュレーバーが「世界秩序」と呼んでいるもののうちでは、神は人間の死後にはじめて人間の魂と結びつき、それを天上の世界に引き上げるという秩序が守られている。ところが、この秩序が崩れることによってシュレーバー自身が世界に対して特別な巻き込まれ方をすることになった。神は、シュレーバーの死後にではなく、シュレーバーの生きているうちからシュレーバーの神経と交流することによって「世界秩序」を犯した。シュレーバーは女性化され、娼婦としてもてあそばれ、打ち棄てられる危機に曝されることになった。そしてこのことを、シュレーバーは、フレヒジヒ教授が神の神経交流の力を悪用しようとして神とつながりをもったことにより始まったものであるとした。

もちろん以上は膨大なシュレーバーの回想録(30)の一部を取り上げたにすぎないが、ここには明快で単純な構造が浮かび上がっている。それは、シュレーバーに巻き込まれていく他者、あるいはシュレーバーが巻き込まれていく他者は、本来は人の死の後にはいってくるべきであるのに、それ以前に「時期尚早に」はいってくる他者であるということである。そのような形の交流が生じていない状態のことを、シュレーバーは繰り返し「世界秩序」が保たれている状態と呼んでいる。この秩序が崩れることにより、シュレーバーは神およびフレヒジヒ教授との間で、通常のコミュニケーションとはまったく異なる種類の交流を被ることになった。

ここでシュレーバーは、「死」を、とりあえずは普通の意味での人生の終わりとしての死のこととして語っている。このことがシュレーバーの妄想の主題を宗教的なものとしている。しかし、この「死」によって含意されていることはそのような普通の死のことのみではない。構造主義や脱構築は、通常のコミュニケーションは、話し手の現前からの退去、一枚板の飽和した話し手の意図の破れといった意味での「死」の可能性があればこそ成立するということを明らかにした(9)。このような意味での「死」が、妄想の中で通常の意味で使われているようにみえる「死」と重なっているということを理解することによって、はじめて統合失調症患者の妄想と統合失調症患者の実際の他者とのコミュニケーションとの関係を理解することができる(37)。統合失調症患者に対する治療者は、どうしてもこの通常のコミュニケーションを成立せしめている「死」の手前で、時期尚早に侵入する者とならざるをえない。これは患者の病理に不可避的に付随している構造的な問題であるが、現実の問題との関係でいえば、しばしば治療が本人以外の人の手を借りて強制的に始められなければならないということは、治療者がこのような存在として立ち現れることと無関係ではない。しかし、必ずしもそのような形で治療が始まらなくても、シュレーバーに対するフレヒジヒ教授の場合のように、治療者はそのような位置を占めることになりやすい。特に一見すんなりと治療が始められたような場合に、かえって後から関係がこじれてくる場合があるということを統合失調症患者の治療者ならば必ず経験している。このような場合、やはり治療者と患者は通常のコミュニケーションの上に成り立っているような治療関係にはなく、治療者は患者にとって時期尚早に立ち現れた他者となっていたと考えられる。

最近の、生物学的な仮説の上に立つ心理教育的なアプローチは、生理学的・薬理学的な疾患モデルを教育するという形をとっている。しかしそこには、そのような言説を患者と治療者の間に差し挟むことによって、患者と治療者を、この巻き込まれた状態からより距離のとれた状態へうまく移行させるという効果もあるのではないだろうか。このようなアプローチの中でよく強調される項目として、幻聴に、あるいは病的体験に振り回されないようにすること、あるいはそれと距離をとるようにすることという項目がある(13)。ところで、すでに論じてきたように、患者とかかわる他者はどうしても幻聴における「声」の位置に置かれたり、妄想の中に巻き込まれたりする。したがって、このような項目を教育的に設けることによって可能となっていくことは、単に患者が病的体験に振り回されなくなることだけではなく、同時に患者と治療者の間に生じている互いが巻き込まれた状態をうまく解消していくことでもあると考えられよう。心理教育の語るところによれば、それは適切な服薬と認知的な構えによって可能となる。しかし、それはそれらにとどまらず、そもそも薬理学的・認知論的な言説を介在させ、治療者が自らをそのような言説に沿って患者を教育する立場に置くということによって可能となっているように思われる。このようなアプローチの有効性や安全性は、この治療者の立場が医学的な言説一般の中に自然に位置づけられるという点にある。しかし、薬物療法と認知的働きかけによって必ずすみやかにこのような関係性の樹立が成功するというわけでもない。また、患者が実際に必要としているのは、そのような医学的意味での教育をするだけの人ではないであろう。そこに、心理教育以外の、より包括的な精神療法的かかわりの意味がある。

2　自然的かつ精神的な「過程」と薬物療法

ところで、関係性が、患者に治療者が巻き込まれている状態から、より健康な形で患者と治療者とがかかわっている状態の方へと変化していくということは、一般に治療が開始され徐々に患者が寛解へ向かうときに生じていることである。つまりそれは、患者が寛解へ至る道程に立ちはだかっている壁を抜けて、良好な経過をたどったときに見いだされる変化にほかならない。

したがって、このような関係性の変化は、疾病の過程そのものの重要な一要素であるといってよいであろう。ヤスパース(18)は、統合失調症において、了解の及ばないところに自然科学的・生物学的「過程（Prozeß）」を想定した。この概念を前節では精神的な働きかけに対して抵抗する生物学的な「壁」をあらわすものとして、精神と自然との対立を際立たせる形で参照した。しかし、その発生的基盤が生物学的なものであるかどうかという議論は脇において現象自体に目を向けるならば、ここに述べているような関係性の次元の上での変化もまた「過程」を構成しているものにほかならない。ヤスパースの著述からは、彼が特に早発性痴呆については純粋に自然科学的・器質的「過程」を考えていたことがうかがわれる。しかし、ヤスパースにおいても、一部の妄想性の疾患などに対してはこの過程概念に新たな項目を付け加える必要が生じた。そのような疾患は、ヤスパースにおいては了解可能な人格の発展とは区別されるべき「過程」であるが、そこには器質性疾患の場合のようにばらばらなものが現れているのではなく、心理学的に典型的な連関があらわれている。そこで、このような「過程」には、「精神的過程」という、それ自体に矛盾を孕んでいるような名称が与えられた(18)。しかしどのように早発性に悪化していく統合失調症でも、その過程は、ここに取り上げたような患者と治療者との関係性の変化の過程、その他もろもろの「精神的」現象の変化の過程を含んでいる。それゆえ、ヤスパースの概念を借りて述べるならば、統合失調症の過程は常に「自然的」かつ「精神的」過程であるといってよいように思われる(注2)。

（注2）ヤスパースの過程概念は、その後の現象学的・人間学的精神病理学や、多次元的な精神病理学の勃興に際し、まさしく戦うべき「壁」のようなものとして存在した。その戦いが、あたかも、ヤスパースの過程概念の射程を意図的に読み替えるようにして行われてきたということには少なからぬ意味があるように思われる。ヘフナー（Häfner, H.）(11)は、「精神的過程」の概念を現存在分析における自己や世界の「隠蔽」の過程の意味にまで広げて用いることにより、過程概念を単に正常な発展からの異質な逸脱を示すだけのものというネガティブな規定から救い出そうとした。もっとも極端な読み替えがドゥルーズら(7)によってなされている。そこでは、ヤスパースの「過程」はコードから逸脱した統合失調症的な欲望の流れそのもののことであるとされ、反精神医学的な意味での「出発していくこと、出ていくこと」と等値とされて積極的な意味を与えられている。ここで試みていることも、ある意味では過程概念の読み替えである。

このような過程において、薬物療法はどのような役割を果たしているのであろうか。薬物療法がすみやかに病理的現象を解消することがあること、その効果が関係性の次元、われわれと患者との「間」の次元にまで及ぶことがあることは、臨床的事実である。しかし、細かくみると薬物療法の効果のあらわれにはさまざまな段階がある。また、薬物療法が、症例1の場合がそうであったように、さまざまな段階の問題を一挙に解決するということはむしろまれである。

まず、治療開始直後に薬物が患者の病理を悪化させるようにみえる段階のあらわれることがある。もちろん、そのような悪化のいくつかの原因は薬物の影響ではないであろう。入院生活という新たな制度状況に曝されることによる症状惹起や、強制的に開始された治療、環境の変化への純粋な反応としての不穏状態がありうる。しかし、薬物療法の開始が妄想や幻覚に基づく周囲のスタッフを巻き込んだ行動化を増大させる場合が明らかにある。このような反応は精神症状を悪化させたようにみえるので、逆説反応とも呼ばれている。しかし、そこにはこれまでの議論からみると必ずしも単に悪化と片づけられない面がある。患者はこのとき、内閉状態から病的体験を介して外界と強い接触をもつ状態へ移行している。もっともこの接触はしばしば激烈であり、多くの場合より急速な薬物の増大で対処しなければならない。まれではあるがむしろ薬物の減量によって対処しなければならないこともある。

次に、患者が病的体験のことのみならず、過去の悩みまでをも堰を切ったように語り始める段階がある。このときになって、患者は体験とそれの土壌になっている葛藤を語ることができるようになり、しかもその語りの宛先を明瞭に治療者に置くようになる。この段階が訪れることが純粋に薬物療法の効果であるとはいえず、自然経過の一断面である可能性もある。しかし、歴史的に薬物療法が導入される以前と以後の臨床的経験を比較した記述は、薬物療法が導入されることによって患者と治療関係をもつことそのものがはるかに容易になったということに触れている。したがって、この時期が訪れることに薬物の作用も関与していると考えてよいのではないであろうか。

さらに残遺状態に移行すると患者の言語表出ははるかに少なくなるが、しかし、患者によっては微細な精神的活動の欠損のような症状や自明性の喪失の感覚(4)を自覚し、これを訴えるようになる。治療関係と関連してより重要と思われるのは、この時期に精神的活動機能の欠損のみならず、それと連動するように自己全体の根本的な欠損感を訴える患者がいる(32)という点である。このことは、単純に精神的活動機能の欠損として訴えられるものの中にも、少なくとも理念的には、行為のたびごとに生じていると考えられる、主体の生成が不全となっているという問題が潜んでいるのではないかということを推測させる(40)。治療者は、ここでも依然としてある程度患者に巻き込まれている。なぜならば、患者は自分が根本的な欠損を抱えた状態から普通の状態にまで回復するための手段を治療者が与えてくれるのではないかと期待するからである。しかし、徐々に治療者の役割はこの欠損を理解し受容する役というところに落ち着き、治療者の巻き込まれ方は軽減してくる。精神病状態からこのような残遺状態への移行も、さらにそこからの改善も、薬物療法以前から存在していたものであり、自然経過のひとつであると考えられるが、薬物療法の導入はこの移行をより容易にしたと考えられる。

このように、薬物療法は、患者と治療者が巻き込まれながら進む過程が寛解の方向へ進むことを基本的には後押ししていると考えられる。しかし、良好な方向へ進展していく過程が常に薬物療法だけで可能になるとは限らない。そのときには、関係性の次元でそのような方向へ過程が進行することを援助することが必要になる。また、この過程はここに示した段階のどこかの段階にまでしか到達できずに停止する可能性がある。すると、そこにしばしば本章で構造的な壁として記述してきたものがあらわになり、治療者と患者との間の膠着状態が前景に立つ。そのようなときこそ、この壁に対処するために精神療法的な工夫が必要となるときである。以下はそのための試論であるが、もちろんこれはそれを実践すればうまくいくというような方法論ではなく、あくまで示唆にとどまるものであることをあらかじめ述べておく。

3　精神療法の可能性

(1)妄想における「過程」の進行

患者に巻き込まれている状態を生かして治療をするという本章の論旨から必然的に導かれることは、われわれはまずこの巻き込まれている状態を受け入れるところから始める必要があるということである。患者に巻き込まれているという体験は、確かにわれわれを狼狽させるが、それを受け入れることは必ずしもいつも困難というわけではない。その理由を、たとえば境界例患者を治療する場合とくらべて考えてみることもできよう。統合失調症患者が妄想を介して治療者を巻き込んでいる場合は、通常、治療者が患者に巻き込まれている平面と現実の平面との間の隔絶は比較的はっきりとしている。それゆえ、巻き込まれていることを受け入れても、治療者の側の生活が現実に脅かされることは少ない。これに対して、境界例の患者の場合はこの隔絶ははっきりしない。患者が今すぐ自分に助けが与えられないと死ぬと治療者に告げて治療者を巻き込んだ場合、治療者が巻き込まれている平面と治療者の現実生活の平面とは混じり合っているので、治療者は窮地に陥ることになりやすい。

しかし、この治療者にとって保護的に作用しているこの隔絶は、それを架橋するものがあってはじめて治療的に活用することができる。そして、それを架橋できるのは治療者の存在でしかありえない。治療者は、患者の妄想的な世界の中に巻き込まれた存在であると同時に、通常の意味の現実を生きている人間でもある。治療者が、内側から、患者の側に立って、患者から世界や治療者がどのようにみえているかということに共感することのできている場合、一人の人間がこの両方の世界にいるということが治療的な価値をもってくる。患者の側は、現実の世界と妄想の世界の二重性を生かすことが困難である。患者の側では、この二つの世界の間の隔絶は二重見当識という形で存在している。しかし、二重見当識の特徴は患者において現実平面が妄想平面と独立に成立しているということにあるのではなく、そうであるにもかかわらず妄想平面の方はまったく現実平面からは影響を受けないということにある。

ベネデッティ(2)は、治療者の側からの同一化ということを治療の前提条件として述べている。彼によれば、治療者は単に患者の苦悩に同一化するだけではなく、隠されている患者の肯定的な自己を発見し、そこに同一化することをしなければならない。患者と治療者が治療的共生に置かれているときには、妄想や幻覚は患者と治療者との間の間主体的(intersubjektiv)——それは互いに独立な人格の間にあるという意味での間人格的(interpersonal)なものではない——に存在するものとなる。ベネデッティによれば、そのとき妄想の退行的な内容を治療関係の中でいったん肯定的な側面を併せもつ内容に作り替え、さらにそれが解消されていくのを援助することが可能となる。

本章での議論に沿ってこのことを論じるならば、行為の規範の拠り所として、あるいは他者とのコミュニケーションの成立の基盤として、あらかじめ存在しているはずの「死」の契機を欠いた状態に置かれた患者は、しばしば自己存在そのものの「罪」の感覚を被り、外部から幻聴を介して「死」の命令を受け取る。ラングの症例を引用したときの議論からも明らかなように、患者においてこの「死」の契機がもともと欠如していることを外側から指摘するような試みは、治療を進展させない。これに対して、「死」の契機の問題を宙づりにしたままで、妄想という「過程」が変化していくのを内側から手助けしていくという手法は参考になる。ベネデッティは、特に罪責的な感覚や劣等感に圧倒されている患者の中の肯定的な自己像が治療者によって照らし返されること、他者の中の保護的な側面が患者によって見いだされることなどにより、妄想内容が変化していくような過程を重視している。

妄想が過程として進行していくうちにその内容が変遷し、ひいては妄想の展開そのものに「締めくくり」がつけられるようになるということへの注目は、宮本[24]による「自己治癒エレメント」の構想の中にもみられる。しかし、このような過程の進行には一般にやはり他者の介在が不可欠である。そのとき、患者と共生的な状態にはいって妄想を共有し、それを作り替えるというほどの技法を用いる必要がいつもあるわけではない。たとえば、ある患者は拒絶的な状態において、身体診察、食事、服薬の促しなどに繰り返し訪れるスタッフを拒絶し、さんざん攻撃的な態度を示していたが、やがてさまざまな友人、芸能人、あるいは架空の人の名前をつぎつぎと医師や看護師に貼りつけ、そのような名前でスタッフのことを呼ぶようになり、さらに現実の名前で親しげに呼ぶようになった。そこには初めはまったく他者を拒絶していた状態から、虚構と現実との差異を喪失した世界で人物に名づけをする状態に移行し、最終的にはそれらの人物を現実の中に認める状態に至ったという「過程」の進行がある。このような過程は、治療スタッフの現実の身体が患者の名づけの対象として提供されることによって可能となっている。さらにこの過程を推し進めたのは、診察や看護のために患者のもとを繰り返し訪れるという単純な治療行為にほかならない。

(2)現実の治療状況の膠着と過程の進行の再開

妄想が現実と隔絶された平面の中で進展していく場合は、治療者はこの進展の場を提供し続けることにそれほどの問題を感じない。しかし、現実生活をめぐる問題で患者の病理的な関係性の中に治療者が巻き込まれた場合は、特に治療が膠着状態に陥りやすい。現実の治療関係そのものが解消しがたいパラドックスの中に置かれるからである。このようなとき、治療は進展することのない反復に終始し、治療者は自分の努力に対して常に同じ力の抵抗がかかってくるのを感じることになる。このような反復は治療的なかかわりにおける無力感を治療者に引き起こすので、実際にはほとんど有効ではない薬物の増量を試みるとか、なるべくかかわりを絶つといった行動を治療者がとることにつながりかねない。精神科の医療が今日ますます時間的余裕を失う方向へ向かっていることはこのような傾向を助長しているが、そのような中から治療的な展開は生まれない。

症例6　入院、外泊等に収斂する妄想内容をもつ患者

二十年間にわたって入院している四十二歳の男性統合失調症患者は、一年前に新しい主治医に替わったときから外泊や退院の話をしばしば面接でもち出していた。患者は母親が老齢となるにつれて自宅に外泊することが困難になってきており、特に同居している兄が患者の外泊希望を阻止しようとすることが多かった。患者の状態としては外泊をすることに問題はないが、一人暮らしは不可能で、ときどき生じる緊張病性の症状のため母親宅への退院も困難という状態だった。この患者は、新しい治療者に徐々に自分の妄想を語るようになっていた。その内容は、戸籍に登録されている年月日よりも自分は二十二年早く生まれ、いろいろなところに戦争に行き、ボクサーをやり、ハーバード大学などいろいろな大学で勉強したが、今の「にせ」の母親に特別な部屋に連れていかれて「がちゃんとやられて」小さくされ、そのときに写真を撮られて、これが自分の赤ちゃんのときの姿だとされてしまっているというものだった。二十二年間というのは、患者が入院を余儀なくされた年齢二十二歳にほぼ対応していた。病歴からは、患者が特に外泊や退院を希望してかなわなかった頃にアキレス腱をぷつんとやられたという妄想が出現していること、このようなことは何度もあったことが明らかになった。そのうちに患者には、治療者が患者の外泊や退院をかなえてくれるという期待の気持ちと、治療者は実はそれを実現させてくれないという攻撃的な気持ちの両方が高まってきた。

この患者の妄想は、自分は肉体的な方面（戦争、ボクサー）でも頭脳的な方面（ハーバード大学）でも、さまざまな

ところで極限点、最高点を経験したが、そのような本当の人生はある時期に切断を被ったという内容をもっている。その切断（がちゃんとやられた）後の人生の方が客観的には本当の人生である。しかし患者は、それは「にせ」の母にこういうことにされているだけだと語っている。時間的関係からは、この切断の契機として語られているものが、入院という事態を被ったことと関係しているものと推測される。さらに、退院や外泊が思いどおりにならないこととアキレス腱に関する妄想が連動していた。誇大妄想と家族否認妄想を含んだ大がかりな妄想は、極論すれば患者が入院させられ思うように退院できないという一点をめぐっている。患者は、治療者にこの妄想を打ち明け始めたとき、すでに退院について取り計らってくれるという期待を治療者に対してもち始めていたと考えてよい。

このように妄想が直接に現実状況と結びついているような場合には、治療状況に膠着が生じやすい。妄想が妄想平面の中だけで進展、収束していくというわけにはいかないからである。現実の治療状況の中で、患者は治療者が自分の退院の希望をかなえてくれることを期待するが、その期待は結局かなえられない。しかし、患者はまたまったく新たに退院を希望するという、同じことの反復があらわれる。この膠着は、寛解への進展をはばむ構造的な壁として先に論じたものと類似のものである。そこでは、単なる患者に対する援助であるようなものにも患者を制度、規範の方へ誘うものという意味があるので、患者がそれに対して期待を抱く一方でそれを拒絶もするために膠着状態が生じるということを述べた。ここでは、患者は退院という現実性のない状態へ、つまり現実吟味というものをひとつの規範ととらえるならば、規範を乗り越えた状態へ至ることを期待している。患者は治療者に、それを援助してくれるような顔をしていて実は援助することのない、自分を陥れる人というイメージをもつことになる。

このような、同じことの反復のようにみえる膠着状態は、それを治療者が忌避することによっては解消されない。膠着状態が再び過程の進行の方へ動き出す場合があるとすれば、それはその反復に治療者がうまくはいり込んだ場合である。ここに示した例のような場合、反復を受け入れるという態度に加えて、治療者という一人の人間が、患者の病理的な期待の中に巻き込まれている人間であると同時に、現実的に外泊や退院の可能性を考えることのできる人間でもあるということを生かしていくことが必要である。関根(33)は、経過の長い統合失調症の患者の治療において、このような態度をとることによって明瞭な治療的展開がもたらされた例を詳細に報告している。

これに対して、残遺状態に至った患者においては、すでに現実生活と隔絶した妄想世界は消退している。しかし、ここまで到達してもまだ同様の膠着状態は起こりうる。残遺状態で、ある種の患者に自己存在そのものの欠損感を内省する時期が訪れることについてはすでに述べた。この欠損感の訴え自体が、同じ訴えが単調、執拗に繰り返されるという意味では反復的な要素をもっている。しかし、さらに治療者にはこの欠損感の聞き役以上のものが患者から要求されることがある。すなわち、治療者はときにこの欠損から患者を救い出す手助けをすることを期待される。この期待はあからさまに述べられることもあるが、きわめて具象的な形でしか表明されないことも多い。たとえば、この薬を飲んだ方がよいのか、何時間眠れば治るのかといった、瑣末で治療者を辟易させるこだわりの中に、そのような具象的なことを治療者に指示してもらうことによって自分が根源的な欠損状態から脱出できるという期待がひそかにこめられていることがある。ところが、実際に治療者が無理にでも具体的な指示を与えると、意外にもそれは一向に受け入れられず、患者は自分で自分の行動を決める。それにもかかわらず、次の機会には患者はまた具体的な指示を求めてくる。ここにもまた患者が治療者に導きを求めておきながら、実際にそれが与えられると今度はそれが自分を正しい方向へ導くようでいて誤った方向へ導くものなのではないかと不安に思うという、先ほどから述べている構造があらわれている。

残遺状態の患者のこのような問いかけに対しては、それを不問に付して時の経過を待つというのも一法であろう。しかし、ここでも治療者が反復の中にはいることは、治療者がそれを余裕をもって行うことができるならば決して悪い方向には作用しない。反復が繰り返される中で、患者は徐々に質問の中に無理な期待を差し挟まなくなってくる。このとき反復は再び過程の方向に進み始めており、その過程の中で患者の自立性は徐々に高まっている。

(3)規範的側面の棚上げと有用性の論理

以上の議論において、治療者が患者に巻き込まれた状態をいかに寛解の方へ向かう「過程」の上に乗せるかということを議論してきた。そのときに、巻き込まれていることには治療的な意義があり、それにともなって生じる膠着や反復も、治療者がその中にはいることによって治療的進展の方向へ動く可能性があることを述べた。しかし、これはいたずらに巻き込まれていることを良しとするための議論ではない。病理的な巻き込まれ方の少ないコミュニケーションを当初から結ぶことができること、全体の中でそのようなコミュニケーションの占める割合が多いことは、もちろん治療に有利に作用する。

ところで、治療者がそもそも患者に巻き込まれることの理由のひとつは、治療者と患者との間に、患者が制度との関係において規範的にどのような位置を占めるのかという問題が介在するということにある。それゆえ、そのような規範の問題をできるだけ棚上げしてみることが、不要な巻き込まれの少ない関係を作るための戦略として浮かび上がる。内海[41]は「戦略的エポケー」として、このことの重要性を述べている。戦略的エポケーは、日常生活の中に常識としてはいり込んでいる規範的要素をできるだけ「かっこ入れ」して患者と接するという治療戦略を意味している。このようなかっこ入れのもとで患者と共通の接点をもつためには、しかし、規範性とは別の患者との間に共有されうる論理を見つけることが必要になろう。ここでは、そのような論理のひとつとして有用性の論理を取り上げてみたい。

有用性の論理を取り上げる理由は、ひとつにはそれが規範を「かっこ入れ」する力をもつと考えられるからである。もうひとつには、それがもともと分裂気質者にとっては親和性のある論理であり、それゆえ、統合失調症患者と接していく上でも参考になる論理なのではないかと考えられるからである。

有用性の論理による規範の「かっこ入れ」、棚上げは、統合失調症患者自らが窮地に陥ったときに実行していることにほかならない。ラングの症例やビンスワンガーの呈示例を検討しながら本論で確認したのは、まさにそのことであった。ただし、患者の構造的問題点を射抜くように規範が外部から押しつけられたときに患者が繰り出す有用性の論理は、病理的な行動としてしかあらわれない。それは、一方で患者の置かれている規範的状況を痛烈に哄笑している感覚を与えるが、一方で全体的な文脈が失われているがゆえに、はっきりした意味を結ぶことがない。単につながり、連関があること（たとえば、冷たい肉は頭を冷やすことができる）の中にだけ、それが有用性の論理であることの残滓がある。

この病理的な行動の基底にある論理をビンスワンガー[3]は「捻れた有用性の論理」と言っているが、捻れていない有用性の論理は分裂気質の人に親和性のある論理である。このことを考えるためには、分裂気質の人が互いが互いにとってどのような存在であるかを規定し合っていくような会話よりも、事実的にどのように物事を処理することが自分たちにとって有用であるかを話し合うことを好む傾向があることを考えてみればよい。

有用性の論理による規範性の棚上げは、服薬の説得などに際してこれを生かすことができよう。患者が服薬をするのは、服薬をするという環境とのかかわり方と服薬をしないという環境とのかかわり方では、前者の方が本人の具合がよく、それゆえ服薬が有用であるからである。この論理のもとに、患者本人にとって体に害のない、食べ合わせの悪くない食物を見つけていくのと同じ意味で（注3）、適切な薬物を見つけていく必要がある。そのようにして患者の「身体の知」に働きかけることにより、患者のあずかり知らぬ外部から服薬を遵守しなければならないという規範を押しつけることをある程度避けることができる。

（注3）ドゥルーズ（8）は、スピノザが、アダムがリンゴを食べたという話を通常と別様に解釈していたことを述べている。さまざまな出来事の第一原因に神があるとするならば、それは悪しき意志の原因にも神があるという矛盾に導かれる。そこに悪しき意志、たとえば禁断の木の実を食べようとしたアダムの意志の原因になぜ神がなりうるのかという問いが生じる。これに対してスピノザは次のように答えたという。「この木の実の禁止は、ひとえに神がアダムに対して、その木の実を食べれば消化不良で死を招く結果になるだろうことを啓示した点にあります。それはちょうど私たちが自身の自然の光（理性のはたらき）を通して、毒物は死をもたらすことを知るのと同じことなのです」。ドゥルーズによれば、スピノザはここで悪しきこととは中毒、食あたり、消化不良のこと、より個人的な要因を考慮に入れればアレルギーや不耐性のことだという議論を展開しているのだという。この一見はなはだ奇妙なものにみえる議論をここに引用したのは、規範の棚上げということは、それが可能なものであるとしても、相当ラディカルなものであるということを示すためである。服薬中断による再発が服薬中断という状況に対する患者の不耐性を示しているということには万人が納得するであろうが、そこに服薬の中断は精神病体験という禁断の木の実を食べる悪であるという議論が付随するのを避けることは、それほど容易なことではない。

統合失調症の治療全体についていえば、治療者の中から健康な程度の規範的側面までもがまったくなくなることが望ましいわけではないであろう。たとえば、患者は慢性化するにつれて、自己と規範的審級との関係の問題に苦しんでいる状況から、その問題を突き抜けて内省性や欲動の統制力を欠く欠陥状態へ移行していく場合がある。治療者の健康的な範囲の規範性は、このような方向への病態の移行を押しとどめていく上で多少なりとも必要であろう。しかし、特にそのような移行が問題とならない段階の患者と関係をもつ上では、有用性の論理を足がかりとして治療行為に随伴する規範的側面を大胆に棚上げしてみることは、試みる価値があると思われる。

四　要　約

統合失調症に対して現在実践されている多次元的なアプローチは、統合失調症という疾患そのものの生物学的、心理学的、社会的多面性に対応した有効なアプローチである。しかし、現在の多次元的アプローチにおいて、生物学的、心理学的、社会的側面のそれぞれが、十分に統合失調症に内在的な問題として取り上げられているとは言いがたい。基礎学としての精神病理学は、この点を補完する上で不可欠である。

けれども、精神病理学の営みがすぐに統合失調症に対する精神療法の有効性に直結するわけではない。統合失調症に本質的な現象が精神病理学的に照らし出されるということは、必ずしもそれが心理的な働きかけによって変化するということに結びつかない。

統合失調症において精神療法の有効性に対して立ちはだかる壁として、生物学的な壁と構造的な壁が想定されうる。一見了解されるようにみえる訴えも、そこに疾患の本質がかかわっていればいるほど心理的な働きかけに反応せず、しかし薬物療法がこれをすみやかに解消することがある。このことは生物学的な壁の存在を示唆する。一方、後者の壁は患者の心理的構造の中心に存在する問題点と関係をもつ。精神病理学的な知が患者に与えられた場合、それは患者の心理的構造の欠陥を射抜くことになり、具象化傾向やひねくれ、さらにはより一般的な症状の発現によりはね返される。患者に対して自然な支持的態度を治療者がとった場合も、患者は治療者が自分を援助する態度をとっているようでいて実は自分をもてあそんでいるのではないかととらえることになり、治療者と患者の間に膠着が生じる。

以上のような壁が存在するにもかかわらず精神療法がいかに有効に作用しうるかということを探るためには、治療者が患者の病理的な関係性の中に巻き込まれている状態が、多くの場合すでに生じているということから出発する必要がある。このとき治療者は、患者にとって健常なコミュニケーションを成立させている構造的な「死」の手前にはいり込む他者となっている。精神療法の可能性のひとつは、この巻き込まれている状態から健常のコミュニケーションへと移っていく「過程」をどのように築いていくかということのうちにある。

このような過程は疾病が寛解状態へと至る過程でもあり、ヤスパースの言う意味での「過程」とも重なるところがある。ヤスパースは、過程を自然的・生物学的な事態と規定しながら、同時にある種の病態に対しては「精神的過程」という概念を提唱した。ここでは、統合失調症の過程は「自然的」かつ「精神的」過程であると考える。この過程には精神的次元、関係性の次元があり、そこでは外界を拒絶している状態から妄想世界へ治療者を巻き込む状態を経て、欠損や葛藤を治療者に打ち明ける状態への進展がある。薬物療法は基本的にこの進展を後押しする。

このような過程を精神療法が成功裡に寛解の方向へ導くための留意点として、以下のようなものをあげることができる。

(1)妄想という「過程」の進展を援助すること。行動の規範的想拠や健常なコミュニケーションの前提となる「死」の契機は、患者においては外部から患者を責め立てる形であらわれる。患者の自己の中の肯定的な像と、患者にとっての他者の中の保護的側面に注目することは、この「死」の契機を宙づりにしたまま妄想の内容が前進的な(progressiv)方向へ進展することを手助けする。

(2)反復の中にはいること。構造的な壁は、治療が同じことの繰り返しになるという膠着としてあらわれる。この膠着は反復を回避することによっては解消されず、むしろ反復の中に治療者がはいることによって再び反復が「過程」の方向へ動き始める可能性が生まれる。このとき、治療者という存在が患者の病理的な関係性の中に巻き込まれていると同時に、現実の中にいる存在であるということが重要である。

(3)規範的側面を棚上げして、有用性の論理により働きかけること。治療行為には規範的側面が付随しているが、この側面が治療者と患者の「巻き込まれた」関係を引き起こす原因となる。規範的側面を棚上げして有用性の論理を患者との共通分母とすることは、患者の「身体の知」に働きかけて不要な「巻き込まれ」のない関係性を築く上での手がかりとなる。

文献

（1）Anscombe, G. E. M.（1957）*Intention.* Basil Blackwell, Oxford. 菅豊彦訳（一九八四）『インテンション——実践知の考察』産業図書、東京

（2）Benedetti, G.（1992）*Psychotherapie als existentielle Herausforderung.* Vandenhoeck & Ruprecht, Göttingen

（3）Binswanger, L.（1956）*Drei Formen missglückten Daseins.* Niemeyer, Tübingen. 宮本忠雄監訳、関忠盛訳（一九九五）『思い上がり　ひねくれ　わざとらしさ——失敗した現存在の三形態』みすず書房、東京

（4）Blankenburg, W.（1971）*Der Verlust der natürlichen Selbstverständlichkeit: Ein Beitrag zur Psychopathologie symptomarmer Schizophrenien.* Enke, Stuttgart. 木村敏・岡本進・島弘嗣訳（一九七八）『自明性の喪失——分裂病の現象学』みすず書房、東京

（5）Bleuler, E.（1911）*Dementia Praecox oder Gruppe der Schizophrenien.* Deuticke, Leipzig. 飯田眞・下坂幸三・保崎秀夫・安永浩訳（一九七四）『早発性痴呆または精神分裂病群』医学書院、東京

（6）Deleuze, G.（1969）*Logique du Sens.* Minuit, Paris. 岡田弘・宇波彰訳（一九八七）『意味の論理学』法政大学出版局、東京

（7）Deleuze, G., Guattari, L.（1972）*L'Anti-Œdipe: Capitalisme et Schizophrénie.* Minuit, Paris. 市倉宏祐訳（一九八六）『アンチ・オイディプス——資本主義と分裂症』河出書房新社、東京

（8）Deleuze, G.（1981）*Spinoza: Philosophie Pratique.* Minuit, Paris. 鈴木雅大訳（一九九四）『スピノザ——実践の哲学』平凡社、東京

（9）Derrida, J.（1972）Signature, événement, contexte. In: *Marges de la Philosophie.* Minuit, Paris

（10）Gross, G., Huber, G.（1993）Do we still need psychopathology, and if so, which psychopathology? *Neurology, Psychiatry and*

Brain Research, 1: 194–200
（11）Häfner, H.（1963）Prozeß und Entwicklung als Grundbegriffe der Psychopathologie. *Fortsch. Neurol. Psychiatr.*, 31: 393. 木村敏編・監訳（一九八一）「精神病理学の基本概念としての過程と発展」『分裂病の人間学――ドイツ精神病理学アンソロジー』医学書院、東京、一七‐八一頁
（12）花村誠一（一九九八）「分裂病の精神病理学とオートポイエーシス」河本英夫／L・チオンピ／花村誠一／W・ブランケンブルク編『精神医学――複雑系の科学と現代思想』青土社、東京、一七三‐二四〇頁
（13）原田誠一（一九七九）「幻声に対する精神療法の試み」中安信夫編『分裂病の精神病理と治療』8、星和書店、東京、一九‐五〇頁
（14）Holm-Hadulla, R. M.（1982）Der Konkretismus als Ausdruck schizophrenen Denkens, Sprechens und Verhaltens. *Nervenarzt*, 53: 524–529
（15）Huber, G.（1966）Reine Defektsyndrome und Basisstadien endogener Psychosen. *Fortschr. Neurol. Psychiatr.*, 34: 409–426
（16）Huber, G.（1983）Das Konzept substratnaher Basissymptome und seise Bedeutung für Theorie und Therapie schizophrener Erkrankungen. *Nervenarzt*, 54: 23–32
（17）Janzarik, W.（1991）Die depressiven Syndrome zwischen autonomer dynamischer Restriktion und alltäglicher Depressivität. In: *Depressionskonzepte heute*（Hrsg. Ch. Mundt et al.）. Springer, Berlin, 33–41
（18）Jaspers, K.（1913）*Allgemeine Psychopathologie*. Springer, Berlin. 西丸四方訳（一九七一）『精神病理学原論』みすず書房、東京
（19）Kranz, v. H.（1955）Das Thema des Wahns im Wandel der Zeit. *Fortsch. Neurol. Psychiatr.*, 22: 58–72
（20）Lacan, J.（1966）D'une question préliminaire à tout traitement possible de la psychose. In: *Ecrits*. Seuil, Paris, 531-583. 佐々木孝次・三好暁光・早水洋太郎訳（一九七七）「精神病のあらゆる可能な治療に対する前提的問題について」『エクリⅡ』弘文堂、東京、二九一‐三五八頁
（21）Lacan, J.（1981）*Le Séminaire Livre III: Le Psychose*. Seuil, Paris. 小出浩之・鈴木國文・川津芳照・笠原嘉訳（一九八七）『精神病（上）（下）』岩波書店、東京

（22）Lang, H.（1991）Verdrängung und Spaltung: Überlegungen zur Grenzziehung zwischen Neurose und Psychose im Ausgang von einem liguistisch-strukturalen Ansatz. In: *Schizophrenie und Sprache*（Hrsg. A. Kraus et al.）. Thieme, Stuttgart, 90–96
（23）Leonhardt, M., Foerster, K.（1999）Der Blick des Psychiaters-Wagner in Winnental, Eine Einführung. In: *Wahn und Massenmord.*（Hrsg. K. Foerster et al.）. Sindlinger-Burchartz, Nürtingen, 123–134
（24）宮本忠雄（一九八五）「精神療法と自己治癒」『臨床精神病理』14、一〇一一-一〇一七頁
（25）Mundt, Ch.（1996）Zur Psychotherapie des Wahns. *Nervenarzt*, 67: 515–523
（26）永田俊彦（一九九六）「分裂病の疾病観と治療」花村誠一・加藤敏編『分裂病論の現在』弘文堂、東京、一八七-二〇二頁
（27）中井久夫（一九八四）「精神分裂病状態からの寛解過程——描画を併用した精神療法をとおしてみた縦断的観察」『中井久夫著作集』1、岩崎学術出版社、東京、一一五-一八〇頁
（28）Schmidt-Degenhard, M.（1999）Paranoische Entwicklung oder Schizophrenie: Überlegungen zur Paranoiafrage. In: *Wahn und Massenmord*（Hrsg. K. Foerster et al.）. Sindlinger-Burchartz, Nürtingen, 48–69
（29）Schneider, K.（1962）*Klinische Psychopathologie.* Thieme, Stuttgart
（30）Schreber, D. P.（1973）*Denkwürdigkeiten eines Nervenkranken.* Ullstein, Frankfurt. 渡辺哲夫訳（一九九〇）『ある神経病者の回想録』筑摩書房、東京
（31）Schulte, W.（1964）*Studien zur heutigen Psychotherapie.* Quelle & Meyer, Heidelberg. 飯田眞・中井久夫訳（一九九四）『精神療法研究』岩崎学術出版社、東京
（32）関根義夫（一九八八）「精神分裂病急性期経過後の一過性残遺状態、とくにその2類型について」『精神経誌』90、三九五-四一三頁
（33）関根義夫（二〇〇一）「治療の視点から見た慢性分裂病患者の『反復的態度』」『臨床精神医学の経験から』創造出版、東京、二一七-二三四頁
（34）新宮一成（一九九六）「精神分裂病者における規範と規則——幻聴と空笑の構造論的分析」花村誠一・加藤敏編『分裂病論の現在』弘文堂、東京、六七-九一頁
（35）Spencer-Brown, G.（1969）*Laws of Form.* George Allen and Unwin, London. 大澤真幸・宮台真司訳（一九八七）『形式の法則』

朝日出版社、東京
(36) 津田均(一九九二)「空間性と記憶――分裂病者と言葉の関係」『imago』3、一〇〇 - 一一一頁
(37) 津田均(一九九四)「分裂病者の受苦と能動――慢性様態において力動の不安定化を生じた3症例の考察から」『臨床精神病理』15、一三 - 二八頁(本書の第一章に再録)
(38) 津田均(一九九八)「分裂病者の『決定不能』に関する一考察」『精神経誌』100、二九一 - 三一一頁(本書の第二章に再録)
(39) 津田均(二〇〇一)「分裂病者と『社会』――症状構造、存在様式、症状発現状況の検討から」関根義夫編『精神分裂病――臨床と病理』3、人文書院、京都、二四七 - 二七三頁(本書の第三章に再録)
(40) 津田均(二〇〇一)「基底症状と基底障害構想に対する批判的考察――人間学的、構造主義的観点から」『臨床精神病理』22、二七七 - 二九四頁(本書の第四章に再録)
(41) 内海健(一九九九)「戦略的エポケーについて――他者の病理からみた分裂病治療論」永田俊彦編『精神分裂病――臨床と病理』2、人文書院、京都、一三一 - 一三六頁

第六章　統合失調症患者の自殺と自傷

現在自殺対策が国をあげて行われており、多くの精神科医もそれに協力しようとしている。精神医学からこの問題にどの程度、どのように貢献できるのかということについては、さまざまな意見があろう。自死した人の心理的剖検、すなわち直前の精神状態についての事後的調査がもっとも基本的な資料になるが、これはもちろん、自死遺族の側も、精神科医の側もたいへんな負担を強いられる調査である。私を含め多くの精神科医は、致命的手段で自殺を試みた人が総合病院の救急病棟に送られてきて、救急医から相談を受けた場合と、自分の担当していた患者が自殺、ないし自傷行為を行った場合の二つのルートで、自殺の問題を知っているにすぎない（もちろん、これに個人的関係の中で知りえた範囲の自殺についての知見が加わることもある）。

ところで、私自身の経験では、担当患者の自殺既遂例は、統合失調症の患者が、うつ病やパーソナリティ障害の患者にくらべてかなり多い。特に、意外にもというべきか、うつ病患者の自殺既遂例の経験は実はきわめて少ない。ただし、このことが一般自殺者の割合を反映しているとは限らないであろう。このことが意味しているのは、良好で定期的な治療関係にはいることのできたうつ病患者が、治療関係が継続しているにもかかわらず自殺するということは、比較的少ないのではないかということだけである。うつ病患者が、治療を受ける機会を逸したままに、あるいはいったん治癒して医者のもとを離れたが再発し、再び医療につながらないままに、自殺している可能性はあるからである。

これに対し、統合失調症患者の場合は、治療関係の中にあってもふと飛び去るように自殺してしまうことがままある。また、治療者側に強い印象を与え、注意を喚起するのは、それまでうつろだった表情が何か活気を帯びてきて、回復の兆候なのだろうかと思っていた矢先に自殺を遂行してしまう患者である。これは、離人症が回復してくるときは危険であるという公式に通じるものかもしれない。世界との生き生きした接触が急激に回復してきたところに危険が潜んでいると考えておいた方がよさそうである。

一方で、凄絶な印象を与える自殺企図もある。これは、自己を殺すことによってはじめて新たな自己が出来するという観念、ないし妄想のもとになされる激しい自傷行為である。自傷行為と述べたのは、そのような観念のもとで行われたのかどうかということが、本人が生き延びて体験を語った場合にしかわからないからである。既遂に終わった例で理由の推測しかねる激しい自殺例の中にも、同様の観念に基づいたものがかなりあるかもしれない。

このような自殺を考える上で参考になるテクストと私が考えているのが、アントナン・アルトーが若い頃に書いた「自殺について」というテクストである。これと、『エクリチュールと差異』に収録されているデリダのアルトー論を併せ読むと、このようなタイプの自殺がどのような観念のもとに行われているかを推測することができる。そこには、自分で自分を殺すことによりはじめて、神や他者一般を追い越し本当の自己が出来、生成してくるという考えがはっきりと読み取れる。確かにアルトーの診断については、薬物依存も疑われ、はっきりと統合失調症といってよいかという問いはつきまとうであろう。しかしこれらのテクストが統合失調症の臨床に役立つとは言えると思う。それは、通常の健康人の発想の中にはない、ひとつのまっすぐな筋の通った論理を教えてくれる稀有の例である。

本論は、精神病患者の自傷ということを課題として執筆されたものである。しかし、以上に述べたように、統合失調症患者の場合、どのような自傷でも、自殺と関係が深い。極論すれば、彼らは、生前に、生死の境界の跨ぎ越しが見えてしまうようなところへ入ってしまうところがあるように思う。

一　統合失調症における自傷と自殺

ビンスワンガー（Binswanger, L.）(1) は、『思い上がり　ひねくれ　わざとらしさ』において、疾病を標識する異質性を示しながら、きわめて人間的、人格的な統合失調症現象を抽出している。宮本は、その日本語版の監訳者序文で、的確にも次のように述べている。「実際、近年では、精神分裂病の病態も一般に軽症化して、ビンスワンガーが関心を抱いたようなケースはこんにちでは見いだしにくくなっている——こうした意見ははなはだ通俗的で、臨床をもう少し深く見ていくなら、ひとつひとつのケースがかかえている人格変貌のアウトラインはなおかつ病状のあちこちに必至に刻印されている」。要するに、病態が、いかに一見、形、輪郭のぼやけたものに見えたとしても、ひとたび古典的な形をとらえた目でそれを見据えるならば、いくつかの刻印がありありと浮かび上がってくるということである。このことは、「精神病患者の自傷」を論じる上でも——ここでは議論を統合失調症の場合に限定する——導きの糸とすることができると思われる。

最近では、「自傷」について論じられる中で、精神病患者の自傷もテーマのひとつとなる。このことの背景には、日常的に自傷行為が蔓延してきた昨今の趨勢の中でふと省みると、統合失調症患者もかなりの割合で「自殺」ないし「自殺企図」ではなく「自傷」を呈しているという臨床観察がある。さらに、最近、いわゆる自明性の喪失(2)あるいは緊迫困惑気分(14)などがその背景に想定されるような無定形な不安の中に長い期間置かれ、はっきりと構造化された病的体験の析出のない不全型の経過のもとに自傷行為を反復するような統合失調症患者が目立つという報告が見られる(7)(21)。しかし、そこから単に、統合失調症の軽症化と自殺企図から自傷への行動化のあらわれ方の変化との平行関係を指摘したのでは、安易であると言わなければならない。「自傷」という輪郭のはっきりしない形であらわれたものにも、まずはそこに、統合失調症における「自殺」の刻印がないかと考えてみるべきであろう。より刻印のはっきりした「自殺」から類推して「自傷」を論じるという道である。

元来統合失調症は、自殺とのかかわりが深い。一般によく言われるのはうつ病と自殺の関連であるが、通常、精神科医がより多く出会うのは、統合失調症患者の自殺である。しかもそれは、ひとたび生じたときには割腹、焼身といった形態をとることもまれではなく、激烈な印象を残す。

ただし、統合失調症患者の自殺といってもその中にやや質の異なるものがあり、またそのうちでどのような刻印をもった自殺が自傷と密接な関係をもつかということも問題となる。それゆえ、しばらく統合失調症における自殺、ないし自殺企図について論を進めたい。

二　自殺企図に対する了解的態度と非了解的態度

ところで、自殺の企てが生じたときには、そこに、病勢を見ようとする立場と、現実の苦境への了解できる反応を見ようとする立場が分かれるのが常である。

統合失調症患者にしばしば見られる自殺形態の激烈さは、どちらかというと前者の立場をとる方へわれわれを向かわせるのではないだろうか。たとえば、焼身自殺のような形態は、歴史的に見ても、自己と宇宙的規模の世界との、あるいは、自己と来世との関係の中で行われてきた可能性がある（仏教僧の中に焼身自殺を行った者が見られることは示唆的である）。統合失調症患者に自傷や自殺の方向への切迫があるときにも、そこに広く、患者が病勢の中で、世界に尋常ならざる形で対峙したり、死後の生を垣間見たりしている可能性を念頭に置いてみる必要があろう。

しかしその一方で、統合失調症患者の自殺企図の背後に、了解的に、身辺状況への絶望、病気に見舞われた自己への不甲斐なさなどを読み取ることが不可欠と思われることもまれではない。私見では、病理を読み込む見方と了解される心性を読み取る見方は、そう見えるほど対立するものではない。統合失調症患者自体が、おそらく、病理的構造のうちに置かれた世界と日常的現実の世界のふたつの間を、お互いが影響し合っているにもかかわらず完全に交わることはないような形で生きている。それに呼応して、われわれもまた、片足を、どのような病理性の高い現象の背後にも現実的な根を了解的に読み取る態度の中に、もう一方の足を、まったく日常的に了解しうるような苦悩の表現の中にも統合失調症の構造的病理を透かし見る態度の中につっこんでおく必要がある。そしてそのときに、われわれは、上半身までもが分離されてしまうことのないようにしておかなければならないのである。治療者の側に、「二重帳簿的態度」をとることが要請されていると言ってもよい。実証的研究(6)(18)は、生活上の要因、病勢および、特に抑うつを統合失調症患者の自殺企図の危険因子として取り上げているが、このような結果も、個々の症例に応用する際には、このような態度から解釈され直す必要があるであろう。

一例として、デイケアに一時期適応していながら徐々に抑うつ的になって自殺企図に至り、その頃から被害妄想の悪化が顕在化してきたという平凡な事例を取り上げてみよう。

デイケアの集団の中で統合失調症患者は、ある役割を与えられ、さまざまな励まし、助言などを受けながら過ごしている。またそこで、障害者として援助を適切に受けるための手続き、就労への応募方法などを学ぶ。彼らはそこで自己価値の感覚や自信の揺らぎを常に体験しているが、通常その振れ幅はある範囲に留まっている。ところが場合によっては、徐々に患者は、もう集団の仕事ができない、教わった手続きも実行できないと抑うつ的になり始め、自分を卑下し始める。あるいは些細な怠業が増える一方でそのことで自罰的になり始める。そのうち食事もしなくなり、ついには大量服薬などがあって入院となった頃には、被害妄想がかなり活発化しているということも起こりうる。

このような経過は、確かに、そのほとんどすべてを、日常的な心理を投げ入れて了解的に見ることもできる。しかし他方、そのすべてを病理的構造のもとに見ることも不可能ではない。日常性の根拠をなす規範の上にわれわれが常にすでに、それも自然に立っていることができるのに対して、統合失調症の患者にはそのことに基本的困難があると考えるならば、デイケアの制度は、そのような統合失調症患者の上に事後的に降り立ち、彼らを貫いているものとなっているはずである。そのとき、そこで課された具体的な活動は、患者の基本的困難を、具象的に後から補うものという意味をもつので、もし彼らがそれを怠ったり、それができなかったりするならば、それは直接、彼らの規範的地盤の不安定さを露出せしめることになる。このことは、うつ病患者にあらわれる罪責性とはまた違ったレベルに位置する強い罪責性として自覚され、さらにそれは、そのような露出を蒙っている自己に世界全体が非難を浴びせているという症状へも展開すると考えられる。

治療上要求されるのは、この両者の見方の上に立っていることであろう。後者の見方によって、われわれは、患者にかかる制度の力(11)を考慮し、それを調整しながら臨床を行わなければならない。しかし、特に危機においてはそのような見方を優先させなければならないとしても、その中に、前者の見方による患者との自然な交わりへ立ち戻るための萌芽を見いだすこともまた必要である。

しかし、統合失調症患者の自殺には、現実の苦境と病勢の強まりが重なっているというよりは、もう少し特徴的なものが存在する。そこでも主体と間主観的に成立している規範的制度性との関係を考えることは必要と思われるが、以下にそのようなものをふたつ取り上げてみよう。

三　跳躍としての自殺と自らを殺す自殺

「自殺」の意味するところは、自分を殺すということであり、この再帰的な言い回しはさまざまな欧米語にも共通である。しかしこのことに違和感を覚える人もいるのではないだろうか。まず、この語には自分を能動的に殺すという意味が含まれているが、通常の自殺にそのような意味が必ずあるとは、他者への攻撃性が反転して自分へ向かうというような精神分析的解釈をおしなべて挿入するのでない限り、言えないであろう。また、この表現には殺す側の能動的主体が含意されているが、その主体は、少なくとも魂の永遠性を想定しない場合には、自殺の完遂の瞬間に消え去るはずのものである。自殺は、むしろ、われわれが決して知ることのない無の方向へ、自分の意志で「跳躍する」という性質のものなのではないかとも考えられる。

これに対し「自傷」の方は、語の意味するとおりのものといってよいであろう。患者は能動的に自己身体を傷つけていることに間違いなく、そのような能動的主体は自傷行為の後も存続するからである。

このようなことをここに述べたのは、実は、統合失調症に比較的特徴的なふたつの種類の自殺が、それぞれ、「跳躍」としての自殺と、「自らを殺す」という再帰的な意味をそのままもつ自殺という性質をもつのではないかと思われるからである。

前者の例として考えられるのが、特に回復途上にすっと自殺してしまう患者である。木村は、統合失調症患者の自殺は基本的に予測しがたく、それは彼らが、「死」、あるいはそれと等値な「他性」にきわめて近い存在であることを示しているのではないかと述べている(9)。要するに彼らは容易に「死」、ないし「死後」へ跳躍する傾向をもっているということであるが、それは特にこのようなタイプの自殺について当てはまるように思われる。

これに対し後者の例として考えられるのが、自罰の意味で自傷、自殺企図を行う患者から、逆に自らを殺すことによって、新しい、圧迫から解放された自己を出来せしめようとする患者までの一連のスペクトラム上に位置する患者群である。この群の患者の自殺企図は、前者の群の場合とくらべて、「自傷‐自らを傷つける」と関係が深い。ただし、前者の自殺を単純に「跳躍」と呼ぶことには疑問も残る。以下にまずもう少しこちらの種類の自殺に触れておきたい。

この種の自殺については確かな情報を得ることが難しい。このタイプの自殺は完遂されることが多く（したがって自傷とは関連が薄い）、事後的に事情を知ることが困難だからである。非定型抗精神病薬の導入時に盛んに言われ、決して今でも軽視すべきではない「めざめ現象（awakenings）」による自殺(19)も類似の性質をもつと思われるが、十分に解明されたとは言いがたい。けれども、ある程度経過を追うことのできた例は、このような場合でも微妙な変化が前兆としてあることを示しているようである。ここでは自験例をあげておく。

症例１

ある大手企業に優秀な社員として入社したばかりだったその女性患者は、会社内の人間関係のトラブルに巻き込まれたあとに短期間のシュープを生じ、引き続いて症状の乏しい残遺、疲弊状態に長く陥っていた。数カ月後からようやく自分の症状として、記憶力の減退と集中力の欠損を訴えることができるようになり、単純な漢字が浮かんでこなかったときなど、驚愕の表情を浮かべて治療者の方を責めるように見ることなども出てきた。あるときから、枯れ木のような表情に活気が差し込み、軽いスポーツなどでスタッフと交流も始めた。そのときの面接で、彼女は、「（病気を治すのに）少しは自分で努力しなければならない面があるんですね」と語っている。この面接を担当していた同僚医師は、今までにない生き生きした表情だったと証言している。彼女が飛び降り自殺をしたのはその数日後で、直前に絶望した表情で首をふっていたのを通行人に目撃されているが、それ以上の詳細はわからない。

ここで注目されるのは、今日認知心理学的症状と呼ばれるような、記憶、集中力の減退などの自覚に対する本人のパトス的な位置関係が、自殺の前に変化していることである。彼女は、これらの症状をどこからどのように蒙ったと言いようもなく、人に打ち明けることもなかった。それが、徐々にそれを症状として述べるようになり、次には、治療により除去されることを期待するようになった。最終的には、自分の方から積極的に、リハビリテーションを行い対処しなければならないと思い始めた。しかし、この変化全体は良い方向への変化と見えるにもかかわらず、特に最後の変化については、そのスピードを抑える方向に早急に手をうたなければならなかったのである。

このような例を考える際には、非定型抗精神病薬導入前に永田[12]によってなされた「目覚めの体験」の記述が参考になる。それは、寛解後期、欠陥状態などにある患者が、急激に、社会が共同主観的（間主観的）に成り立っていることと、自分にそこへのつながりが欠けていることを自覚し始め、その欠損を補うために努力しなければならないと積極的になる現象である。それにもかかわらず、この状態にはいった患者は、数日から数週という単位のうちにしばしば急性増悪に至ってしまう。永田はそこで、実際に例示しているわけではないが、この現象と不可解な自殺との関連を示唆してもいる。

この目覚めの体験の記述において、間主観性における欠損の自覚のところを、集中力や記憶力の欠損の自覚に置き換えれば、それはわれわれの患者にそのまま当てはまる（この置き換えの意味は後に触れる）。とするならば、回復期の自殺も、「跳躍」のように見えたとしても、自らの欠損が深いレベルで明瞭に見えてきたときの絶望であるのかもしれず、超短期的な急性増悪にはいってのことですらあるかもしれないことになる。しかし最後の瞬間、患者に、自己のみならず世界がどのように見えていたのかは、結局のところ謎にとどまると言わなければならない。

四　自らを殺そうとする自殺企図の実際

これに対し、自らを殺すという言葉が当てはまるタイプの自殺企図については、より確実に論じることができる。このタイプの自殺企図を生き延びる患者は多く、また、その一部は、自傷行為という程度にとどまったり、場合によっては他者への暴力がそれと等価なものとして出現したりし、それゆえその前後の経過が観察下に置かれることが少なくないからである。

たとえばある男性患者は、割腹を何回か繰り返して結局生き延び、現在は自閉的な安定を病棟内で得ている。このことを振り返って、「自分は、以前は常に神から圧迫を受けていた。自分がある女性に恋心を抱いたときには、神もその女性に恋心を抱き、自分はサナダムシにされてしまった。それで腹を切って死のうと思った。割腹を何回かして、ついに自分は神に勝利したのだ」と言う。その後は、自分が神であるとか、神の子であると僭称し、何百億年生きると言っている。別の、病棟生活の日常的諸規則を非常な圧迫と感じながら入院生活を送っていた男性患者は、戦没者の死に対する責任がすべて自分にあるという罪責感に苛まれる一方で、二十年も前の自分の兄の夭折に謎を抱いていたが、あるとき、身近な人物をこの兄の殺害者と名指すようになるとともに、屈強な他患に殴りかかっては殴り返されるということを始めた。彼は、「罪許し」は間近であり、このように殴り返されては生き延びていくことによって自分はそこに至ることができ、そうするとさまざまな人や兄が蘇ると言い、実際ある男性看護師を復活した兄と同定し始めた（この症例は第一章に呈示した）。

これらはもちろん慢性経過の一断面であり、荒唐無稽な妄想を呈した卑近な例と割り切るむきもあろう。しかし仔細に見るならば、そこに、ある本質的な構造の刻印が浮かび上がる。

まず、これらの患者においては、強い罪責性のもとに自己が圧迫されていると感じている時期がある。ここには例示しなかったが、この時期に自罰的な意味合いで自傷行為を行う患者もいる。それが徐々に、激烈な自殺企図、あるいは他者との間での暴力行為の出現という特異な地点へ向かう。彼らにとっては、そこを突き抜けた先に、それまでの圧迫のくつがえされた世界が到来するという予感、そこで新たに、不死性を帯びた自己や他者が出来するという予感がある。そしてそれは実際、本人の中である程度実現するに至る場合がある。この特異点は、自らを殺すことによって新たに自己が出来する場所と位置づけることができる。

この特異点の周囲にあらわれる自殺企図、あるいはそれと等価な暴力行為の出現の性質をもう少し追究しておこう。それらに見ておくべきは、患者の、自己へのかかわり、他者へのかかわりの様態であり、心的世界のうちにある、あるいは実在する他者と、患者の自己との間で生じている反転である。まず、罪を負っている自己への処罰、すなわち、自罰としての自傷、あるいは自殺への傾動がある。しかしそれは、罪責意識へと自己を押し込めているものを覆そうとする方向へ転じる。その覆しが実現されようとするにしたがい、患者は不穏状態、高揚状態となり、その関門のところに、自殺企図、あるいは他者への暴力が出現する。自殺企図では、自らを罪責性のもとへ圧迫し続けた他者――それは幻覚の中ではしばしば神と名指しされる――が殺害されようとする。しかしその神もまた自己であるゆえ、それは、自罰のときとは方向の反転した、自己による自己の殺害の企てである。暴力も、他者への暴力にして自己への暴力という形であらわれる。筆者は、このような自殺企図や衝動的暴力にあらわれている主題を、「分身の殺害」と呼んでよいのではないかと考えている。それは、他者への攻撃でありながら自分への攻撃であるような何かであり、自己の殺害でありながら、自己につき従って自己と同じ行為をし、さらに自己をたえず圧迫する他者の殺害であるような何かであるからである。

このような事例は、決して特殊例とは思われない。精神科医ならば、何らかの究極的な出来事が到来することを待ち望みながら、本人の中にその到来が近づいたという意識が高まったあたりで自殺を企図する統合失調症患者に出会っているのではないであろうか。そのような自殺企図は、到来が実現しなかったときの絶望に起因するようにも見えるが、それ自体が、到来が実現したという方向へ妄想を動かすように見える場合もある。

五　不全型統合失調症の自殺企図、自傷とその周辺現象

また、このような特異点は、重症慢性例のみに見られるものではない。ここに述べた特異点をめぐる様態は、不全型統合失調症(17)、初期統合失調症(14)、若年無力性症候群(5)と呼ばれるような一群にあらわれる自傷、自殺企図、不穏状態の中にも見て取れることがある。二例をあげる。

症例 2

三十歳の男性患者。高校までは元気だったが、あとから振り返るとそれまでの自分には自我がなかったのではないかと言う。高校を卒業する頃から、「自信がなくなってきた、本当の自分を抑え込むようになった、現実感もなくなった」と言う。また、このとき以来、「自分でない自分を演じ、それを自分と感じるようになった」、「自分の中に二人いる感じになった」とも述べる。大学に進学したものの充実感がないと中退。以後、さまざまなアルバイトをしながら転々としていた。ここ一年ばかり特に不安が高まり、パニック発作様の呼吸苦も出現して精神科を受診した。「心と体を隔てる壁が自分の中にあり、この壁が本当でない自分で、壁に神経が触れ、胸をひっぱり、削る」といった訴えをし、「本当の自分をこの十年間かけてようやく取り戻してきたが、取り戻せば取り戻すほど、不安定になってきた」と述べる。ときどき、外出して大声で歌うときがあり、いろいろな「あ」の声がある中で本当の「あ」の声が出るときには、心身が一致して自我が出せているときだと言う。半身だけが自分の意志と関係なく動くといった症状も存在する。すでに少量の抗精神病薬を外来で投与されていたが、「自分の体の中に自分がすっぽりはいってしまった感じになった」とき、手首を切って首を吊り、助けられた。その後、精神科病棟で入院治療が行われ、中等量以上の抗精神病薬で不安は軽減したが、入院治療中も他人との交流は乏しく、もっぱら本当の自分が今どんどん大きくなっているということにだけ関心があった。入院中は、別室で大声で歌うことをときどき許可していた。

症例 3

二十五歳の男性患者。自分の行動がいつもうしろにひっぱられるようでからだが重い、意欲と行動が分かれてしまうということを主訴に来院した。彼の言うところは次のようだった。大学までは自分というものがなく、何となく進学してきた。進学後、現実感がなくなって何もする気が起きなくなり、そのときは藁をもつかむ気持ちだった。それがあるマスコミ関係の仕事がたまたま認められ、自分の自我というものに気づき、それを出せるということが出てきた。今回精神科を受診したのも、最近音楽を始めたのも、この自我をもっと出せるようになりたいから。今は、自分がやろうとしたこととやったことがずれている。身体が後ろにひっぱられて歩行障害になる。心の欠損がからだの欠損に出て、目が乾いたり、口が乾いたりする。力の向きを変えられる。ねじれている。これが超自我からのストレスということ。自分をひっぱるものを代表しているのは母。母は現実を代表している。声は聴こえてきたことがあるが、いつも頭の中で何か聴こえているわけではない。しかし、向きをたえず変えられるということは、幻聴というものは常にあるということではないか。もともとの自分は奥深く黙らされている。この隙間が埋まらなければならない。自我と超自我の関係を絶対的に変えてくれるものがあるのではないかと期待して来院した。今、音楽をやっている。ときどき、歌うと「良い、激しい動き」が出る。

しかし彼はまた、最近になってますます「内罰」、「自虐（リストカット）」がとまらないと言い、結局外来通院開始後しばらくして不穏状態で入院となっている。

以上二症例とその前に範例として示した二つの慢性妄想例とに共通点があることは明らかであろう。ともに、自己が常に圧迫のもとに置かれている状態からそれを突き抜けた自己が出来する方向への転回があり、しかしその転回の勢いが高まるほどに、自傷、不穏状態、自殺企図などの危険も切迫してきている。

その一方で、症例２、３のような不全型にとどまる症例が、不全型特有の内省性ゆえにわれわれに示しているものもある。それは、たとえば中安(13)(14)が論じているような、離人、体感異常、二つの自己の分裂、自殺企図などの現象の間の相互関係にも、別の角度から示唆を与えている。

まず、彼らには、変調を自覚する以前の人生は、自然ではあったが自我のない状態であったととらえられている。変調の始まりとともに二つの自己が出てくる。はじめに特に意識されるのは、圧迫されている方の自己である。圧迫のうちに置かれるままの自己は、とりつくろって間主観的な世間の規範に合わせているだけの自己であり、そのような自己のみで生きるときには、現実感が失われている。また、その圧迫は、現実を代表する他者、特に親からの圧迫ととらえられており、超自我の働きに相当するものとされている。そこに、もうひとつの、彼らの言うところの「本当の自己」

が出てきて、彼らは彼らの全体がそちらの方で充たされていくことを希求する。彼らの関心はもっぱらこのことに向かい、現実生活の社会的側面には向かわない。歌などの表現手段は、彼らには、自己を出せる場となることがあるようである。二つの自己の力の拮抗は、彼らの身体をその場とし、そのせめぎ合いが異常な体感（壁が胸を削る、身体が後ろにひっぱられる）として感知される。

ただし、彼らの内省は、それがわれわれの病理の理解のためにきわめて有効な通路を提供していることは否めないにしても、その特殊な様態を見ると、それ自体に症状としての性質があると考えておくべきであろう。内省性を示す単純型の患者の訴えが、客観的、科学的な自己の障害の描写という性質をもつことは古くから指摘されてきた(3)。しかしそれは、きわめて緻密であるだけではなく、過度に機械論的な具象性をもつ。この過剰内省性(15)においては、そこで単に内省が量的に亢進しているだけではなく、内省の様態そのものに病理性が含まれていることを考える必要がある。

六　統合失調症現象「以前」のありか

以下は、これまでの考察と関係する補遺である。

われわれは、無理論的な記述にとどまろうとするのではない限り、統合失調症現象を超えて、その下に横たわるものをとらえようとすることになる。統合失調症現象「以前」の探究である。精神病理学的な基本障碍論も、精神分析も、生理学主義も、この探究と無縁ではない。

今は一部の精神分析的立場の人以外からはあまり省みられない立場であるが、この「以前」を、患者の生活史の対象関係に求めるという立場もありうる。世間に合わせた自己と「本当の自己」のせめぎ合いという主題は、神経症圏の人にももちろんしばしばあらわれるが、統合失調症圏の人にもここに述べたような形で出現しうる。そこにもやはり、明文化不能な形で日常生活を間主観的に構成している規範へ自己の主体性を失わずに自己を参入せしめることの困難が垣間見られる。そして、本人にも、本来すでにあたりまえに与えられているはずのものが自分に欠損しているという感覚が生じ、そのことの原因が、遡及的に親子関係の中に探索されることになる。統合失調症の診断が確実な人で、「父母は自分に届かないところでしかものを言ってこなかった」というような内省を述べる人は、確かにいる。

しかし、単に幼少時の環境に疾病の原因を求めることは、やはり客観性を欠くと言わなければならないであろう。パーソナリティ障害の場合ですら、養育環境原因説に立つことは、客観性に欠けることもあり、治療上益にならないことも多い。それでもその場合には、家族関係全体の歪みが兄弟全員の性格形成に影響を与えていることなどから、ある程度養育環境と障害との連関について傍証の得られることがある。統合失調症の場合は、より、兄弟のうちの一人に孤立した疾患としてあらわれるという色彩が強い。患者自身による家族因説が、妄想と地続きのものである可能性についても考慮する必要があろう。統合失調症の妄想は、経験を超えたレベルにしか位置しえない経験の可能性の条件に関することが、具象化されたレベルに置き換えられて語られたものであるという有力な考え方がある(4)(16)。患者自身が疾病家族因説に行き着く際にも、これと同じメカニズムが働いているのかもしれない。

それでは、統合失調症「以前」は生理学的異常であろうか。

生理学的異常がその重要な部分であることは、統合失調症現象に対する薬物の有効性からしてももっともであろう。しかし、生理学的立場に立つ人が現在認知心理学的趨勢のもとに提唱するようなモデルは無条件に首肯されるものであろうか。そのようなモデルは、連合、記憶、知覚の障害などを、統合失調症的な「異質性」に乏しいがゆえにかえって生理学的基盤に近い基本的な障害であると考え、自我障害、幻聴体験などがそこから派生してくると考える(10)。しかし、そのような道筋からは、ここで論じた、ふたつの自己の間のせめぎ合い、自罰的な自傷から新しい自己の出来へ向かう自殺への展開といった様態が導出されるようには思われない。むしろわれわれは、逆向きに、「基底症状」(8)(17)と呼ばれるような、患者に自覚されうる統合失調症的な異質性に乏しい症状に、すでに、間主観性や自己の成立の問題が潜んでいると考えるべきなのではないだろうか(20)。回復期の自殺を「目覚めの体験」を参照しながら論じた際に、間主観性の領域における自己の欠損の自覚と、集中力や記憶力の障害の自覚を等値したのは、このような意味からである。

このような見方に従えば、自らを殺すという自殺、それと関連の強い自傷は、人間的かつ統合失調症の本質的な刻印を帯びた事象であり、決して二次的な事象ではないのである。

文献

（1）Binswanger, L.（1956）*Drei Formen missglückten Daseins.* Niemeyer, Tübingen. 宮本忠雄監訳、関忠盛訳（一九九五）『思い上がり　ひねくれ　わざとらしさ――失敗した現存在の三形態』みすず書房、東京

（2）Blankenburg, W.（1971）*Der Verlust der natürlichen Selbstverständlichkeit: Ein Beitrag zur Psychopathologie symptomarmer Schizophrenien.* Enke, Stuttgart. 木村敏・岡本進・島弘嗣訳（一九七八）『自明性の喪失――分裂病の現象学』みすず書房、東京

（3）Cornu, F.（1960）Psychodynamische und pharmakotherapeutische Aspekte beieinfachen Schizophrenien. *Psych. Neurol. Basel.*, 139: 24–49

（4）Feldmann, H., Schmidt-Degenhard, M.（1997）Strukturale Affinitäten des Unverständlichen im schizophrenen Wahn. *Nervenarzt*, 68: 226–230

（5）Glatzel, J., Huber, G.（1968）Zur Phänomenologie eines Typus endogener juvenil-asthenischer Versagenssyndrome. *Psychiat. Clin.*, 1: 15–31

（6）Heila, H., Isometsa, E. T., Henriksson, M. M.（1997）Suicide and schizophrenia: A nationwide psychological autopsy study on age- and sex-specific clinical characteristics of 92 suicide victims with schizophrenia. *Am. J. Psychiatry*, 154: 1235–1242

（7）広沢正孝・永田俊彦（一九九七）「近年増加傾向にある治療困難な若年分裂病者の精神病理と治療――構造化されない極期をもつ分裂病の不安と退行をめぐって」中安信夫編『分裂病の精神病理と治療』8、星和書店、東京、一二九‐一五八頁

（8）Huber, G.（1983）Das Konzept substratnaher Basissymptome und seine Bedeutung für Theorie und Therapie schizophrener Erkrankungen. *Nervenarzt*, 54: 23–32

（9）木村敏・谷徹・斉藤慶典（二〇〇四）「アクチュアリティとヴァーチュアリティの関係をめぐって」中村雄二郎・木村敏編『講座「生命」』7、河合文化教育研究所、名古屋、一五一‐二〇八頁

（10）Klosterkötter, J.（1992）Wie entsteht das schizophrene Kernsyndrome? Ergebnisse der Bonner Übergangsreihenstudie und angloamerikanische Modellvorstellung: Ein Vergleich. *Nervenarzt*, 63: 675–682

（11）森島章仁（一九九五）「分裂病にはたらく関係の力――〝裡なる制度〟の強度素描」『臨床精神病理』16、一六五‐一八八頁

（12）永田俊彦（一九八二）「分裂病者の『目覚め』の体験と再発」吉松和哉編『分裂病の精神病理』11、東京大学出版会、東京、六一‐八四頁
（13）中安信夫（一九九一）「離人症の症候学的位置づけについての一試論――二重身、異常体感、実体的意識性との関連性」『分裂病症候学――記述現象学的記載から神経心理学的理解へ』星和書店、東京、四〇七‐四三三頁
（14）中安信夫（一九九七）「緊迫困惑気分に潜む加害・自罰性――分裂病初期状態における自殺に関連して」中安信夫編『分裂病の精神病理と治療』8、星和書店、東京、一八三‐二一一頁
（15）Sass, L. A.（1992）Schizophrenia, Delusion, and Heidegger's "Ontological Difference" on "Poor Reality-Testing" and "Empty Speech". In: *Phenomenology, Language and Schizophrenia*（eds. M. Spitzer, F. A. Udhlein, M. A. Schwartz, Ch. Mundt）. Springer, New York, 126–143
（16）Sass, L. A., Parnas, J.（2001）Phenomenology of self-disturbances in schizophrenia: Some research findings and directions. *Philosophy, Psychiatry & Psychology*, 8: 347–356
（17）Süllwold, L., Huber, G.（1986）*Schizophrene Basisstörungen*. Springer, Berlin
（18）Taiminen, T., Huttunen, J., Heila, H. et al.（2001）The Schizophrenia Suicide Risk Scale（SSRS）: Development and initial validation. *Schizophrenia Research*, 47: 199–213
（19）田中謙二・藤井康男（一九九九）「Awakenings（めざめ現象）と非定型精神病薬への切り替え」『臨床精神薬理』2、八五九‐八六六頁
（20）津田均（二〇〇一）「基底症状と基底障害構想に対する批判的考察――人間学的、構造主義的観点から」『臨床精神病理』22、二七七‐二九四頁（本書の第四章に再録）
（21）牛島定信（二〇〇四）「境界性人格障害治療の現状とその問題点、その序論」『精神経誌』106、一二五六‐一二五九頁

第七章　哲学と精神医学

基本的にこれまでの本書に収めてきた論文は、すべて、臨床的なかかわりの傍らに産み落とされてきたものである。したがって、それは臨床の営みそのものではない。しかしそこには、臨床の営みの中から抽出されてきたものを振り返って次の臨床に生かすこともできるのではないか、また、それらは、たとえば神経心理学のような他の学問と統合失調症という病を介して精神病理学が対話をしていくのにも役立つのではないかという目論みがあった。付言すると、そのようなものを産み落としていく作業を行うだけでも、哲学的議論にまで踏み込むのはある程度必然と思われた。

この論文は、逆に、はじめから哲学と精神医学の関係を俯瞰的に論じてしまおうとする、やや無謀な試みである。それだけに、かえって問いを残すことになった部分も多い。

精神病理学は、特に最近の日本の精神病理学は、なぜかその内部で危機が叫ばれてきた。この傾向には私は一貫して違和感があった。確かに、精神病理学は、生物学的精神医学のような確固たる前進、精神薬理学のような確固たる有用性の進歩という基盤をもたないかもしれない。しかしそれ自身の発展の運動というのは、当然常にあるし、またあったのであり、しかもその発展は、有用性や生物学的科学性を基盤とする他の諸分野によっては容易に代替されないような形で、人間固有の営みへの理解を深めてきたのである。危機が唱えられるとすれば、それは、精神病理学固有の産出性が減弱して、その無力さが外界に投影されているときでしかないであろう。しかし、そもそも精神病理学固有の領域がそう簡単に消滅するはずもないし、今日、それはさらに、いくらでも他の領域と協力し合いながら発展することができそうである。この点に関してのオプティミスムは私の中で変わっていない。

しかしながら、現実に、外的、内的な危機というものを痛感せざるをえないことも事実である。

外的にもたらされた危機の最たるものは、奇妙な精神医学の計量化である。なぜ計量化がここまで覇権主義的に振舞うようになったのか、またそれに対してわれわれはどのように対処しなければならないのか、これらのことに対して、私はいまだに態度を決定しかねている。

もっとも私は一部の精神病理学志向的精神科医がそうであるほどに、エヴィデンスというものに否定的なわけではない。精神科医の中には、一回きりの精神科医と患者の出会い、治療における個別性、無意識と主体の根源的な関係といったものをはるかに重視し、治療介入と予後との関係のエヴィデンスなどにはほとんど関心を払わない人もいる。しかし、そのような人でも、身内、あるいは本人が病気にかかったときには、やはり十年単位の経験の総体において平均値としてよい治療結果をあげている医者を選ぶのではないだろうか。このような医者の選び方も、ひとつのエヴィデンスに基づく思考法であろうと思うし、そのようなエヴィデンスは、科学的に裏づけられたと主張して一流雑誌に採用されながらある程度の年月を経ると見向きもされなくなるエヴィデンスよりもはるかに堅固なエヴィデンスであろうと思う。そしてそのような治療者は、結局は、もっとも常識的、根本的な意味でのエヴィデンスに基づく治療法を採用しているのだと思われる。

しかし、それにしても、治療介入と予後や、疾患の疫学といった外枠についてそれを数値的に取り扱うのはともかく、患者の内面の質までもひたすら数値化しようという傾向が、どうしてここまで力をもってしまったのであろうか。これを、精神医学の自然科学化の要請に沿ったものと言ってよいとは到底信じられない。自然科学的精神、特に物理、数学のような、演繹力の強い基礎的原理への探求に親和性のある精神が、このような計量化を本当の意味の科学化であると考える可能性はまずないと言ってよいからである。むしろそのような方向の精神をもつ人ならば、症例記述の全体から普遍的構造を探ろうとするであろう。

操作主義の歴史的源泉を探るならば、現在の数量化、操作化の根拠を論理実証主義に求めることができるかもしれない。一時のヴィトゲンシュタインの哲学の中に見いだされる検証主義的な側面がウィーン学団の論理実証主義に影響を与え、最終的にＤＳＭの成立にまで流れ込んだことは指摘されている。しかしヴィトゲンシュタインの哲学の側からみれば、この検証主義の外部への影響、波及は誇るべき成果ではなかったという意見が大勢となっている。それにもかかわらず、その影響は、今日われわれが見る程度にまで拡大し、絶大なものとなった。

われわれにとって非常に困ったのは、これが排他主義的な制度にまでなってしまったことである。具体的には、精神病理学的な発表の機会が、通常の学会からかなり奪われてしまった。一九九〇年代に、演題の申し込みにおいて、目的、方法、対象、結果、考察の順に記載せよという形式的なしばりのある国際学会が優勢になり始めた。しかしその頃には、まだ、哲学的研究の場合はこの形式にとらわれなくてよいという但し書きがつくという形で、精神病理学的に症例研究や理論研究を展開する余地が残されていた。二〇〇〇年にはいって、一部の哲学的精神医学や精神療法を専門とする学会以外の通常の精神医学の発表の場からは、とうとうそのような余地もほとんど奪われてしまった。

もちろん、このような動きに対抗する、ナラティヴ・ベイスト・メディスン（ＮＢＭ）なる運動もあらわれている。しかし、やはりそれも、強引な数量化、操作化の覇権主義に対抗するためかそれ自身の方法論的なこだわりを背負っていて、自然な症例研究からはかなり遠いメソードであると言わなければならない。

その一方で、哲学と精神医学の接点の領域は、国際的に急速に発展した。一時期精神病理学は日本でもっとも隆盛を極めていた感があり、その当時伝統をもたなかった国は、ヤスパースやシュナイダーの再発見から精神病理学を開始していた。この領域の国際的な集まりは徐々に広がっていったが、その頃は、この何十年分、百年分とも言えるような差は容易に縮まらないだろうと感じられた。しかし、各国の研究が一線に並ぶのに実際には十年とはかからなかった。現在、たとえば統合失調症論において、フッサールの受動的総合に依拠した理論とサスの過剰内省性理論との間のディベートといったことは通常に行われるようになっており、さらにそれらとは異なるラカン的文脈からの理解の呈示も、国際舞台から排除されてはいない。実験心理学的、神経心理学的研究と精神病理学の接点に至っては、日本は取り残された状況であると言ってもよい。発表の機会は狭められながら国際的にはたえず切磋琢磨していかなければ取り残されてしまうという厳しい状況に、日本の精神病理学はすでに置かれているのである。

それとは別の内的な危機というのもわれわれは経験した。日本の精神病理学は病跡学と近縁性をもち、芸術領域に接近したが、その結果は、その領域固有の研究者にとって必ずしも容易に受け入れられるものではなかった。彼らにとっては、芸術創造の内在的一回性というものはわれわれが想像する以上にはるかに冒すべからざるものであり、それを臨床医学の視線で貫こうとするようなことこそ暴力的な挙措だったのである。このことにより、私自身は、もう一度治療の一回性と普遍的な言説を目指す精神病理学の緊張関係ということを考えざるをえなくなった。本論では、この問題に触れてあるが、もちろんその解決が呈示されているわけではない。

具体的には、本論は大筋において、精神病理学の成果をふまえずに神経心理学がそのまま病態を解明できるとしているような議論、あるいはフッサールの意味での受動的総合の不全をすぐにも病態の神経心理学的基礎に結びつけようとするような議論には批判的であり、そのような議論に抗して、ドゥルーズの哲学が臨床にまでインスピレーションを吹き入れる可能性を擁護してある。デリダの緻密なアルトー論と並んで、ドゥルーズの差異の哲学は、私の統合失調症論を常に動かしてきた。しかし、ドゥルーズの言うところの、拡大された経験でもあり同時にそれが経験の条件でもあるような領域、そのような領域が本当にわれわれの日常の底に存在しているのか、存在しているとすればどのように存在しているのかは、私には謎のままである。これは、人間にとっての潜在性の領域と統合失調症という病の事実性との関係をどのように理解すべきかが依然として課題として残されているということでもある。この論文は、総説として書く機会をいただいたものであるが、多くの未解決の問題の呈示という側面ももたざるをえなかった。

一　はじめに

1　哲学と精神医学が共在する場

哲学の語義をたどれば、それは「愛智（philosophia）」である。この語義のもとで、哲学は、今日哲学に賦与されるイメージの場所から舞い上がり、汚れのない天空に位置するかのようである。現在われわれがより馴染んでいるイメージによれば、哲学はむしろ、人間の存在の根源を、直下の深みに降りて探る。哲学と精神医学との接近が自然なものに見えるのは、哲学のこの営みにおいてであろう。たえず基底へ向かおうとする思考の営みの分枝が、精神のあり方一般のみならずその病み方にまで通じていると考えることは、不自然ではない。

しかし、「知への愛」という語義に今一度戻ってみると、この語義にも、哲学に天空で安息することを許さない、一筋縄ではいかない含蓄のあることがわかる。それは、「知」という普遍を目指すものと、「愛」という、情性で個別的であり、ときに「病」に近づきうるものの両者を含んでいる。そこでは何か性状の異なるものが同居し接続されているが、この事情は現代の哲学にまで受け継がれているように思われる。

実際哲学は、人間が共通に行き着くアポリアに惹きつけられて思考し続けながら、哲学者個人によって決定的に異なった結論、内容を導き出してきた。このことは、わずかでも哲学史を紐解けば容易に知られる。例として、神に対して、それを完全性の側から扱ったライプニッツ（Leibnitz, G. W.）の哲学(38)と、無限の側から扱ったスピノザ（Spinoza, B. de）(54)のそれとの差異をあげることもできよう。この差異は、おそらく現代でも、数学的手法の発展によって一義的に解決ずみにはならない無限の問題の中で反響している(5)。またこの差異は、たとえそれぞれの哲学者のキリスト教とユダヤ教という出自の差異に負うところがあるにせよ、哲学者個人の世界へのかかわり方により色濃く影響されているように思われる。

哲学における、このような、普遍性を志向した考察が究極、個別的とならざるをえないような問題が、精神の病のありかにかかわっているであろうという直観が、精神医学の領域のうちに、おそらく、哲学と密接にかかわる精神病理学という一分野を成立せしめた。確かに、そのような形の精神病理学が開花したのは、精神病理学の側が、（ミンコフスキー（Minkowski, E.）(41)によるベルグソン（Bergson, H.）の哲学への依拠を別とすれば）フッサール（Husserl, E.）とハイデガー（Heidegger, M.）の哲学を迎え入れてからであったろう。このことをキスカー（Kisker, K. P.）(33)は、この二つの哲学は、それ以前の哲学が精神医学的諸与件についてそれらを後から思考したのに対し、それらをあらかじめ思考していると述べている。さらに哲学が狂気を意識的に内部に欠かすことのできない核として組み入れるようになったのは、ラカン（Lacan, J.）からポスト構造主義への道程に至ってであろう。とは言え、加藤(30)が述べるように、狂気内包性は、少なくとも近代以降のほとんどすべての哲学が抱える性質であるとも考えられる。

2　哲学と精神医学の「間」

しかし、たとえ、人間、世界、活動性、あるいはときに倫理までもが哲学に対してもすでに与件として働いているかのようであるとは言え、哲学は、それ自体の概念（concept）の運動によって形成される遊動範囲が広い。ドゥルーズ

（Deleuze, G.）ら[9]は、それ自体として定立される概念を構築することが哲学の役割であるとさえ述べている（しかし、そのようにして現実態よりも可能態の近くで構想されたかのように見える彼の哲学が事実の学である精神医学へインパクトをもつことについては、後に立ち返る）。それにくらべれば精神医学ははるかに臨床事象の事実性に拘束される。

哲学と精神医学の両者は、ある種の「問題」が先鋭化する場で共在する。精神医学的にあらわれてくる「問題」は、決して単に取り除くべき障害としてあらわれるだけではなく、「人間の歴史は問題の構成の歴史である」[3]と言われるような場合の広がりと深さをもつ「問題」と、どこかでつながっている。しかし精神医学は、この局所の問題の場の考察にだけかかずらうわけにはいかない。その周辺に存在する多様な状態像の中で、予後、経過、過程の進行から薬物療法を含む治療因子の影響までが、大きな偏差という事実を背負いながら改善を期待されていることをも考慮しなければならない[注1]。この点で、哲学の狂気内包性がどのように高まっても、それは精神医学そのものとはならない。哲学と精神医学は、ある場所で共在しようとも、この点で両者の間には「間」がある。

（注1）ここでの「過程」は、さしあたってはヤスパース（Jaspers, K.）[27]の意味での「過程（Prozeß）」のことである。これは、決しておろそかにできない概念であるが、ヤスパースは、結局のところそれを生物学的実体に生じたものとしている。それでもヤスパースは、特にパラノイアの場合について、「精神的過程」の語のもとに、その内在的な論理連関を「過程」概念に含めようとした。このような二本立ての戦略をとらずこの概念を用いようとするならば、ドゥルーズらによるヤスパースの読み替え[6]が参照されなければならないであろう。ドゥルーズらは、ヤスパースが生物学的実体の位置に置いて人格からは切り離した「過程」を、その、人格、自我から切り離されているという特徴を尊重、維持したまま、彼らが質量（マテリア）的実在と呼ぶ領域に持ち込んだ。ドゥルーズらによれば、それは、いまだ自然と歴史が分離していない、エス（Es）の概念とともにある領域である。また、症状は、「過程」そのものであるよりも、むしろ、その「過程」が否応なく「構造」に出会って空転するときに結晶化してくるものととらえられている。

3　本論の見取り図

本論の目的は、哲学と精神医学両者の関係を、両者に共通する問題の所在と、両者の「間」の所在の二つの側面から論じて、両者を繋ぐ精神病理学の意義を論じることにある。しかしこの領域を網羅的に揃うことはできない。そこで、個別事例、個別論争を核として議論を進めることにしたいが、本論にはいる前に、見取り図を述べておこうと思う。

この試みに着手するに際し、まず、現在精神医学内部からこれを実行に移す機会を得ることはすでにきわめて困難な状況になっていることに触れておきたい。この試みはその多大な部分を、ここに機会を与えられたという稀少な厚遇に負っている。しかしそれは同時に、現在の精神医学界の強引とも言える境界画定（délimitation）(12)によって生じた状況の狭隘化への抵抗の実践でもある。もし実践哲学的抵抗というようなものがあるとするならば、この企画は、その境界画定に対するそれでなければならないであろう。

このような境界画定の先鋭化は、一方で実証主義の実践に対する要請の厳格化に由来するが、他方では、生物学的成果の進展の自負による。たとえば、今日、特に神経生理学は、狭義の器質性の病態を越えてその成果を誇ろうとしている。それは、確かに常に刷新されているものの、局在論的要素を払拭したとは言えないかたちで行われていて、ヤスパース(28)が嘲笑するほどに精神的なものに対する局在論的な立場の疑わしさを強調したことなど、忘却のかなたに置かれたかのようである。神経生理学的成果として示されつつあるものを、無条件に受け入れるのではなく批判的に吟味しておくことは不可欠と思われるが、ここでは、それを、わずかな論点にしぼって行うことができるにすぎない。

ところで、以上は、実証主義的、生理学的立場に対する精神病理学独自の立場の擁護である。しかし実は、精神病理学はまったく別の側面からもその存立を危うくされる。これもまたときおり、精神病理学へのある形をとった批判として表面にあらわれる。それはおそらく、精神病理学が、計量的側面や生物学的層の底に伏在する本質に近づこうとしつつなお強固に医学的視線を保持しているがゆえに、かえって、個を圧殺しようとしていると受け取られかねないことに由来する。われわれは、精神病理学が狭義の実証科学の枠組みと本質的に齟齬を来そうとも、医学の視線と配慮がそこから失われることを望みはしない。しかしまさにその宿命が、このような批判を惹起する可能性をもたらしているように思われる。これもまたわれわれが考慮しておかなければならない要素である。

ここまでを押さえたところで、われわれは哲学と精神医学の協力関係の問題へ移る。そこでは、安永の議論(70)(71)とゲープザッテル（Gebsattel, v. V. E.）の議論(22)を端緒としたい。なぜならば、この二つの議論は、哲学と精神医学がある場所で共有する問題に事実性が賦与されることによって、それと同じ場所、ないしはその周辺に存在する比較的純粋に医学的な障害要素についての考察が、統括されて立論されている例であると考えられるからである。

次にわれわれは、主に統合失調症を中心に、われわれの経験の底に降りていく哲学的作業が精神の病に通じる道を探索する。取り上げるのは、フッサールの受動的総合に基づく理論、ヴィトゲンシュタイン（Wittgenstein, L.）の議論、ドゥルーズの一連の議論である。これは網羅的選択ではないが、選択に根拠がないわけではない。これらのそれぞれに対応して有望な精神病理学理論が形成されつつある。それぞれには一長一短が存在するが、その諸点に触れながら論を進めることは、本章の総説としての性格を満たすことになろう。

同時にわれわれは、もっとも疾病に特異的な症状の析出が生じる地点に立ち戻る。この場所は、経験の底、ないし潜在性が経験の現実に変わろうとする地点と言っても、先の「過程」概念に依って、「過程」が「構造」に逢着する結節点であると言ってもよい。われわれは、このような結節点で症状が生じる背景を考察するにあたり、精神の病の中心部分に、存在的（ontisch）な要素のみではとらえられないパトス的（patisch）要素があることを示すことになろう。

二　境界画定と包摂への抵抗としての精神病理学と精神病理学への抵抗

1　実証科学からの精神病理学に対する境界画定への実践的抵抗

一九九六年の時点で、クラウス（Kraus, A.）(34)は、診断マニュアルを用いた精神医学を「実証科学的パラダイム」と呼び、精神病理学が重視する「全体についての直観」がそれに欠如していることを指摘した。当時、このような指摘はまだ、一般精神医学の内部からなされえた。彼はそこで、「もしも、部分的には直観に基づいている伝統的な分類単位が、直観的でもあり操作的でもあるというように、現在なお二重になっている精神医学の診断学から消え失せることがあれば」という仮定法的表現を用いている。これは当時の状況をよく示している。クラウスはそこでまた、正当にも、実証主義的方法論の支配下に「問題設定が方法に順応してしまい、逆に問題設定が方法を規定することがなくな」る危険を指摘している。

それから十年ほどしか経ないうちに、ここで述べられた可能性と危険は、ほぼ現実化したと言わざるをえないであろう。このことは、実証的パラダイム以外からの発言を不可能にする制度が、精神医学の公式的発表の場に浸透したことに端的にあらわれている（注２）。しかもそれは、きわめて簡便な方法で実現してしまったのである。その当時の状況とは大きく異なり、現在ほとんどの国際的精神医学研究の発表の場において、このパラダイムに則っていない発表、すなわち、対象群の設定法と実証主義的洗練を経た方法論の明示、その結果と考察の呈示という手続きを踏んでいない発表を登録しようとすること自体が、はなから不可能となるように設定されている。

（注２）ただしこれは、融通のきかない実証主義が実際の臨床にも完全に浸透したことを意味しない。著者は、多様な学問背景をもつ医師が雑居する病棟において、精神病理学と無縁の医師が、最終的に経験知から直観に依拠して的確な判断を下す場面を何度も目の当たりにしてきた。今日、学問的背景を問わず診断法における二重性を柔軟に使い分けることは、精神科医にとって必須の能力と言えるかもしれない。

きわめて激しい物言いのようであるが、ここで今日生じていることは、もっとも根源的な暴力のひとつのタイプである。なぜならばそれは、精神医学から精神医学にとってひとつの必然であるような種類の言葉を発する権利を奪っているからである。さらに、ここでも暴力の常として、それを行使する側は自らの暴力性に気づいていない。それは、「科学性」を目指す「正義」に基づいて行われている。そうでなければ、方法論的要請がこれほど徹底される所以がない。このような事例は、境界画定にかかわるナルシシズム(64)の一例をなしている。そこでは、「実証科学的」であることの要請が、手続き形式への準拠規準を介して境界を画定し、それ以外のタイプのアプローチの存在可能性を排除するが、もともとのその要請自体の限界が問われることがない（注３）。

（注３）境界画定の問題は、このような「実証的」であることの要請の場面にのみあらわれるものではない。ある価値が「――的」

という形で声高に語られ始めたところではどこでも、それが、過剰な境界画定による何かしらの排除が始まった徴候なのではないかと疑ってしかるべきであろう。われわれは、「――的」であることを目指して精神医学を実践しているわけではない。特に本邦の精神病理学は、外圧に対処する以上に内在的危機、自己批判、自らの終焉を語ることに執心してきたきらいがある(40)。その際、「臨床的」、「治療的」ということが声高に要請されたが、それらも、それらが標語のように唱えられるに至ったときには、自らの内部で育てるべきいくつかの芽を排除する方向に働いたのではないか。

この境界画定は、医学と他部門との制度的境界画定でもある。現在、精神医学においてＥＢＭ（evidence based medicine）によっては覆い尽くされない領域の存在を必ずしも精神病理学固有の言葉に依らずに示すために、ＮＢＭ（narrative based medicine）の意義を強調する努力もされている(31)。しかし現実には、このナラティヴ（語り）の領域はほとんどの場合、大学制度の中では、医学部以外の、看護、（臨床）哲学、倫理などの学部に振り当てられている。

このような境界画定のもとで、医学部は、狭義の生物学的身体と、（現象学的意味での明証性（Evidenz）ではなく）統計的な意味での evidence のみを正当な対象としようとする。しかしこのような棲み分けは、たとえば、実証研究の対象となる症状を患者が報告する条件の部分にまで病態の本質がかかわっているならば、不十分であることになる(注4)。ここにも、方法論に準拠した境界画定の方が学部制度と結びついて問題設定に先行してしまうという実態がある。哲学を参照する精神病理学が、もはや画定された医学の境界の縁からその境界を脱構築するような抵抗を行うほかない状況にまで追い込まれながら、なお医学の内部からそれを行うことが望ましいのは、このような理由による。それは、問題設定の方が方法論を規定するという方向へ事態を修正することにいくばくかは寄与することになろう。

（注４）このような主張の根拠には症例を示すのが適切であろう。想い出されるのは著者が担当していた一人の男性患者である。この患者は水準のあまり落ちていない統合失調症患者で、急性期には一時期かなり主治医に依存的になったが、その後は、やや傲慢で徹底的な拒絶能力(32)を発揮した生き方をしていた。結婚、仕事の選択からときに服薬に至るまで、主治医からの助言には

常に距離をとり、それでも必要不可欠な場合に主治医がある程度踏み込まざるをえないと、目の底にらんらんと異様な興奮があらわれることがあった。質問紙研究へ協力を依頼したときにやはりこの徴候があらわれ、依頼はすぐに中止された。実証研究の要請に応じるかどうかという条件のところにすでに、この患者の病態と関連したパトス的布置がかかわっていたことは、明らかであろう。

２　神経心理学に精神病理学は包摂されるか

最近、大東(46)は、ある総説において、精神医学の他の医学に対する特殊性は否定しないと述べながらも、神経心理学からの精神医学の「脱構築」（より正確には「包摂」ないし「還元」であろう）を宣言している。われわれがここで示そうとしている精神病理学の特殊性は、このようなタイプの包摂を受け容れることにも抵抗するように思われるが、この包摂可能性についての問いは開かれたままとしておきたい。ただし、生理学と現象との間に残る、決して非本質的なものでも二次的なものでもない哲学的「間」を指摘しておくことは不可欠と思われる。ここでは次の三点のみを取り上げる。

(1)器質性精神疾患に対して有効な局在論的構想は、内因性精神病に対しても有効か。

(2)神経心理学が「認知科学」として自己を規定するとき、「認知主体」が想定される可能性が生じ、それならばその主体は何なのかという疑問が生じる。これを、哲学的議論を回避したまま乗り越えることができるであろうか。たとえば、自我の障害として特徴づけられていた統合失調症を認知障害の病であると言い換えたところで、突然無傷の自我があらわれるはずもない。ということは、認知障害概念において障害されていると考えられているのは、通常の意味での自我の主体的な認知ではないということになる。それならば障害されているのは何なのであろうか。もちろんそこで、障害されているのは内部モニタリングのような何らかの「機構」であるとして(19)、この問題を一応回避することはできよう。しかしそのときには逆に今度は、認知障害論のような議論において通常の「主体」と呼ばれるものはどのように立ち現れているのかという問題が生じてくる。

(3)大東によれば、神経心理学は「心因」概念を「脱構築」するという。その根拠としては、因果関係上で原因となっているのは、「心因」としての出来事、思考などではなく、「心因」を構成する意識状態の神経基盤、あるいは思考に先立つ脳内過程だからであるということがあげられている。この論点は(2)の論点とも関係する。通常主体とは、心因を受け止め、次の行為の意思決定機関となるものを指すが、その位置づけが問題となっているからである。しかしたとえば、「心因疾患」ではないとされる内因性精神病においてこそ、逆にまさに「心因」がときに揺るぎない位置を保持し、「主体」に力を行使するということはないだろうか。あるいは、一般に「主体」は、神経心理学的因果連鎖とは別の次元に「効果」としてであっても立ち現れ、その身分を払拭することはできないのではないか。

(i)局在論的構想の応用可能性

心因にも身体因にもよらず、「精神それ自体が病む」ことがありうるか。これは、それが意味するところの一見不明瞭な問いではあるが、一度は立ててみるべき問いであろう。シュナイダー（Schneider, K.）[51]が、内因性精神病の身体因性を仮説的要請（Postulat）として強調したにもかかわらず、この精神のメタゲーン（das Metagene）の可能性を記し残したことはよく知られている。しかし、このような立場をとるのでない限り、まずは局在論的に確定された疾患と同様の症状が内因性精神病に出現したとき、同一の局在論的障害を内因性疾患にも想定するという方向に生理学的議論が進むのは自然だったと言えよう。

しかし実際には、この方向で成果が上がったとは言いがたい。もちろん、器質性幻聴に生じる聴覚野の活性化状態と同様の活性化状態が統合失調症の幻聴でも見られるとか、前頭葉の低活性状態が疾病横断的に類似の状態像に見られるというような所見は存在しよう。しかしこれらに対しては、状態像に対応した所見という以上の意義は期待できないであろう。

最近言及される例においても、局在論的方向からのアプローチは、内因性精神病に到達する手前でしばしば座礁する。たとえばエリス（Ellis, H. D.）とヤング（Young, A. W.）[15]によるカプグラ症候群妄想説明仮説は、神経生理学的に妄想内容を説明できるという点で一定の評価を得ている。それによれば、人間の相貌の処理にはふたつの処理経路があり、ひとつは顕在的、意識的な認知にかかわるものであり、もうひとつは、潜在的、無意識的な認知にかかわるものである。エリスとヤングは、相貌失認では後者の経路は障害されていないにもかかわらず前者が障害されているのに対し、カプグラ症候群では、逆のことが生じている、つまり、意識的な認知は障害されていないのに無意識的な相貌認知のみが障害されているので、同じ相貌でありながら異なる人物であるという妄想をもつことになると説明する。しかし、周知のとおり、カプグラは、器質性疾患から統合失調症にまで跨って出現する現象であり、たとえこの経路の障害所見がカプグラ症候群をもつ器質疾患である程度の確実さで見いだされたとしても、同じ所見を、カプグラ症候群が生じている統合失調症患者の脳に証明することは困難なようである。さらに、統合失調症の場合、カプグラは、より全体論的に、家族、来歴の否認などと結びついていることが多い(46)。

このような事情に関連して、フリス（Frith, C. D.）(19)は、脳障害の特定の局在と（統合失調症の）症状や診断との関連を探究しようとする試みは実りのあるものにはならず、局在と認知過程との関連を追究することは有望であろうと述べている。しかし、この局在と認知過程との関係ということもまた、認知主体の概念、あるいは認知主体によらない認知機構の障害という概念の曖昧さにつきまとわれる。

ここでは暫定的に、フーバー（Huber, G.）らの一連の仕事に言及し、それらが、現象と局在を結びつけるという点では決定的所見を得るには至らなかったが、興味深い臨床視点を導いたことに触れておきたい。

フーバーらは、初期から(23)、たとえば視床の障害にあらわれる症状と統合失調症性のセネストパチーの症状と画像所見を三つ組にして考えてきた。基底症状を追究するに至ってからは、統合失調症にも出現する発作性の症状（急激に出現する自律神経症状、巨視症、小視症）などにおける、てんかん性の前兆との共通性への言及を続けている(56)。それでも、このように、統合失調症性の現象、器質性疾患の症状、局在的障害部位を、現象、症状の類似性から直接結びつけることの正当性は、確認されていない。

フーバーらの視点でむしろ重要と思われるのは、統合失調症患者個人の縦断的な経過の中に、身体近縁（leibnah）の、時に目立たない、時に大規模な発作性の変化を見いだし、その身体基盤とそれへの治療的対処法を探索しようとする視点である。同様の視点は、当然本邦の「知覚変容発作」の議論(69)に認められ、それ以上に、中井の寛解過程論(44)の全体が、それをもっとも大規模に展開したものであると考えることもできる。フーバーらの構想で注目されるのは、このような変化の中で、症状が非特異的な欠損（Minus）の方向のものから異質性（Aliter）の印象を与える方向のものに移行するときの変化に注目し、その移行状態を「過程活動性（Prozeßaktivität）」と呼んでいる点である。確かに、患者と相対していて、たかだか常日頃の自覚症状を淡々と述べていただけの患者ががらりと相貌を変え、臨床局面が変化するのに驚かされることがある(60)。このようなとき、それに対応する生物学的変動も生じていると考えるのは自然であろう。

ところで、このような変化が「心因」によって生じたとしか考えられない場面がある。次にそのような場面について言及したい。

(ii)心因と主体の位置づけについて

すでに触れた「精神医学の脱構築」の議論において、大東は、心因概念が神経心理学によって意味を失う、少なくとも見直されると述べている。その際特に理論的基盤として参照しているのが、エーデルマン（Edelman, G. M.）の意識論(14)と、リベット（Libet, B.）の実験心理学的所見(39)である。

エーデルマンの理論は、主に視床と皮質の間に多様な神経相互入力が常に生じていることに基礎を置いている。これは、同期発火をともなう、双方向的で再帰的な入力で、「再入力（reentry）」と呼ばれる。エーデルマンは、この再入力によって構成されている部分を、ダイナミック・コアと呼んでいる。意識はダイナミック・コアの活動により、「徐々に変化するひとまとまりのもの」として生じるというのが彼の考えである。それによれば、外部刺激がはいって意識が生成される際には、知覚のカテゴリー化を行う皮質領域と、価値カテゴリー記憶を担当する領域との間で、次から次へと再入力が進展することが重要な役割を果たす。このことにより、意識は、現在進行中の知覚と過去の価値的記憶とのダイナミックな相互作用の結果としてあらわれると考えられる。それゆえエーデルマンは、ここに生じる意識を「想起された現在」と呼ぶ（なお高橋ら(57)は最近、このダイナミック・コアの構造の崩れとしての統合失調症という構想を示唆している)。

この構想では、再入力の際に、それまでにすでに生じている価値カテゴリー記憶の学習性の強化が重要な役割を果たしており、この点では、ズルヴォルト(Süllwold, L.)およびフーバー(56)が依拠する「習慣ヒエラルキー(Gewohnheitshierarchien)」の概念と共通性をもつと言えよう。それはまた、フッサール(25)が受動的段階で生じる「連合」として論じたものとも密接に関係をもつと思われる。これらの点について、ここでは、単にそのことを示唆するに留めたい。

一方、これは、現前がすでに過去に侵食されていることに立脚している点で、デリダ(Derrida, J.)(11)の、「初源の力は反復の可能性とともにはじめて意味を生み出す」という定式化も想起させる。しかし、それとの違いは小さくない。新たな刺激に対応する意識に常にすでに「現前」を超えるものが付随していることの根拠は、エーデルマンでは神経相互の再入力に、デリダでは言語が本質的にもつ「反復可能性」に帰せられている。

この違いは、エーデルマンの次の主張を参照することにより、より明瞭となろう。エーデルマンの主張のもうひとつの特徴は、個人に固有でありながらその内部では多様ないわゆる「クオリア」を、このダイナミック・コアが作り出す「意識」と等値していて、それを、ダイナミック・コアの神経学的基盤が現象に変換されたものそのものであると考えている点である。さらにその際、世界の因果系列を作るのは神経学的基盤の連鎖の方であり、意識そのものは因果関係の上に置かれないという考えを固持する。ところで、エーデルマンにおいても、人間個体間のコミュニケーションが可能なのは、神経学的基盤が現象に変換されたものが存在しているからである。したがって、エーデルマンの図式では、「現在」を「想起された現在」としている基盤は再入力という神経学的実体の内部にあるが、反復可能性をもちコミュニケーションを媒介する言語は、その外、現象領域の側にしかないことになる。実際にはこのように脳の内部、外部という区別の中で語るような言説の「脱構築」こそが、われわれに求められているのかもしれない。

ところで、このエーデルマンの仮説と次に触れるリベットの実験心理学的所見は、確かに一見、因果系列の問題に理性がもたらすアンチノミーにおいて、「自由意志」を「もの自体」の領域の中に確保したカント(Kant, I.)(29)以来の伝統と、対立するように見える。「世界は因果関係において閉じている（エーデルマン）」という考えは、精神医学から「心因」や「主体」を葬る極論へ進む可能性をもちそうである。しかし、むしろ「心因」疾患ではなく「内因性」疾患である統合失調症において、特に、「想起された（されつつある）」という形でも、「反復された（されうる）」という形でもあらわれない外部刺激が、「心因」として「主体」を揺るがせるということがあるのではないであろうか（注5）。

（注5）実例を検討しておきたい。症例は言動がときどきまとまらなくなるので同僚から受診を勧められた二十代の女性患者で、薬物の効果のあらわれ方からしても、軽度の統合失調症と考えられる。研究職にある彼女は、服薬が不規則になるのにほぼ対応して、連合弛緩が悪化し、担当している講義を続けることが困難になるのだが、同時に、午前二時など奇妙な時刻に大学に出てきて研究を開始するという行動もあらわれ始める。彼女との診察ではこのためどうしても睡眠のパターンが話題になるのだが、この睡眠に関する質問に彼女はしばしば答えられなくなった。韜晦したような答えになるか、ほとんど途絶様になってしまうのである。比較的調子の整っていたある日の診察で、彼女は、睡眠のことを尋ねられると、それについて事実をありのまま答えればよいと思えず、自分はどのように答えることを「要求されているのか」、どう答える「べき」なのかとぐるぐる頭の中が回り出してわけがわからなくなるのだと打ち明けた。

これを、不規則になっている生活態度を診察で咎められる恐怖感から生じた事態ととらえるならば、このエピソード全体をそれこそ「心因論的に」とらえることになる。そのような面がまったくこのエピソードの中にないとは言えないが、しかしそのような把握だけでは、そこに隠れている統合失調症的事態が取り逃がされる。「自我」から剝がれ始めているがなおその人の行動である奇妙な時刻での研究という「過程」が、「診察で睡眠パターンを尋ねられる」という、医療制度と結びついたある構造に逢着したとき、その場所で途絶のごとき症状が生じたと考えるべきであろう。

さらに指摘する必要があると思われるのが、この途絶様の症状が、睡眠パターンを尋ねられるという、まったく単純な質問で生じているということである。そのような質問内容を受けるということは、それまでの心理発達において、何ら特異な体験と結びつくことなく価値体系の中に定着していたであろう。しかし、その質問がこの症例の状況でなされると、一見目立たないが実はカタストロフィックな変化が引き起こされる。もちろんこの患者において、連合の弛緩を容易に引き起こすような生化学的事態(55)がすでに生じているということは、想定されてよい。しかし、そうであったとしても、「睡眠についての質問」という単純な内容が、「心因」として、「過程活動性」の惹起とも呼ぶべきミクロの発作様変化を引き起こしていることは否定しがたい。「心因」概念が内因性疾患においてこそ消し去られないのではないかと著者が主張するのはこの意味においてである。

リベットの実験についても、それへの解釈についてさまざまな議論が進行中であることは承知の上で、簡単に触れておきたい。

リベットは、まず知覚に関して、それが意識（awareness）にのぼるためには、ある程度以上、それも約０・５秒以上という、かなり長い間持続する刺激が大脳皮質に与えられることが必要であることを、電気刺激実験から証明する（このことは、フロイト（Freud, S.）(18)が、内部思考などにくらべて知覚刺激は比較的長い間その場に留まることができ、そのもとで知覚は反復されうると述べていることを想起させる）。さらに、リベットはまた、それにもかかわらず、主体は、実際に知覚を受け取ったと感じる時刻については、知覚の意識の成立に要するこの持続時間分を「前戻し」にして、実際の刺激開始時刻に合わせて知覚を受け取ったと感じていることを示す。この時間の「主観的遡及」は、初期誘発電位反応が皮質に生じたタイミングを目がけて、生じているらしい。しかしまた、リベットは、この「主観的遡及」を直接媒介する神経メカニズムはないらしいことも述べ、ここで自らを心身同一説から分かつ。さらに、この持続、遡及という事態は、われわれに、神経の表象を修正する「間」を与えてくれているのではないかと述べる。

一方、行動に関しては、リベットは、実験心理学的設定において、行動（実験には、指を屈曲するという簡単な行為が用いられている）の決断を意識する約０・３５秒前に、すでに被験者に準備電位が出現していることを示す。この所見がともすれば、単純に、リベットの実験は人間の自由意志、自由な決断の存在を否定した実験であると受け取られることにつながっている。リベット自身は、決断から行動までの短い間に人間は拒否権（veto）を行使できるとして、そのことの中に人間の倫理性を救い出そうとしている。これは、知覚の場合の「遡及」についてのリベットの解釈同様、実験に裏打ちされた仮説というよりは、リベットの意見である。なお決断の時刻については、知覚の場合のような時刻の「前戻し」、「遡及」は生じていない。

このことについての筆者の見解を簡単に述べておくならば、まず、知覚については、そこで、単なる刺激の流入にすぎないものが体制化され、さらに「知覚をしている」という能動的意識へ変換されるということが生じなければならないであろう。これだけの過程を本来要する知覚が、なおかつ「現前」として「その」時間に主体に認知されるためには、リベットが述べているような「遡及」が必要となっても不思議はないのではないか。

一方、行動に関しては、アンスコム（Anscombe, G. E. M.）(1)の述べるように、人間の自発的、意志的な行為とは、その意図、動機を社会的に説明できるような行為であるということが言えよう。それならば、そこには、意識的決断以前に発動された何らかの傾きがそのような行為となるまでの「過程」、「間」が必要であろう。むしろ、主体というものは、常にその「間」に、「効果」ないし「結果」（effet）として生まれるものだと言ってもよい。ここでも、デリダ(13)が、行為に付随する「反復可能性」ゆえ、行為は何らかの主体の初源の意図が飽和され実現されたものではないことを述べていることを、想起してもよいかもしれない。むしろ、初源の意図が不飽和に終わる可能性、現前の断絶の必然性といった、ある長さをもつ「間」を行為が必然的に抱え持つことを条件として、主体が出来すると言ってもよい。行動においては、この「間」の分を前に戻して「現前」を再構成する遡及は、むしろ不必要であるということになろう。ただし、このように哲学的文脈で述べられる「間」を、リベットの実験にあらわれる客観的時間の上にそのまま重ねることが許されるのかということについては、検討課題とし、ここでは意見を保留しておきたい。

リベットは、意識（awareness）が生成されながら起こっている事象と無意識のうちに行われている事象を対照すべく、いくつかの実例をあげている。素早い運動反応が意識の関与以前に行われていることには異論がないであろう。リベットは、フロイト的な抑圧も、リベットの実験が見いだした、知覚に必要な持続時間とその遡及によって可能となった「間」に生じているのではないかという解釈を提案している。しかしそれ以上に、統合失調症に見られる、自分の行為の説明可能性自体が失われる事態、聴くことと話すことの根源的分節が不明瞭になるような事態などが以上の図式とどうかかわっているか、興味がもたれる。

ともあれ、リベットの議論の前提となっているのは、限定された実験結果を科学的に解釈する態度と、意識に与えられる内容そのものは神経系の活動の中にはあらわれず本人の報告によってしかわからないという常識的な態度である。ここに論じた、「現前」の回復、「意図」をもった「主体」の成立などの問いについて、リベットの実験は、それにいくつかの示唆を与えているが、その問いを閉じるわけではない。この開かれている問いが安易に埋められることがなければ、この実験は、現象と生理学との間に存続する哲学的な「間」を有意義な形で示し続けるであろう（なおリベットについては、深尾(24)も参照されたい）。

3　精神病理学への抵抗

以上にわれわれは、哲学にかかわる精神病理学的アプローチに対して、その存在理由となる場所があることを指摘することにより、それが他の精神医学的方法論に包摂されえないことを根拠づけようとしてきた。その場所は、症例断片であるにせよ、実験生理学的所見であるにせよ、それらを理解しようとするときに、他のアプローチによっては覆い尽くされずに残る部分としてあらわれると考えられた。しかし以下では、今度は、精神病理学が、この残余部分から一挙に病理の本質を掬い上げようとするならば、そこで必然的に抵抗に出会うことになることに触れておきたい。

このような抵抗は、先にも触れたように、精神病理学が、実証主義的なデータの集積に還元される次元からも純粋に生理学に還元される次元からも隔たった場所に、本質的に人間的な存在様式を捕捉しようとするとき、かえって宿命的に生じる抵抗と思われる。精神病理学は、たとえ現実的な危機に置かれていようとも、自らの方法が、安易な方法論的制約、還元からもっとも逃れた方法であることを主張するであろう。しかしそのときこそが、還元の回避がそもそも可能なのかという疑問が突きつけられるときでもありうる。この問題の一端は、一般に現象学的精神医学と呼ばれているものの内部にすでに見て取ることができる(62)。

現象学的精神医学は、ここで包括的に人間的な存在様式と呼んだもの、特に病理的な場合のそれを、「形相的還元」

に関係づけることにより主題的に取り扱おうとした。ブランケンブルク（Blankenburg, W.）(2)によれば、出会われる経験に対して、現象学的記述は、それを、一方で本質学として、一方で事実学として扱うという、ヤヌス的特性をもつ。ブランケンブルクはそこで、本質学の方をたどり、フッサールがあらわれるもののロゴスを取り扱う現象学的形相学を主張したのに倣い、出会われる範例的症例の存在様式を形相として取り扱うことを精神医学の実際に即して主張する。それは、「見ること（sehen）」と「洞察すること（einsehen）」の差異を乗り越えることでもある。

一方で、このような専門的現象学的議論を離れてみても、精神医学一般には、広く現象学的・人間学的態度と呼ばれるべきものが、ひとつの伝統として、不十分にではあるが生きながらえている。それは、テレ（Tölle, R.）(58)によれば、治療の個別性への要求に応えること、病以上に病んでいる人間を考慮すること、身体と精神の人為的な分離や、そのうちの一方へ人間を還元することを克服することなどを含む、基本的治療態度をあらわしている。

ここに触れた二種類の現象学的精神医学については、特に、患者との出会いを、分解された症候への対応と社会的処遇要領にはなから整理してしまうような現在の殺伐とした精神科臨床にとっては、その両者ともの肯定的意義を強調しておくことが重要であろう。それでも、ここにひとつの疑問を差し挟まずにいることは難しい。出会われた個々の事例に基づいてのことであるとは言え、普遍的なロゴスを取り出す存在様態の学が、どのようにして個別性の要請、個々の主体性の要請に応えうるのか。それはむしろ後者の要請を押え込むことにつながることはないのか。

このような疑いがもっとも顕在化するのが病跡学的領域であるのは不思議なことではない。この領域では、作家の病と作品が隣接して取り扱われるにもかかわらず、場合によってはまさにその作品が、そこに病に対する医学的把握の視線が侵食してくることに抵抗するからである。もちろん、病跡学において、常にこのような乗り越えがたい齟齬が前景に立っていたわけではない。むしろ逆であって、端的に、芸術家の作品の（あるいは科学者の場合はその業績の）質的類型化こそがクレッチマー（Kretschmer, E.）の気質論(35)に奥行きを与えたのであり、その臨床医学への功績は、今でも輝きをまったく失ってはいない。しかし、ここに述べた齟齬が、ある種の場合には無視できなくなることも事実である。

特にこのことが問題となるのが、言葉が作品の中でそれ自体の裸型の存在性をあらわにし始めるときである。このことを最近、柵瀬[48]は、作家レーモン・ルーセル（Roussel, R.）を例にとり、彼の主治医であったジャネ（Janet, P.）[26]による事例分析と、それに対するフーコー（Foucault, M.）[17]の読解を取り上げることによって論じた。ルーセルは、プロセデ（procédé）と彼が名づけた、言葉の音韻のわずかな違いが複数の異なった文脈を作り出すという特異な手法で、現実の世界とのかかわりをもたない作品を書き続けた作家である。彼は、十九歳のとき、十二音綴による韻文小説を完成させ、そのときに、後の彼の一生を支配する栄光の感覚を味わったが、その処女作が認められなかった失意のもと、重篤に精神を病みながら作品を綴り続けたと言われる。ジャネがそのルーセルについて残した分析は、最初期の恍惚にとり憑かれた患者という、医学心理的解釈だった。柵瀬は正当にも、フーコーを参照しながら、ジャネの病跡学的言説が、ルーセルの言語を作家の狂気としていったん外化し、それを自らの知の対象として再固有化、還元していることと、それによって、言語の存在そのものの体験、言語が内包する不協和といった次元が抜け落ちていくことを指摘する。

本質への還元とは言っても、その深度はさまざまである。ジャネの心理学的還元が、この場合ルーセルに対してプリミティブな次元に留まっていて、その還元による抑圧に対する告発を容易にしていることは否めない。しかし、そもそも範例的考察、注釈は、それがもっとも深い次元にまで達しえたとしても、その本質把握としての性格を主張した時点で、対象にとって内在的な出来事、体験をある普遍へと外化するという要素を孕み始めることは、否定できないであろう。

このことはまた、デリダ[10]をして、アントナン・アルトー（Artaud, A.）へ向けた論述に際し、方法論についての長い検討とともに、自らの論が「範例としてアルトーを構成するために」向けられているのではないという留保を置かせたものでもある（注6）。デリダによれば、狂気と思考が作家において隣接しているとき、それに臨床医学的注釈を行うことと批評的介入を行うこととの間には、確かに乗り越えがたい差異がある。それでも、両者は、本質範例主義という点で同列に置かれる可能性から逃れえない。形相的な構造についての言説は、アルトーから歴史性、特異性を前もって剝ぎ取り、その「生」から離れたところに言説を作る。しかし、そのようにして生から離れて思考することの「非能力」をアルトー自身が体現していたとするならば、注釈行為のもつ矛盾は、アルトーを論じるときに極大に達することになる。

（注6）このような文脈の中で、アルトーの「医学的診断」を語るのはためらわれるが、すでに本書で触れたように、あえて言うならば統合失調症圏の発病を考えてよいと判断する。

個別的で偶有的な歴史の尊重と本質主義との間の齟齬は、決して作家のような人物への注釈の場合にのみ当てはまるものではないであろう。この問題は、特に精神医学の場合、ごく一般の臨床にいつでも顔を出していると思われる。そこ（精神医学）では、形相は症候のところに留まらず患者の歴史性にまで否応なく絡みついており、生活史を正当に考慮に入れれば入れるほどこの絡みつきは明らかになってくるのだから、なおさらである。したがって、ここに述べた精神病理学的本質把握への齟齬と抵抗という問題は、たとえその端緒を病跡学的舞台にもつにしても、通常の臨床問題に及んでいないわけではない。

三　精神病理学的本質論における概念と事実性の関係

ここで借り入れた本質学と事実学という言い方を用いてこれまでに述べてきたところをまとめておくと、次のようになろう。

精神医学的諸場面には、少なくとも現在の諸事実学に還元されない部分がかなり中核的なところで存在し、その部分の質的理解に、哲学と結びついた精神病理学が介入することは不可欠でさえある。この介入は、病態の質的、全体的把握を目指す本質学を構成するが、それは、常に両側面からの侵食を受ける。一方では、本質学は常に形相的還元を介して個別性を普遍へと回収する危険があり、そのことへの抵抗が生じる。われわれはその抵抗を正当に受け容れ、本質理解を治療的な知へ開放する必要がある。もう一方には、事実学と本質学との関係の問題がある。これはもちろん、薬理学や生理学などの事実学の進展に応じて本質学も変貌を遂げなくてはいけないということでもあるが、それはその一面にすぎない。それはむしろ、精神病理学における本質学による把握は、すでに、事実的性格を多少とも保持していなくてはならないという意味である。病が重篤さの程度という量的事実をもってそこに存在しているということが、その本質把握が「概念」のうちに自足して投げ置かれることを許さない。

本質把握が事実性へ架橋されるという観点から参照しておきたいのは、安永とゲープザッテルの議論である。たとえば、安永(71)の議論には、いくつかの本質把握が存在しているが、その根本的な部分は、人間の一般生活においては自発性を保持する「自」が客観的な「他」に対して常に上流に立っているのに対し、統合失調症においてはこれが逆転するという把握である。この点に密接に関係した具体的部分については、多くの議論が介入する余地があろう。たとえば、表象と知覚が、差異をもつと同時に、それにもかかわらず何らかの同一のものに属しているのはなぜか、そしてそのことと幻覚、妄想などの体験にはどのようなかかわりがあるのか。あるいは、統合失調症患者が、どのようにして現実の世界と妄想の世界の二重世界を生きているのか。また、どのようにして幻聴は、自己を嘲弄し、自己に先んじ、さらに、それに反発しようと試みるならばなおさらにそれを出し抜いて逆にさらに自己を責め立ててくるような振舞いをできるのか。

ここでは、これらの諸点を安永が、「自」の優位性を「他」に対して維持する落差の分量「d」と、自極から他極へ向かう線分の中で生じる脱臼的変化のモデルの中で一挙に解決しようとしたことの問題点について、触れる余裕はない。取り上げたいのは、これらの変化を、想定された弾性体が蒙る（主体には意識されえない）弾性率の変化の結果とみなすことにより、慢性様態までをも包括的に示す視点が提供されている点である(70)。この弾性体の概念は、生理学的に傍証のあるものでもなく、それをとらえる方法論が示唆されたわけでもなく、その意味では、生理学的比喩に留まっている。しかし安永は、それを用いて本質把握に事実性を賦与することにより、統合失調症のもっとも統合失調症的な部分についての質的な議論を、他の慢性様態などの諸様態の議論にまで導くことができた。

ゲープザッテル(22)においては、躁うつ病の本質的部分に置かれているのは、自己と自己、自己と環界の間に生じた「分裂」、「疎隔」である。躁うつ病患者の疎隔体験は、「人間と世界への共通感覚的根本関係（sympathetisches Grundverhältnis）」というものが存在し、かつそれが障害される場合があるということをあらわにする。このことは患者の内省からのみ明らかになるものであり、たとえその内省が病によって惹き起こされた内省強迫という症状的性格をもっているにせよ、このことの本質的意義は失われない。

この「疎隔」は、病前からの患者の人格と社会との関係にまで遡って、人間学的状況論の文脈においても本質把握にかかわる概念として活用できると考えられ、著者自身(61)もそれを試みたことがある。しかしここで注目したいのは、ゲープザッテルがこの「疎隔」、「分裂」を、「生物学的にはすでに起こってしまった」ものと述べていることである。ここで著者にとって重要と思われるのは、実際にこれらが生物学に結びつけられるかどうかではない。フクス(Fuchs, T.)(20)(21)のように、このような「疎隔」が、ひいては主体と環境との時間的脱同調(desynchronization)が、現代の時間生物学所見に対応していると述べ、すぐにも精神病理学的「概念」と生物学的「所見」を並置する立場もあろう。しかし、その「概念」と「所見」との間には、たとえ両者の学の進歩を待っても最後まで溝が残るという可能性も否定できまい。むしろ注目すべきなのは、ゲープザッテルによって、これらが、本質的現象把握であるとともに「事実」として呈示されている点である。この事実性は、「疎隔」、「分裂」などの現象が発病によってはじめてあらわになり回復によって覆われるという臨床経過によって裏づけられる。このようにしてゲープザッテルの議論は、人間学的 - 精神病理学的概念が事実性をうちに含んだ概念として呈示される場合の実例となっている。

四　現象学と分析哲学に基づいた現在の統合失調症の精神病理学

1　現象学的精神病理学の最近の進展とその特徴

ブランケンブルク(2)はその「自明性の喪失」に関する著書において、フッサールの意味における、間主観的に構成された生活世界への根のおろし方に立脚しているが、フッサール後期の「受動的総合の分析」(25)が自らの立論の助けになるかもしれないことにも触れている。彼は、通常においても常に働いているが自明性が成り立っているもとでは隠された問題としてしかあらわれない世界の構成を、「超越論的構成」と呼ぶ。それは、「意識にとって直接に接近可能な自我の能動的総合(active Synthese)」には「わずかにしか基礎を置いていないで、もっぱら受動的生成(passive Genesis)のうちに基礎づけられている」。

この超越論的構成もまた、それを病態にかかわる本質概念と考えた場合、事実性という側面を併せ持っている。統合失調症患者においては、その生活史において自立に困難を抱える、慢性期には些細な日常生活の行為に多大なエネルギーを出費して疲労するなどの臨床事実が存在している。これらを、通常はすでに常に遂行ずみになっている構成をその場で行わなければならないことに関係づけるのは、有力な仮説である。そのように結論づけることにブランケンブルクは躊躇もしていた。それは、現象学が成因論にかかわらないという限定を彼が一貫して自らに課していたからであるとともに、この超越論的構成は、それをもひとつの機能的能力であるととらえたとしても、それをそれ以上具体的に遡及することはできないからであろう。

その後の現象学的精神医学は、この超越論的構成を受動的総合に結びつけて考えてきたと言えよう。受動的総合は、世界がわれわれのもとに構成される上で、受動性のうちに行われる総合を指す。このふたつは、ほぼ同じことを指しているが、微妙な差異もある。「超越論的」の語が、経験以前のアプリオリを指すのに対し、「受動的」は、自我がかかわらないうちに生じていることを指す。この意味では、ウィギンズ（Wiggins, O. P.）ら(66)は、「受動的」より「自動的（automatic）」の用語の方がふさわしいと提案している。

このフッサールによる受動的、ないし自動的に生じる総合の議論には、いくつかの疑問を含む解決の難しい問題が含まれている。

フッサール(25)はその議論を、外的知覚の場合について展開し、「外的知覚は、その固有の本質に従えば、なしえないことをなし遂げようとする不断の僭越行為である」という、有名な、そこに問いと矛盾を含む文で始めている。なぜそれが僭越行為であるかといえば、知覚には、ありうる無限のあらわれを超えた客観的な意味の統一が示されるからである。しかし、この統一があらわれる過程で受動的、ないし自動的に行われている総合の有り様を、フッサールは、世界それ自体は斉一であるという信憑のもとに分析し続ける。また、現象学の立場では当然とは言え、その総合がどのようなものであるかについては叙述されるが、それが究極のところ何の働きであるのかは論じられない（注7）。

（注７）「受動的総合の分析」におけるフッサールの緻密な論述の全体を追うことは著者の力量をはるかに超えるが、ここに述べた点が、この分析を統合失調症に適用することに対して疑問を抱かせる要因でもあることには触れておきたい。それは、一部は、統合失調症が端的にその本質において知覚の病ではないと考えられるからであり、一部は、多くの統合失調症患者が、その病的状態において、少なくとも、断片化した妄想世界と、さらにそれに対して二重化して存在している現実世界を同時に生きており、斉一な世界についての論述をそれに適用することができるのかという疑問があるからでもある。しかしそれ以上に、確かに事実として、健常な状態では、世界が、斉一的に、意味のあるさまざまな際立ちとともに与えられるとは言え、世界の斉一性への信憑をあらかじめ背景に置きながら客観的で統一的な知覚の成立という矛盾が乗り越えられる過程を分析するという方法に、落ち着きが悪いためである。付言するならば、この総合が何によって生じているのかという点に、直接今日の神経生理学的所見、仮説が結びつけられる傾向が始まっていないとは言えない。エーデルマンの仮説もその候補となりうることについてはすでに触れた。しかしそのような方向は、問われていることの困難さを糊塗しているに過ぎないということもあるのではないだろうか。

しかしとりあえずわれわれは臨床から出発することができる。ウィギンズら(66)は、このような議論の隘路にははいり込まず、受動的総合の不全のために、普段なら自動的に乗り越えられているか、あるいはコモンセンスとして内省の対象にならない事柄を、何らかの世界内の具象的な方法を借り受けてきて、自我によって能動的に行い続けることにより補償する慢性患者を呈示する。ウィギンズらはそこで、総合には、単に能動的と受動的＝自動的の層の違いのみならず、さまざまな層があることに言及している。たとえば、ある事物間で一連の出来事が因果的に生じたとする。そのときには、その一連の出来事が生じている間に、その事物が同一であること、一連の出来事が因果としてとらえられることが、通常ではすでに受動的＝自動的に把握されている。さらに、もしそこに人間の行為がかかわっているならば、その行為がもっとも広い意味でのコモンセンスのうちにおさまっているかどうかの判断が、自動的に行われているであろう。統合失調症患者のうちには、この自動的判断があたり前のこととして行われない患者が存在する。彼らは、たとえば同じ場所にとまっている車の写真を毎日撮って比較することにより時間が過ぎ去っても事物が同一に留まることを確認したり、陳腐な諺の助けを借りて日常の行動の指針にしたりすることにより、自らの生活の基盤の欠如を補わなければばならない。

ブランケンブルクは、経験的自我が超越論的自我の任務を肩代わりするところにはいつも自閉があらわれると述べた。しかし、ウィギンズらの示した症例には、自らの「座」がないことを補うために実際に木造の「椅子＝座」を作り、状態の変化に応じてそれを壊したり作り直したりすることはあるものの、結婚生活を通常に送る症例も示されている。補償が自らを、自らが実生活に開かれる地点にまで導く場合もあることを、この例は示している。

以上の議論は、ブランケンブルクが著書の中では触れずに留めた妄想論にも敷衍されよう。用語に用語を重ねて混乱を招くのは好ましくないが、この自明性の基盤にかかわる問題は、存在論的（ontologisch）問題と言ってもよい。世界がどのようにあるかという存在的（ontisch）問題ではなくて、その「ある」が構成される基盤にかかわっているからである。サス（Sass, L. A.）(49)は、妄想を、存在論的問題が存在的に語られたものと定式化した。ウィギンズらの患者が、自我による能動的で補償的な性格の行動で特徴づけられるのに対して、妄想は、外部から否応なく襲ってくる性格をもつが、このふたつの論は、存在論的な基盤が失われたところに存在的内容がはいり込むと考えている点で相同である。サスはまた、慢性期の統合失調症の患者の会話は単純に貧困な会話と言われるが、実は、その貧困さは、存在論的な問題を存在的に言い表そうとしてかなわなかった結果なのではないかと述べる。この議論は、外からは発動性の減退と解されてすまされがちな慢性患者が、実は、何気ない会話の際にも患者には頻繁にあらわれる存在論的裂け目のまわりで乏しい言葉を発しているのではないかという視点を提供していて、貴重である。フェルトマン（Feldmann, H.）ら(16)が、ミュラー・ズール（Müller-Suur, H.）(42)の言う「出来事としての精神病」、「精神病的不可解さ」を根本に置き、そこからその不可解さとの構造親和性に基づいて妄想があらわれるとするときにも、同じ構造が論じられていると考えられる。

ところで、客観的な知覚はパースペクティブの移動の可能性をもつ身体があってはじめて生じる。そのためには、自らが移動できるという「私はできる（Ich kann）」と、私が動いているという感覚（キネステーゼ）を必要とする。私が動きそこで抵抗が生じなければ、そして私は私が動いていることを内在的に知っているのでなければ、そもそも事物の認知は始まらないであろう。したがって、この動く身体が知覚を構成する上で必要になるが、その身体は同時に世界の中に置かれながら身をひく（透明になる）ことにより、最終的に、単に「私が知覚する」と記述される現象が生じる。この一連の過程も、自我の関与なく暗黙のうちに生じているという点で、受動的総合である。この点から、統合失調症のある種の様態を論じたのが、フクス(21)である。フクスもまた、受動的総合の障害により自然さが失われて異質さがあらわれてくる局面に注目し、それを本来暗黙のうちにあるものの病的顕在化（pathological explication of the implicit）と呼ぶ。このときには、もはや身体は身をひかず、私が自然に知覚し、行動するのではなく、知覚、行動のための初源の身体がそのまま身をひかずにあらわれて意識されることになる。サス(50)の言う過剰内省(hyperreflexivity)に相当する事態である。

フクスは、この暗黙の自然さが成立する基盤をかなり直接的に神経学的基盤と関連づけている。キネステーゼの実現の背景には遠心性コピーの神経学的メカニズムを、暗黙で自動的な身体運動の生成の背景には、手続き記憶や、異なるモード間での神経の結合の生成をあげる。しかしこの関連づけには、統合失調症患者の独特の過剰内省や不自然さを、純粋に運動的な活動の障害に還元し始めている印象がないとは言えない。

ヴィトゲンシュタイン的な言い方をすれば、神経組織が徐々に建て増しをされていく。その建て増しはときに非連続的な創発と呼ぶべきほどのものとなる。だが、その神経組織がいつの日からかまったく違う組織になるわけではない。それはやはりその過程全体において、ある個人の神経組織のまとまりとして存続する。しかし、統合失調症では、ある時期に、顕在的にであれ潜在的にであれ、それまでの非連続性とはオーダーの異なるカタストロフィックな変化が起きる。それは今までの変化の方向とはまったく違った方向の変化である。それがなぜ生じるのかは、この議論からは導出されない。

また、過剰内省は、決してその基本的部分において身体に対してのみ生じるわけではない。この過剰内省は、長井(43)の同時的内省の議論、さらに、統合失調症の基本的な症状のひとつである自分の行為に注釈をしてくる幻聴(51)と関係している。それらの症状は、ある思考の萌芽が着地する手前、その思考や行為が再自己固有化される（いったんは自己から離れたものとしてあらわれたとしても再び自己のものとして取り戻される）直前で、自己の視線や幻覚的他者の視線に介入されるという点で特徴づけられる。

したがってここでは、フクスの議論の成果を、臨床との接点から、本来世界のあらわれとともに退くべき身体が「なま」のまま残り、不自然な身体性があらわれることを論じたという点に限定しておきたい。新田(45)は、媒体性の機能のひとつとして、世界を現出させるものが身を引くという出来事が身体において生じることを述べるが、この「身を引くこと」が成立しないときの危機を、統合失調症は示していると言えるのではないか。

2　ヴィトゲンシュタインの哲学の寄与――妄想の擬独我論性と「ルール」の階層矛盾のあらわれとしての虚数性

過剰内省性の概念とともに、われわれは、分析哲学の精神病理学への寄与へと主題の中心を移す。もっとも、参照されるのはもっぱらヴィトゲンシュタインの哲学(67)(68)である。ということは、結局のところヴィトゲンシュタインが大陸（ウィーン）から持ち込んだ何らかの力が、哲学的精神病理学へ息を吹き込んでいるのかもしれない。アングロアメリカ圏に根づいた分析哲学は、心身相関の問題を介して神経生理学的問題に対し積極的な発言、寄与を続けているが、それを疾病の精神病理学へ導入することは、クリプキ（Kripke, S. A.）の哲学の援用など一部に留まっている。

サス(50)は、ヴィトゲンシュタインの哲学が、ヴィトゲンシュタイン自らがそこに陥る傾きを有していた独我論的思考とそれからの治癒の試みとの間の揺れの中にあることを述べる。そして、独我論とシュレーバー（Schreber, D. P.）(52)の妄想との類似性を追究して、後者を擬独我論的と呼ぶ。世界に根づいた身体が自ら動けば、それは実際の事物の「他性」の抵抗に出会う。これに対し、自らが動かずただ世界を凝視する姿勢は、「自分の経験を経験する」とでも呼ぶべき、独我論的態勢を作り出す。このとき、世界は、自らが構成するものとして主観化された様相を呈することになる。サスは、現実検討の障害という流布している概念がシュレーバーの妄想といかに適合していないか、後者がいかに、「心の眼」による「描き出し」という性質をもっているかを示し、その擬独我論的特徴を論じる。

サスによれば、独我論的自我は構成する力強い自我のはずである。しかしその自我にとっては、自分の経験のみが本当に存在するものであり、その経験の内部をいくら吟味してみてもそれを構成する自我を見いだすことはできない（「世界の中のどこに形而上学的な主体が認められるのか」）(67)。自我を見いだしたとすれば、それは他者にとっての対象にすぎない自我である。このように独我論において自我は極大と極小のうちを揺れ動くことになるが、サスはシュレーバーの叙述のうちにこの揺れを見いだす（注8）。

（注8）実際、世界が自我のほんのわずかな意識の働きに依存して変化していると信じている誇大妄想患者が、同時に幻聴の対象として惨めにもさんざんな目に遭う体験を蒙り続けていることは稀ではない。臨床的には、そこにさらに、心理的なコンプレックスが反映され、一体となっていることも多い。そこでは、構造的な揺れが心理的現実と共役する。治療者は、一方でその心理的現実をそのまま受けとめる立場をとるとともに、一方でそこにあらわれている統合失調症的な構造を把握していなければならないであろう。すなわち、治療者の側が二重見当識的態度を保持していることが、統合失調症の治療では不可欠になってくる。

もう一点ヴィトゲンシュタインとの関連を考える契機としたいのは、患者と幻聴主体とのやりとりの特徴である。その様相の描出はすでに簡単に行っておいたが、患者は、単に幻聴主体に嘲弄されたり囁かれたりするのみではない。しばしば幻聴主体は、患者の行おうとすることの逆を出し抜くように言ってきてその実現を不可能にしてしまい、患者が態度を翻すとそれはそれでまた新たにそれを出し抜いてくる。結局のところ患者はその翻弄に勝つことができない。このような現象は、これまで触れてきた自明性の問題とは、一見無縁のように見える。しかし、おそらくそうではないだろう。究極のところ、自明性の喪失は、普段は表面にあらわれることなく沈んでいるルールの問題の顕在化をともなっていると考えることができる。幻聴の主とのやりとりの性格は、統合失調症患者が、このルールの源泉となっているが決して明瞭に書かれた形ではあらわれないものを、自己の行為の基盤に自明に抱えることができなくなっているために生じていると考えれば、二つの事象の関連が見えてくることになる。

このルール、規則は、「言語ゲーム」という形で後期ヴィトゲンシュタインによって大きく取り上げられたことと関係している。「言語ゲーム」の概念の呈示は、いわゆる「言語論的転回（linguistic turn）」を哲学にもたらす大きな転機となったが、同時に、前期ヴィトゲンシュタインの独我論への傾きに対する治療的意味合いをもっていたと考えられよう。規則に対して断章のように書き連ねられるヴィトゲンシュタインの言うところは紆余曲折をきわめる(68)。決して明示されようがないがわれわれの日常世界を作っている規則と、それに基づいているはずの（言語）ゲームという日常について思考を重ねていくのであるから当然と言えば当然である。「でも、規則の中にあいまいさがあるのなら、それはゲームではない」。「しかし、それはそのとき本当にゲームではないのか」。「いや多分おまえはそれをゲームと呼ぶだろうが、ともかくもそれは完全なゲームではないのだ」。「われわれがゲームをするとき、〈やりながら規則をでっちあげる〉ような場合もあるのではないか」。

日常生活に内在している規則の問題を以下のように、区切りと階層化をもって論理化することは、ヴィトゲンシュタインの本意ではないであろう。しかしそれでも、それによって、先の幻聴主体とのやりとりの問題に一定の理解を与えることができる。そのときに参照されるのが、スペンサー＝ブラウン（Spencer-Brown, G.）(53)の「形式の法則」を援用した大澤(47)の議論である。

ある内容が規則のうちにあって存在するということは、その内容がその外部と区切られて存在しているということであるとともに、その過去に支えられて存在しているということも意味している。しかしその外部も過去も実体として存在しているわけではない。再び現象学の用語に戻るならば、自我が能動的にある内容に注意をあて、焦点づけているとき、その周囲には暈《かさ》のように受動的総合によって地平が生じている。中心部分を浮き立たせて支えるこの背景は、注意のあてられた内容を「規則に合っている」かどうかという観点からも吟味できるようになっているためには、「過去」にもすべり込んでいなければならないであろう。しかし、そのような暈《かさ》や過去は、焦点づけられた部分とまったく異なった場所に明示されて存在しているわけではない。明示されているならばそれもまた焦点づけられて厳密に定義されうるものであるはずだが、日常生活はそのようなルールに基づいているわけではない。それはむしろ明示されないまま、当の内容に注意があてられるたびごとに、その行為に付随して、彗星の尾のようにそこに「再参入 reentry」していなければならない（この reentry は、エーデルマンのところで述べた再入力と同じ語であるが、さしあたって両者はまったく別概念である）。

大澤はこの矛盾が解決ずみになっていないときの状態を、$X^2 = -1$という方程式の状態として記述する。これを$X = -1/x$と書き直せば、それは、右辺にひとつの解（$x = 1$）を与えると、それが左辺に再参入しようとするが、そのときに同じxの、別で反対の解（$x = -1$）がもたらされるという形になる。この、数学では虚数の導入をもって解決されている事態の矛盾が、日常の生活では沈められたまま乗り越えられている。しかしそれは、患者と幻聴の主との関係ではあらわになっている。ある行為をしようとするとそれが決定される直前に、その反対を指示する声に出し抜かれてしまうわけである。

ただし、臨床経過からは、患者が常に完全にこの状態にのみ留まっているわけではないという事実性、さらにはこの状態にはどのような感情状態がともなうかという事実性なども露呈してくる。場合によっては、患者はこの出し抜く幻聴主体の殺害へ向かうが、その殺害が、自己が自己を殺して本来の自己に至ろうとする自殺企図の形をとる[63]ことは、これまでの議論から明らかであろう。「自己殺害」への傾きは統合失調症患者にとって、本質的な部分として存在していることがわかる。より穏やかな場合は、たとえば妄想上の別の他者が最終的にこの争いを調停してくれることなどを待望しながら、患者はこの状態に耐え続ける。幻聴世界の厳しさは患者周囲の現実状況を反映するときもあるようである。そこには、一見淡白に流れていく日常臨床の重さが垣間見られる。

五　ドゥルーズの哲学と疾病のパトス的側面

ここで、再びブランケンブルクの議論に戻ってみよう。受動的総合の議論のみからは、統合失調症患者において、なにゆえに、通常は常にすでに構成ずみになっているものがそうはなっていないのかという問いは、そのときの総合の機能の不全の帰結とされるほかはない。そのときには、事実的にたどることのできる過去に対してではないにしても、少なくとも原初的過去に対しては問わざるをえない問いが放置されることになる。ブランケンブルク自身は、他者が間主観的構成にあらかじめ関与していることを強調していた。現在から連続的に遡及して把握することはできないような過去にいったんあらわれて身をひいたある種の他者が常に現在を支えているということが、われわれを統合失調症の発症から守っているのではないかという仮説は——このことを経験的で具体的な過去に位置づけて考える必要はないにしても——考慮しなくてはならないであろう。

それでは、そのような他者のあらわれと退きは、統合失調症患者では、そしてそれを彼らの側から見れば、どのようになっているのであろうか。彼らにおいては、かわりに、実際に遡及できる過去に、ある特別の出来事があらわれる。しかもそれは、恩寵としてではなく、まれにはじめから恍惚感をともなっていることがあるものの、多くは外傷としてあらわれる。一見通常心理学的に理解可能と思われる体験が統合失調症患者に執拗につきまとい、その周囲にしばしば妄想が構築される。この場合、この外傷的出来事は、患者にとっては偶有的な一事象にすぎない。つまり、「あのときにそういうことが起こらなかったら、こういうことにはなっていなかったはず」のものである。それにもかかわらずその出来事は立ち去らず、それに対して、患者は特別な「パトス的」関係を結び続けることになる（注9）。

（注9）パトス的（patisch）という用語はもともと受動的情念にかかわった語で、これを用いたヴァイツゼッカー（Weizsäcker, v. V.）[65]もそのような意味を強調してもいる。しかし、われわれはそれを、動詞が助動詞をともなって置かれることがふさわしいすべての場合をあらわす語として用いることにしたい。つまり助動詞のペンタゴン（können, müssen, dürfen, wollen, sollen）および類似の表現のいずれかを用いて表現するのがふさわしい自己‐世界関係を示すものとして用いる。これは、「パトス的（patisch）」を「存在的（ontisch）」と対比させたヴァイツゼッカーの原義から離れてはいない。人間の行動は、実は、そのほとんどがこの意味ではパトス的である。単に何かをしているにすぎないような場合であっても、「そうすべきである」、「そうしなければならない」、「そうせざるをえない」、「そうしたい」、「そうせざるをえないほどしたい」などが行為に含意されている。自明性についての分析は、われわれが何々をするとあたり前のように表現されているものが、「それをそのようにすべきである」というような形で、ひそかに助動詞に伴走されていることを明るみに出した分析だったとも言える。これに付け加えるとすれば、統合失調症患者は、遅ればせにやってきた外傷的出来事に、対抗していかざるをえない。これは能動的な働きであるが、この意味にもわれわれは、「パトス的」の語を用いたい。

以上の構図は、はじめの方で触れておいた、「過程」が「構造」に逢着したときに症状があらわれるというドゥルーズが示した構図である。この場合、あとからやってきた外傷に出会うということが、「構造」に逢着することに相当する。そこで呈示した症例を振り返るならば、起床、就寝の時刻を尋ねられるという平凡なことが、実は、この「構造」に出会うということになっている。そのとき、どのように答えることを「要求されているのか」、どう答える「べき」なのかというように、パトス的側面が奇妙に患者の中で際立ってくる。

ここで一口に「構造」と言われているものが何であるかは、われわれにも伏せられている。ただし、何よりも統合失調症患者との出会いが、またその際に医療制度上で図らずもこの「構造」がどのように具現化するかについての考察が、この「構造」の内実の一端に示唆を与えてきた。言語を中心に据えた脱構築哲学による考察(10)もラカンの分析(37)も、それを深い水準で行ったものと言うこともできる。しかし、繰り返しになるが、統合失調症患者の側から見た場合は、それは対峙しなくてはならない偶有的な外傷である。「私は自分の不幸の始まりが内的に必然であったとはどうしても認めることができない」。「それらは蝿のように飛んできたのであるから、追い払おうと思えば、蝿同様簡単に追い払えたはずだ」(7)。

さらに、ここにひとつの疑問が残る。それでは、「過程」の方は何なのであろうか。ヤスパースの原義を離れてそれを統合失調症患者の側からみれば、それはむしろ、彼らの「生の論理」であるということになる。ラカンにならって、構造を通過することにより欠如を刻印された主体のみを主体と呼ぶならば、それは、主体以前の「主体性」の論理と言ってもよい。この論理を追究する際に、哲学の課題を「概念」の構築であるとしたドゥルーズの哲学が生きてくることになる。

ドゥルーズの概念の構築を考慮するにあたっては、その概念間の境界の引き方、ないしは通常の概念間の「転倒」へ注目することから始めるのがよいであろう。たとえば、ルイス・キャロルを論じるにあたって、ドゥルーズ(4)は、プラトンが事物の「深層」にあって、イデアとイデアに従属しないものとの間に強く境界を引いていたことを指摘することから始めている。そこでドゥルーズは、スコラ哲学の力を借りながら、深層にあってイデアを避けるものすべてを「表面」に浮かび上がらせる。そしてそこに、キャロルのナンセンスが位置づけられる場所を作り出す。「表面」という、言葉が滑走しうる場所である。一方で、統合失調症の言葉がこの「表面」を打ち破ることもドゥルーズは見逃さない。統合失調症では外部からはいってくる言葉がすべて深層にはいってきて、シラブル、文字、子音が「表面」を貫通し、身体に影響する。患者はこの深層で、受動を能動に変換する絶えることのない運動を余儀なくされる。患者にとって身体の器官は外部から侵入してきた分節化＝関節（articulation）としてあらわれるので、それに対峙する「器官なき身体」の生成が要請される。これは、この運動のうちにあらわれる、この病のもっともパトス的な側面である。

境界の引き方には、ドゥルーズ(3)がベルグソンの哲学の持続から純粋差異を取り出す場面においても、注目しなければならない。ドゥルーズの記述を見れば、経験が与えるものは常に空間と持続との混合したものであることを彼自身留保していることがわかる。しかし、方法としての直観によって、ベルグソンは、二つの方向のうちの純粋な持続の方のみを、空間から取り出そうとしたのだと言う。要するに、ここで境界は生きられる時間と空間の間に引かれたわけではない。それは、連続性と異質性とを調和させる多様性の、純粋差異の領域と、そうでないところの不純な領域の間に引かれたのである。ドゥルーズによれば、こうしてとり出された持続は、「拡大され、超越されさえした経験でもあり、すでに経験の条件でもある」。なぜ「経験」でもあるものが「経験の条件」でもありうるのかという困難な問いにはここでは立ち入ることはできない。ただ、スピノザを、超越を拒否する内在の哲学者としてもっとも称揚するドゥルーズが、ここでカントの先験的（超越論的）経験の条件という考え方に自らを対峙させていることは、理解される。

このような境界の引き方、ないし概念の転倒と経験の条件に対する考え方は、ドゥルーズにおいてその後も一貫していたと思われる。しかも、ここで言われている純粋差異は、先ほどから問題にしている、統合失調症患者の、構造に出会う以前の「過程」、端的に言って彼らの「生の論理」そのものに、その後のドゥルーズの中で関連づけられてもいる。とするならば、われわれの経験の底でもあり、条件でもあるところに統合失調症的な本質があるということになろう。逆に言えば、それのみが純粋に概念として取り出されてきたならば、それはむしろ病の徴であると解釈されても正当である。この意味では、キュスター（Kusters, W.）(36)が、ミンコフスキーの精神病理学を援用しながら、エラン・ヴィタールとの接触を失った空間的な時間のみが統合失調症的な世界を示しているのではなく、ベルグソン的な時間そのものも、もう一方の極として統合失調症的に病的であると述べたとき、決定的に重要な論点を衝いているのだと思われる（なおキュスターによれば、そのふたつの時間を調停しうるのはリクールの語りの時間であるという）。

ここでは、最後に、ドゥルーズが「存在の一義性」の概念の中で展開している永遠回帰の議論(5)と、出来事について述べた中で展開しているヘッケイタス（このもの性）についての議論(8)に触れて、統合失調症と偶然と必然の問題を論じておきたい。ドゥルーズは、その議論の中で、永遠回帰を、存在の形態を最大限にまで発揮したときにのみ回帰が生じ、変身を遂げるあり方と肯定する。一方、ヘッケイタス（このもの性）とは、ドゥンス・スコトゥスに由来する、「それ自体性」をあらわす語であるが、この概念を、ドゥルーズらは、シニフィアンと対置する。本来の出来事性とは彼らによれば、ヘッケイタスの構成（agencement）としてしか表現されないものである。ブロンテの小説にあらわれる風、事件の到来をあらわす時刻、出来事の描写にあらわれる名詞、俳句の季語、これらは、彼らの議論によれば、すべて、個体の背景などとされるべきものではない。固有名詞、名詞、普段は背景に位置する諸々のものがヘッケイタスとして構成を作るとき、本来の出来事性が表現される。

統合失調症患者が、それもいまだ退院可能な状態にまで至っていない患者が退院の希望を述べるとき、退院の扉はまさにこのヘッケイタスとして存在しているに違いない。彼らにとって、そこを通過できるということは自分が「何々になる」という回帰の生成が生じることである。しかし、この扉は開かず、その扉の背後は謎に留まる。通常の世界内に存在しているにすぎないこの扉は、彼らにとっては、それと同時に、彼らの「過程」の障害物でもあり、また、彼らが通常の世界にはいる上に存在していて通過できない関門でもある。退院できる状態になってはじめて、この扉は患者にとっては謎ではなくなる。謎が解けたわけではない。単に謎としての扉は消えたのである（ヴィトゲンシュタイン(67)は、「生の問題の解決を人が認めるのは、この問題が消え去ることによってである」と述べていた）。

別の例を見るならば、かつて取り上げた症例(59)であるが（第二章参照）、ある女性患者は外出やレクリエーションへの参加のたびごとに、自分がそれによって何者かに変身するという妄想をもっていた。ところで、それを実行することには、あるものを買うとか、あるレクリエーションのための洋服を着るとかの何らかの現実の行為がともなう。その行為の決断にさしかかるたびに彼女は幻聴に横槍を入れられ、ほとんどまったく同じ製品や洋服を前にして立ち往生をしてしまうのだった。外出に行こうとするとき、あるいはレクリエーションへ行こうとするとき、この患者は、変身の過程の途上にある。「このもの」、ヘッケイタスとして存在しているはずのアイテムと結合すれば、この変身の回帰、生成が出来事として成立する。だが、現実の決断の場になって、それらのアイテムは、排他択一的なシニフィアンとして並列する。患者は、この構造を超えることができない。

この患者が、これらのアイテムをシニフィアンとしてはとらえられない、「構造の手前」にいるうちには、患者の中に偶然と必然のカテゴリーはないと言ってよいのではないだろうか。そこにあるのは、「主体性」による「出来事」の待望のみである。排他択一的な選択の構造を乗り越えることができるようになって、おそらくはじめて「主体」が生じる。それは、選択をし、同一の条件のものを選択しても結果が異なってくればそれは偶然であったと、異なる選択からは因果的、必然的に異なる結果が生じると判断する「主体」である。人は、本来の出来事性から身を離すかわりに、排他択一的選択の構造に浸され、因果のカテゴリーをもつ選択の主体となるのであろう。

六　おわりに

以上、哲学と精神医学を論じるにあたり、対象の中心は大きく統合失調症に傾いた。しかし、著者は、その他の疾患の場合、たとえば気分障害の場合にも、最後に論じてきたものと同様の構図があるのではないかと考えている。それは、人間の経験を構成する要素であるとともにその人の素質でもある「過程」が何がしかの構造に逢着したとき、その構造の影に影響されながら、しかしその構造自体は受け入れることのないまま病まざるをえないという事態である。このような構図が成り立たない疾患の例外は、神経症であるかもしれない。神経症を（ラカン派が極度に強調したように）正常構造と考えるべきなのか、ひとつの人間亜型や体質と考えるべきなのか、症状と考えるべきか、疾病と考えるべきなのかは、本稿の範囲の外にある。

文献

（1）Anscombe, G. E. M.（1957）*Intention*. Basil Blackwell, Oxford. 菅豊彦訳（一九八四）『インテンション――実践知の考察』産業図書、東京
（2）Blankenburg, W.（1971）*Der Verlust der natürlichen Selbstverständlichkeit: Ein Beitrag zur Psychopathologie symptomarmer Schizophrenen*. Enke, Stuttgart. 木村敏・岡本進・島弘嗣訳（一九七八）『自明性の喪失――分裂病の現象学』みすず書房、東京
（3）Deleuze, G.（1966）*Le Bergsonisme*. Presses Universitaires de France, Paris. 宇波彰訳（一九七四）『ベルグソンの哲学』法政大学出版局、東京、三一‐三二頁
（4）Deleuze, G.（1969）*Logique du Sens*. Minuit, Paris. 岡田弘・宇波彰訳（一九八七）『意味の論理学』法政大学出版局、東京
（5）Deleuze, G.（1968）*Différence et Répétition*. Presses Universitaires de France, Paris. 財津理訳（一九九二）『差異と反復』河出書房新社、東京、七六‐七七頁、二五九‐二七五頁
（6）Deleuze, G., Guattari, F.（1972）*L'Anti-Œdipe: Capitalisme et Schizophrénie*. Minuit, Paris. 市倉宏祐訳（一九八六）『アンチ・オイディプス――資本主義と分裂症』河出書房新社、東京、三八‐三九頁、一六三‐一七一頁
（7）Deleuze, G., Guattari, F.（1975）*Kafka: Pour une Littérature Mineure*. Minuit, Paris. 宇波彰・岩田行一訳（一九七八）『カフカ――マイナー文学のために』法政大学出版局、東京
（8）Deleuze, G., Guattari, F.（1980）*Mille Plateaux: Capitalisme et Schizophrénie*. Minuit, Paris. 宇野邦一・小沢秋広・田中敏彦・豊崎光一・宮林寛・守中高明訳（一九九四）『千のプラトー――資本主義と分裂症』河出書房新社、東京、三〇〇‐三〇五頁
（9）Deleuze, G., Guattari, F.（1991）*Qu'est-ce que la Philosophie?* Minuit, Paris. 財津理訳（一九九七）『哲学とは何か』河出書房新社、東京、一九頁
（10）Derrida, J.（1967）La Parole soufelée. In: *L'Écriture et la Différence*. Seuil, Paris. 梶谷温子・野村英夫訳（一九八三）「息を吹き入れられたことば」梶谷温子・野村英夫・三好郁朗・若桑毅・阪上脩訳『エクリチュールと差異（下）』法政大学出版局、東京、一‐五一頁
（11）Derrida, J.（1967）Freud et la scène de l'écriture. In: *L'Écriture et la Différence*. Seuil, Paris. 三好郁朗訳（一九八三）「フロイ

トとエクリチュールの舞台」梶谷温子・野村英夫・三好郁朗・若桑毅・阪上脩訳『エクリチュールと差異（下）』法政大学出版局、東京、五三‐一一八頁

（12）Derrida, J.（1972）*Position*. Minuit, Paris. 高橋允昭訳（一九九二）『ポジシオン（増補新版）』青土社、東京

（13）Derrida, J.（1972）Signature événement contexte. In: *Marges de la Philosophie*. Minuit, Paris, 365–393. 高橋允昭訳（一九八八）「署名　出来事　コンテクスト」『現代思想』16、青土社、東京、一二‐四二頁

（14）Edelman, G. M.（2004）*Wider Than the Sky*. Yale University Press, New York. 豊嶋良一監修、冬樹純子訳（二〇〇六）『脳は空より広いか——「私」という現象を考える』草思社、東京

（15）Ellis, H. D., Young, A. W.（1990）Accounting for delusional misidentifications. *Br. J. Psychiatry*, 157: 239–248

（16）Feldmann, H., Schmidt-Degenhard, M.（1997）Strukturale Affinitäten des Unverständlichen im schizophrenen Wahn. *Nervenarzt*, 68: 226–230

（17）Foucault, M.（1992）*Raymond Roussel*. Gallimard, Paris. 豊崎光一訳（一九七五）『レーモン・ルーセル』法政大学出版局、東京

（18）Freud, S.（1993）Abriß der Psychoanalyse. *Gesammelte Werke XVII*. 津田均訳（二〇〇七）「精神分析概説」渡辺哲夫・津田均・新宮一成・高田珠樹訳『フロイト全集』22、岩波書店、東京、一七五‐二五〇頁

（19）Frith, C. D.（1992）*The Cognitive Neuropsychology of Schizophrenia*. Lawrence Erlbaum Associates Publishers, London. 丹羽真一・菅野正浩監訳（一九九五）『分裂病の認知神経心理学』医学書院、東京、七九‐一一五頁

（20）Fuchs, T.（2001）Melancholia as a desychronization: Towards a psychopathology of interpersonal time. *Psychopathology*, 34: 179–186

（21）Fuchs, T.（2005）Corporealized and disembodied minds: A phenomenological views of the body in melancholia and schizophrenia. *Philosophy, Psychiatry & Psychology*, 12: 95–107

（22）Gebsattel, v. V. E.（1937）Zur Frage der Depersonalisation: Ein Beitrag zur Theorie der Melancholie. *Nervenarzt*, 10: 169–178, 248–257. 木村敏・高橋潔訳（一九八四）「離人症問題に寄せて——メランコリー理論への一寄与」『精神の科学』別巻、岩波書店、東京、三九‐八七頁

（23）Huber, G.（1957）Die coenästhetische Schizophrenie. *Fortschr. Neurol. Psychiatr.*, 25: 491-520
（24）深尾憲二郎（二〇〇四）「自己・意図・意識――ベンジャミン・リベットの実験と理論をめぐって」中村雄二郎・木村敏編『講座「生命」』7、河合文化研究所、名古屋、二三八-二六八頁
（25）Husserl, E.（1966）*Analysen zur Passiven Synthesis（1918-1926）*. Nijhoff, Den Haag. 山口一郎・田村京子訳（一九九七）『受動的綜合の分析』国文社、東京
（26）Janet, P.（1926）De l'angoisse à l'extase. In: *Études sur les Croyances et les Sentiments*. Alcan, Paris, 132-137
（27）Jaspers, K.（1913）*Allgemeine Psychopathologie*. Springer, Berlin. 西丸四方訳（一九七一）『精神病理学原論』みすず書房、東京、二七六-二七八頁
（28）Jaspers, K.（1965）*Allgemeine Psychopathologie, Achte Auflage*. Springer, Berlin, 414-415
（29）Kant, I.（1922）*Kritik der reinen Vernunft*. Cassirer. 篠田英雄訳（一九六二）『純粋理性批判（下）』岩波書店、東京
（30）加藤敏（二〇〇二）『創造性の精神分析――ルソー・ヘルダーリン・ハイデガー』新曜社、東京、二二三-二三九頁
（31）加藤敏（二〇〇五）『統合失調症の語りと傾聴――ＥＢＭからＮＢＭへ』金剛出版、東京
（32）神田橋條治（一九八八）『発想の航跡』岩崎学術出版社、東京、一九四-二二八頁
（33）Kisker, K. P.（1960）*Der Erlebniswandel des Schizophrenen: Ein Psychopathologischer Beitrag zur Psychonomie Schizophrener Grundsituationen*. Springer, Berlin, 5
（34）Kraus, A. 角田京子・津田均訳（一九九六）「精神科診断学と疾病分類における直観の重要性」『精神医学』38、五〇一-五一〇頁
（35）Kretschmer, E.（1936）*Körperbau und Charakter*. Springer, Berlin
（36）Kusters, W.（2006）Time traveling: Psychosis as detachment from human time. 9th International Conference on Philosophy, Psychiatry and Psychology（Leiden）での発表
（37）Lacan, J.（1981）*Le Séminaire, Livre III: Psychoses*. Seuil, Paris. 小出浩之・鈴木國文・川津芳照・笠原嘉訳（一九八七）『精神病（上）（下）』岩波書店、東京
（38）Leibnitz, G. W.（1966）*Discours de Métaphisique*（éd. H. Lestienne）. Paris. 下村寅太郎編（一九八〇）「形而上学叙説」『世

界の名著』30、中央公論社、東京
(39) Libet, B. (2004) *Mind Time: The Temporal Factor in Consciousness*. Harvard University Press, Cambridge. 下条信輔訳（二〇〇五）『マインド・タイム――脳と意識の時間』岩波書店、東京
(40) 松本雅彦（一九九六）『精神病理学とは何だろうか（増補改訂版）』星和書店、東京
(41) Minkowski, E. (1933, 1968) *Le Temps Vecu: Études Phénoménologiques et Psychopathologiques*. Delachaux et Niestlé, Neuchâtel Suisse, Paris. 中江育生・清水誠訳（一九七二）『生きられる時間――現象学的・精神病理学的研究』1／中江育生・大橋博司訳（一九七三）『生きられる時間――現象学的・精神病理学的研究』2、みすず書房、東京
(42) Müller-Suur, H. (1962) Das Schizophrene als Ereignis. In: *Psychopathologie heute* (Hrsg. H. Kranz). Thieme, Stuttgart, 81-93
(43) 長井真理（一九九一）「内省の構造――病的な『内省過剰』について」『内省の構造――精神病理学的考察』岩波書店、東京、七一 - 九三頁
(44) 中井久夫（一九八四）「精神分裂病状態からの寛解過程――描画を併用した精神療法をとおしてみた縦断的考察」『中井久夫著作集』1、岩崎学術出版社、東京、一一五 - 一八〇頁
(45) 新田義弘（二〇〇一）『世界と生命――媒体性の現象学へ』青土社、東京、一三一 - 一三六頁
(46) 大東祥孝（二〇〇六）「神経心理学の新たな展開――精神医学の『脱構築』にむけて」『精神経誌』108、一〇〇九 - 一〇二八頁
(47) 大澤真幸（一九八八）『行為の代数学――スペンサー＝ブラウンから社会システム論へ』青土社、東京
(48) 柵瀬宏平（二〇〇六）「ルーセル、ジャネ、フーコー――ミシェル・フーコーによる『病跡学』の反転をめぐって」『病跡誌』72、三五 - 四四頁
(49) Sass, L. A. (1992) Schizophrenia, delusion, and Heidegger's "Ontological Difference" on "Poor Reality-Testing" and "Empty Speech". In: *Phenomenology, Language and Schizophrenia* (eds. M. Spitzer, F. A. Udhlein, M. A. Schwartz, Ch. Mundt). Springer, New York, 126-143
(50) Sass, L. A. (1994) *Paradox of Delusion: Wittgenstein, Schreber and the Schizophrenic Mind*. Cornell University Press, Ithaca and London
(51) Schneider, K. (1962) *Klinische psychopathologie*. Thieme, Stuttgart, 10-11, 134-135

(52) Schreber, D. P. (1973) *Denkwürdigkeiten eines Nervenkranken*. Ullstein, Frankfurt. 渡辺哲夫訳（一九九〇）『ある神経病者の回想録』筑摩書房、東京

(53) Spencer-Brown, G. (1969) *Laws of Form*. George Allen and Unwin, London. 山口昌哉監修、大澤真幸・宮台真司訳（一九八七）『形式の法則』朝日出版社、東京

(54) Spinoza, B. de (1924) *Ethica: Auftrag der Heidelberger Akademie der Wissenschaften* (Hrsg. C. Gebhardt). 下村寅太郎編（一九八〇）「エティカ――幾何学的秩序によって証明された」『世界の名著』30、中央公論社、東京

(55) Spitzer, M. (1996) *Geist in Netz-Modelle für Lernen, Denken und Handeln*. Spektrum Akademischer Verlag, Heidelberg. 村井俊哉・山岸洋訳（二〇〇一）『脳――回路網のなかの精神』新曜社、東京、二八二-二八三頁

(56) Süllwold, L., Huber, G. (1986) *Schizophrene Basisstörungen*. Springer, Berlin, 98-100

(57) 高橋啓輔・豊嶋良一（二〇〇七）「統合失調症と社会脳」『臨床精神医学』36、九七一-九七九頁

(58) Tölle, R. (1994) Auf den Kranken hören: Anthropologische Aspekte der psychiatrischen Behandlung. In: *Sichtweisen der Psychiatrie* (Hrsg. G. Kockott, H. -J. Möller). Zuchschwerdt, Münster. 丸田伯子・津田均訳（二〇〇七）「患者に傾聴すること――精神科治療の人間学的視点」飯田眞／R・テレ編、飯田眞／市川潤監訳『多次元精神医学――チュービンゲン学派とその現代的意義』岩崎学術出版社、東京、二二九-二四五頁

(59) 津田均（一九九八）「分裂病者の『決定不能』に関する一考察」『精神経誌』100、二九一-三一一頁（本書の第二章に再録）

(60) 津田均（二〇〇一）「基底症状と基底障害構想に対する批判的考察――人間学的、構造主義的観点から」『臨床精神病理』22、二七七-二九四頁（本書の第四章に再録）

(61) Tsuda, H. (2002) Zum Leiden und zur Entfremdungserfahrung jüngerer Manisch-Depressiver. In: *Das Maß des Leidens: Klinische und theoretische Aspekte seelischen Krankseins* (Hrsg. M. Heinze, Chr. Kupke, Chr. Kurth). Königshausen und Neumann, Würzburg, 207-220

(62) 津田均（二〇〇四）「初期面接で得る情報とその治療学上の意味」神庭重信編『新世紀の精神科治療』2、中山書店、東京、三三-五一頁

(63) 津田均（二〇〇五）「精神病患者の自傷――統合失調症患者の場合」『精神療法』31、二九二-二九九頁（本書の第六章に再録）

(64) 津田均（二〇〇六）「境界の哲学と臨床問題」木村敏・坂部恵編『身体・気分・心——臨床哲学の諸相』河合文化教育研究所、名古屋、六六‐九四頁

(65) Weizsäcker, v. V. (1940) *Der Gestaltkreis: Theorie der Einheit von Wahrnehmen und Bewegen.* Thieme, Stuttgart. 木村敏・濱中淑彦訳（一九七五）『ゲシュタルトクライス——知覚と運動の一元論』みすず書房、東京

(66) Wiggins, O. P., Schwartz, M. A., Naudin, J. (2003) Rebuilding reality: A phenomenology of aspects of chronic schizophrenia.『精神経誌』105、一〇〇五‐一〇一五頁

(67) Wittgenstein, L. (1961) *Tractatus Logico-Philosophicus.* Routledge & Kegan Paul, London. 奥雅博訳（一九七五）「論理哲学論考」『ヴィトゲンシュタイン全集』1、大修館書店、東京

(68) Wittgenstein, L. (1953) *Philosophical Investigation.* Basil Blackwell & Mott, Oxford. 藤本隆志訳（一九七六）「哲学探究」『ヴィトゲンシュタイン全集』8、大修館書店、東京

(69) 山口直彦・中井久夫（一九八八）「分裂病における知覚変容発作と恐怖発作」吉松和哉編『分裂病の精神病理と治療』1、星和書店、東京、二九‐五六頁

(70) 安永浩（一九七四）「分裂病症状機構に関する一仮説（その三）——慢性様態のファントム論」木村敏編『分裂病の精神病理』3、東京大学出版会、東京、六一‐九六頁

(71) 安永浩（一九八七）『精神の幾何学』岩波書店、東京

人名索引

あ行

か行

さ行

た行

な行

は行

ま行

や行

ら行

わ行

事項索引

あ行

か行

さ行

た行

な行

は行

ま行

や行

ら行

わ行

初出一覧

第１章　分裂病者の受苦と能動――慢性様態において力動の不安定化を生じた３症例の考察から．臨床精神病理 15(1)：13-28，1994

第２章　分裂病者の「決定不能」に関する一考察．精神神経学雑誌 100(5)：291-311，1998

第３章　分裂病者と「社会」――症状構造，存在様式，症状発現状況の検討から．精神分裂病　臨床と病理３：249-273，2001，人文書院

第４章　基底症状と基底傷害構想に対する批判的考察――人間学的，構造主義的観点から．臨床精神病理 22(3)：277-294，2001

第５章　壁を抜ける患者と治療者――統合失調症の場合．新世紀の精神科治療８　病の自然経過と精神療法：99-124，2003，中山書店

第６章　精神病患者の自傷――統合失調症患者の場合．精神療法 31(3)：292-299，2005

第７章　哲学と精神医学．臨床精神病理 28(3)：209-231，2007

著者略歴
津田　均（つだ　ひとし）
1960年　生まれ
1982年　東京大学理学部卒業
1988年　東京慈恵会医科大学医学部卒業
同　年　東京大学医学部附属病院分院神経科研修医
1992年　初石病院精神科
2000年　東京大学医学部附属病院分院神経科講師
2001年　東京大学医学部精神神経科講師
2004年　名古屋大学総合保健体育科学センター助教授
現　職　名古屋大学総合保健体育科学センター准教授
共　著　『精神分裂病 3』（人文書院），『うつ病論の現在』（星和書店），『身体・気分・心』（河合文化教育研究所）ほか
訳　書　『多次元精神医学』（共訳，岩崎学術出版社），『フロイト全集 22』（共訳，岩波書店）ほか

統合失調症探究
—構造の中の主体性—
ISBN978-4-7533-1023-4

著　者
津田　均

2011年5月19日　　第1刷発行

印刷　新協印刷㈱　／　製本　河上製本㈱

発行所　㈱岩崎学術出版社　〒112-0005　東京都文京区水道 1-9-2
発行者　村上　学
電話 03(5805)6623　FAX 03(3816)5123
©2011　岩崎学術出版社
乱丁・落丁本はおとりかえいたします　検印省略

統合失調症とその周辺――**離人症・対人恐怖症の重症例を中心に**
髙橋俊彦著
著者の統合失調症論の集大成　本体 3,200 円

統合失調症回復への13の提案――**とりまく環境を変革するために**
R. ワーナー著　蟻塚亮二／野中由彦訳
患者や家族の生活の向上をめざして　本体 2,500 円

統合失調症からの回復
R. ワーナー著　西野直樹／中井久夫監訳
統合失調症の医学的，社会学的，経済学的考察　本体 7,500 円

初期分裂病――**分裂病の顕在発症予防をめざして**
中安信夫／村上靖彦責任編集
初期分裂病の多彩な症例提示とその考察　本体 3,200 円

分裂病のはじまり
K. コンラート著　山口直彦／安克昌／中井久夫訳
「幻の名著」の完全新訳　本体 8,000 円

多次元精神医学――**チュービンゲン学派とその現代的意義**
飯田眞／ R. テレ編　飯田眞／市川潤監訳
チュービンゲン学派精鋭の主要論文集　本体 8,000 円

解離の構造――**私の変容と〈むすび〉の治療論**
柴山雅俊著
解離の症候学や病態をより深く理解するために　本体 3,500 円

多重人格性障害――**その診断と治療**
F. W. パトナム著　安克昌／中井久夫訳
体系的な診断・治療方針を初めて提示　本体 8,000 円

この本体価格に消費税が加算されます。定価は変わることがあります。